CT 引导经皮胸部病变穿刺活检

主　编　林征宇　范卫君

副主编　叶　欣　陈　锦　齐　翰

人民卫生出版社
·北京·

图书在版编目（CIP）数据

CT 引导经皮胸部病变穿刺活检 / 林征宇，范卫君主编 . -- 北京 ：人民卫生出版社，2025. 7. -- ISBN 978-7-117-37810-9

I. R561.04

中国国家版本馆 CIP 数据核字第 2025SK1877 号

人卫智网	www.ipmph.com	医学教育、学术、考试、健康，购书智慧智能综合服务平台
人卫官网	www.pmph.com	人卫官方资讯发布平台

CT 引导经皮胸部病变穿刺活检

CT Yindao Jingpi Xiongbu Bingbian Chuanci Huojian

主　　编：林征宇　　范卫君
出版发行：人民卫生出版社（中继线 010-59780011）
地　　址：北京市朝阳区潘家园南里 19 号
邮　　编：100021
E - mail：pmph @ pmph.com
购书热线：010-59787592　010-59787584　010-65264830
印　　刷：北京华联印刷有限公司
经　　销：新华书店
开　　本：889 × 1194　1/16　印张：11
字　　数：325 千字
版　　次：2025 年 7 月第 1 版
印　　次：2025 年 7 月第 1 次印刷
标准书号：ISBN 978-7-117-37810-9
定　　价：96.00 元

打击盗版举报电话：010-59787491　E-mail：WQ @ pmph.com
质量问题联系电话：010-59787234　E-mail：zhiliang @ pmph.com
数字融合服务电话：4001118166　E-mail：zengzhi @ pmph.com

编 者（按姓氏拼音排序）

曹　飞　中山大学肿瘤防治中心

陈　杰　三明市第二医院

陈　锦　福建医科大学附属第一医院

邓满红　三明市第一医院

范卫君　中山大学肿瘤防治中心

郜　峰　福建医科大学附属第一医院

郭　锐　福建医科大学附属第一医院

李智超　山东第一医科大学第一附属医院（山东省千佛山医院）

林清锋　福建医科大学附属第一医院

林瑞祥　福建医科大学附属第一医院

林心琛　福建中医药大学附属人民医院

林征宇　福建医科大学附属第一医院

刘　颖　广州中医药大学金沙洲医院

彭建扬　莆田学院附属医院

齐　翰　中山大学肿瘤防治中心

申东峰　山西省中医院

谈洪统　中山大学肿瘤防治中心

王　楠　山东第一医科大学第一附属医院（山东省千佛山医院）

危志刚　山东第一医科大学第一附属医院（山东省千佛山医院）

温春勇　中山大学肿瘤防治中心

谢　霖　中山人学肿瘤防治中心

薛国亮　山东第一医科大学第一附属医院（山东省千佛山医院）

严　媛　福建医科大学附属第一医院

杨　健　保山市人民医院

杨家友　厦门弘爱医院

叶　欣　山东第一医科大学第一附属医院（山东省千佛山医院）

游　翔　福建医科大学附属第一医院

张天奇　中山大学肿瘤防治中心

赵文华　山东第一医科大学第一附属医院（山东省千佛山医院）

钟俊盛　福建医科大学附属第一医院

主编简介

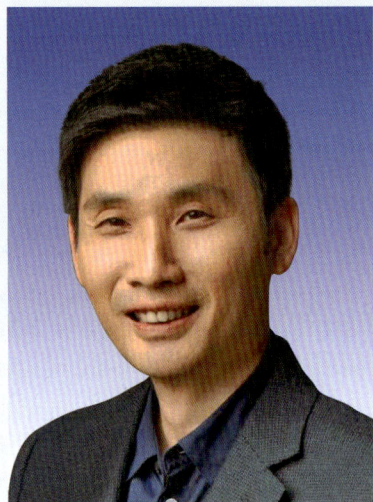

林征宇 医学博士、主任医师、博士研究生导师。福建医科大学附属第一医院介入科主任，福建省肿瘤精准诊疗重点实验室副主任。担任中国临床肿瘤学会（CSCO）肿瘤消融治疗专家委员会候任主任委员，中国医师协会肿瘤消融治疗技术专家组副组长、介入医师分会委员兼肿瘤消融学组副组长，中国抗癌协会肿瘤消融治疗专业委员会常务委员兼秘书长、肿瘤微创治疗专业委员会消融分会副主任委员，中华医学会放射学分会介入学组呼吸系统疾病介入专委会副主任委员，福建省医师协会介入放射科医师分会副会长。

擅长 MRI/CT 引导下各系统病变介入诊疗。参与、主持多项国家级、省级课题，发表论文 100 余篇，拥有专利、软件著作权 10 余项，参与制定国内、国际专家共识或指南共 10 余项。担任 *Journal of Cancer Research and Therapeutics* 编委，*European Radiology*、*Korean Journal of Radiology* 等杂志审稿专家。自主研发穿刺导航系统、机器视觉、介入机器人、磁共振兼容设备与器械、远程介入医疗等多项医工结合技术，部分成果获得成功转化。

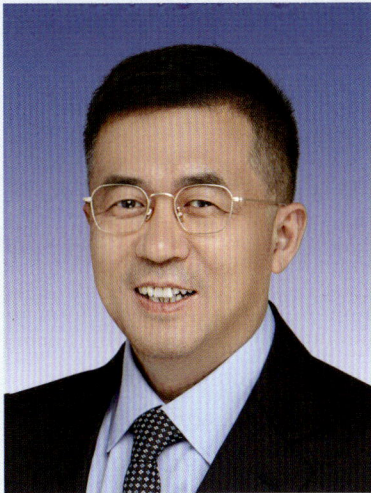

范卫君 主任医师、博士研究生导师。中山大学肿瘤防治中心微创介入治疗科主任。国家卫生健康委能力建设和继续教育中心消融技术专家组组长。中国医师协会肿瘤消融治疗技术专家组组长、介入医师分会肿瘤消融学组组长,中国抗癌协会肿瘤消融治疗专业委员会主任委员,中国临床肿瘤学会(CSCO)肿瘤消融治疗专家委员会前任主任委员、放射介入治疗专家委员会候任主委。广东省抗癌协会肿瘤微创治疗专业委员会主任委员,广东省基层医药学会微创介入专业委员会主任委员。*Journal of Cancer Research and Therapeutics* 杂志副主编。荣获第三届"国之名医·优秀风范"、第八届"羊城好医生"等称号。

现承担国家重点研发计划项目 1 项、国家自然科学基金项目 3 项、广东省重点领域研发计划项目 1 项。在 *Advanced Materials*、*Cancer*、*International Journal of Hyperthermia* 等杂志以第一作者或通信作者发表 SCI 论文 50 余篇,主编论著 3 部。组织制定《影像引导下热消融治疗原发性和转移性肺部肿瘤临床实践指南(2021年版)》《影像引导下肾上腺肿瘤消融治疗专家共识(2019 版)》《CT 引导下热消融治疗原发性肝癌中国专家共识》等中英文指南及专家共识 10 余项。

前　言

精准医学时代,病理组织不仅要满足病理诊断,还要满足免疫组织化学、基因分型、免疫表达、病原学检测等多方面的需求。CT引导经皮胸部病变穿刺活检是获得病理组织的有效手段,已广泛应用于临床,并起到越来越重要的作用。

胸部病变尤其是肺血管支气管旁、肺门、纵隔等部位结构复杂,血管林立,经皮穿刺活检难度大、风险高。本书紧贴临床实际应用,内容涵盖了CT引导肺、纵隔、胸膜及胸部骨骼病变的穿刺活检流程、穿刺活检的器械选择、辅助技术及设备的应用、活检病理小标本处理、穿刺活检并发症及防治等方面,旨在更好地对CT引导经皮胸部病变穿刺活检进行全程管理。

本书以临床典型病例为主线,详细介绍CT引导经皮胸部穿刺活检的术前计划、操作过程,并通过病例点评的方式展示了病灶的特殊性、应对策略和穿刺技巧。本书重点介绍胸部特殊部位如肺门、心脏大血管旁、肺底部、纵隔病变,以及特殊类型肺病变如实性小结节、磨玻璃结节、单肺、空洞等病变经皮穿刺活检技巧细节。病例点评环节为该书的一大特色,让读者对CT引导胸部特殊部位、特殊类型病变的穿刺活检技巧及细节能获得更深刻的认识,为读者的临床实践提供一定的参考。

本书由福建医科大学附属第一医院、中山大学肿瘤防治中心、山东第一医科大学第一附属医院等从事介入诊疗的专家共同撰写,且大多数是从事临床一线工作的中青年专家,他们有非常丰富的临床实践经验,同时给本书提出了许多宝贵的意见,在此一并表示感谢。

我们希望编写一部实用的、图文并茂的参考工具书,给各位编者也提出了较高要求,但CT引导经皮胸部病变穿刺活检技术日新月异,再加上参编作者众多,作者水平有限,书中错误和缺点在所难免,恳请读者批评指正。

林征宇　范卫君

2025年3月20日

目 录

第一章

总　　论

第一节　CT引导经皮胸部病变穿刺活检概述

据2020年世界卫生组织国际癌症研究机构公布的全球癌症负担数据,肺癌发病率居第二位,全球新发220万例,死亡达180万例,仍高居癌症死亡人数第一位。在我国,肺癌仍高居癌症发病率及死亡率的首位。同时,肺部是恶性肿瘤最常见的转移靶器官之一,30%~40%恶性肿瘤患者在疾病进展阶段出现肺转移。病理活组织检查是胸部肿瘤诊断的金标准,对于疾病的早期诊断和治疗具有重要的意义。经皮穿刺活检及经气管镜活检是目前最常用的胸部病变非手术活检方法。1976年,Haage完成了全球首例CT引导下肺穿刺术,我国从20世纪80年代开始逐渐普及应用CT穿刺活检技术。近年研究结果表明,经皮胸部病变穿刺活检(percutaneous transthoracic need biopsy,PTNB)诊断肺癌的总敏感性可高达90%;而经支气管镜活检对中央型肺癌诊断的敏感性可达80%,但对周围型肺癌诊断的敏感性仅为60%左右。随着精准医学及免疫治疗时代的到来,肿瘤基因组学及免疫状态推动了分子病理学发展,使得在病理组织亚型分类、基因分子分型、治疗药物敏感性、耐药突变及免疫表达等检测需求方面不断扩大,对于病理学标本检测的要求越来越高,临床需求量逐年递增。因此,如何做好经皮胸部病变穿刺活检,提高活检的成功率及安全性,减少并发症至关重要。

经皮胸部病变穿刺活检的影像引导设备主要包括CT、C臂CT、超声、MRI及正电子发射断层显像(PET/CT)等。CT扫描具有较高的空间及密度分辨力,可清晰显示病变的部位、大小、数目及病灶与周边血管、气管、叶间裂及肋骨的关系,同时增强CT有助于判断病灶血供情况及鉴别病灶内坏死与实性成分,有利于设计安全有效的穿刺路径,及时发现并发症,已成为公认的肺部病变经皮穿刺活检的最佳引导手段。

本书拟详细介绍CT引导经皮胸部病变穿刺活检的适应证、禁忌证、围手术期准备、穿刺活检操作流程及穿刺小标本的处理等,并通过大量的实例详细介绍肺部、纵隔、胸膜、胸椎及肋骨等胸部病变经皮穿刺活检入路的设计、活检器械的选择、穿刺进针及活检的技巧、并发症的防治等,对从事经皮胸部介入穿刺的临床医师起到一定的借鉴作用。

第二节　CT引导经皮胸部病变穿刺活检的器械

经皮穿刺活检针根据取材原理不同分为两大类:抽吸针和切割针。抽吸针直径较细(20~22G),穿刺到位后通过连接负压针筒反复抽吸,以获得细胞学标本用于疾病诊断,最常用为Chiba针,抽吸针的特点是针细、对组织损伤小、安全性高,缺点是病理标本取材量相对较小,进针时方向可控性差(图1-2-1A)。

切割针较抽吸针为粗,直径多为 16~18G(图 1-2-1B),通过切割获得组织学标本用于疾病诊断,缺点是针较粗,对组织损伤相对大。依据活检针类型不同,PTNB 可分为细针抽吸活检(fine-needle aspiration biopsy,FNA)和切割针活检(cutting needle biopsy,CNB)两大类。切割活检针根据切割扳机击发原理不同分为半自动切割活检针(图 1-2-1C)及全自动切割活检针(图 1-2-2)。切割活检针根据切割槽的类型又分为侧槽切割活检及全槽切割活检(图 1-2-3)。

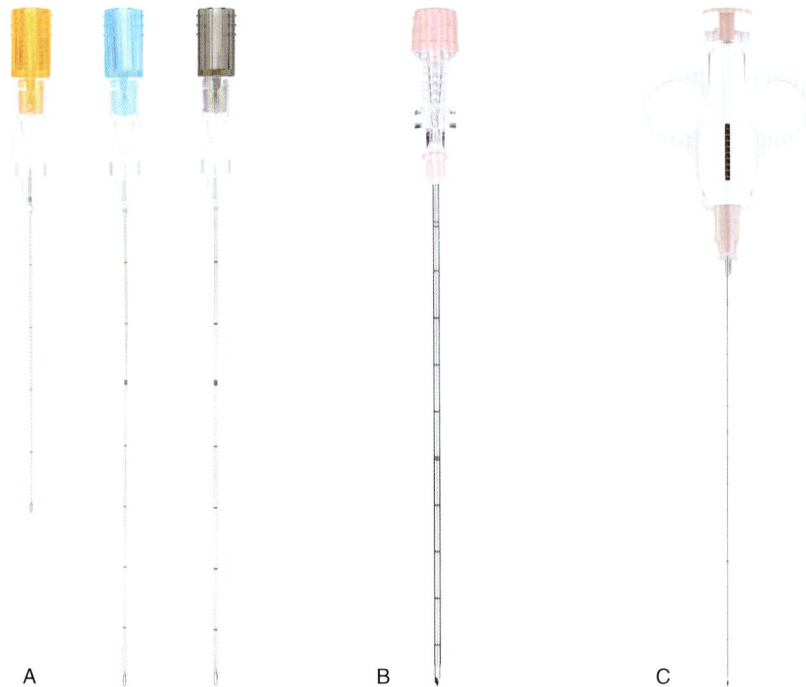

图 1-2-1 抽吸针、同轴套管针及半自动活检针
A. 20~22G 抽吸针;B. 17G 同轴套管针;C. 18G 半自动活检针

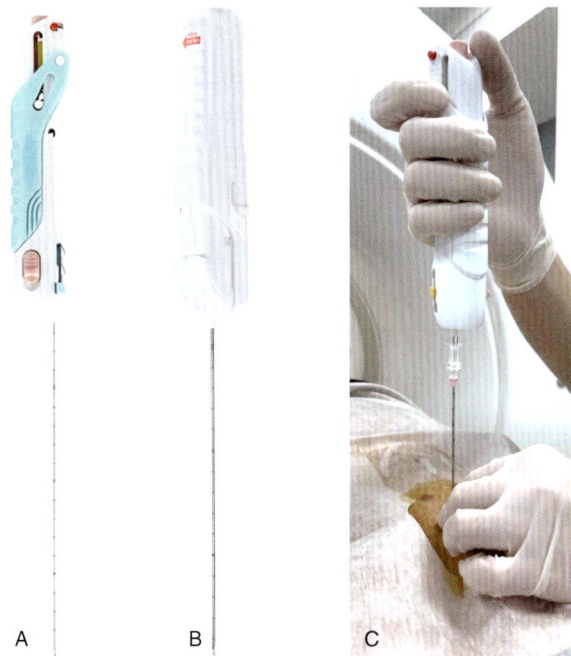

图 1-2-2 全自动活检针
A. 18G 全自动活检针;B. 16G 全自动活检针;C. 同轴套管针配全自动活检针

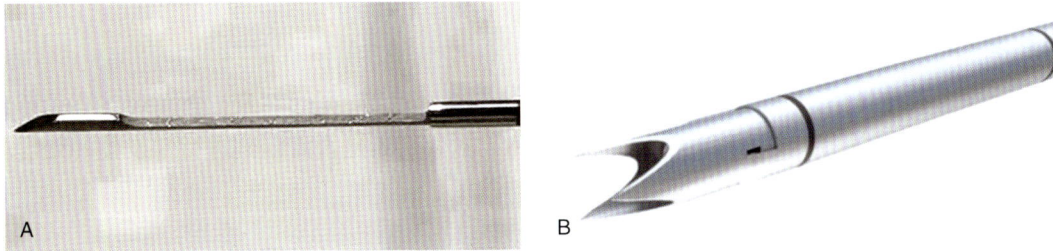

图 1-2-3 活检针切割活检类型
A. 侧槽切割活检；B. 全槽（fullcore）切割活检

同轴活检技术：应用同轴穿刺针经皮肤与拟活检靶病灶间建立工作通道，再通过该通道插入全自动或半自动切割活检针进行穿刺活检（图 1-2-2C）。同轴活检技术可实现一次穿刺，多次、多点活检取材，创伤较小，同时易于调整活检角度，增加穿刺病理的阳性率。对于气胸或出血高危风险的肺活检患者中，拔针时可预防性使用自体血、明胶海绵等材料通过同轴通道进行针道封堵，有望降低气胸、出血等并发症的概率。出现并发症如气胸或血胸时，可以利用同轴通道进行抽气或抽液、药物注射及置管引流等，有助于即刻处理并发症。同时，同轴通道的保护作用可降低针道种植转移的风险。

第三节 CT引导穿刺活检相关的扫描及重建技术

一、扫描体位选择

根据靶病灶的部位及患者的实际情况，尽量选择患者比较舒适的体位，一般选择仰卧、俯卧或侧卧位扫描，必要时可用辅助固定装置如真空垫等进行体位固定。

二、穿刺前扫描

推荐常规行全肺部 CT 平扫（肺尖至肺底部，必要时可低剂量扫描），行肺窗及纵隔窗重建，常规重建层厚 5~7mm，重建图像矩阵 512×512，推荐肺窗窗位为 −700~−600HU，窗宽为 500~1 600HU；纵隔窗窗位为 30~70HU，窗宽为 350~400HU。对于肺小结节或磨玻璃结节，建议常规行 1~2mm 肺窗薄层重建，必要时可行三维重建，以更好显示病灶的细节；对于无常规轴位进针路径时，可先行计算机或专用穿刺软件三维重建，更好地制定非轴位倾斜穿刺路径，定位皮肤穿刺点及计算穿刺角度、深度，提高穿刺成功率。

对于肺门、纵隔及血管旁穿刺风险较大的病灶活检时，选择好穿刺体位保持不动后，可行术中 CT 增强扫描及三维重建，更好地显示病灶血供及与邻近血管的三维空间关系，利于术者更好地规划安全、有效的穿刺路径，减少并发症的发生概率。

三、穿刺术中扫描

穿刺术中扫描范围主要根据实际穿刺路径及靶病灶的位置进行个体化的调整，一般包括靶病灶上下各 2cm 左右的组织。对于非轴位穿刺进针路径，可行穿刺术中三维重建，以更好地判断穿刺针的走行与活检靶病灶的空间关系，必要时可沿穿刺针长轴进行重建。穿刺过程中 CT 扫描图像中需完整显示穿刺针的全长（尤其穿刺针尖需完全显示），避免术者误判穿刺针的深度导致活检的误差，甚至引起严重的并发症。

四、穿刺活检术后扫描

穿刺活检结束撤针后,常规行全肺部 CT 平扫(肺尖至肺底部、可低剂量),全面观察有无即刻并发症,必要时多次动态扫描监测并发症的进展情况,以利于术者判断是否需即刻进行并发症的处理。

第四节　CT 引导下穿刺辅助器械及设备

穿刺的准确性是决定经皮穿刺介入手术成功与否的关键因素之一。传统的 CT 引导下穿刺主要以徒手操作为主,穿刺路径设计、进针角度及方向的准确性主要依赖术者的经验及患者的配合,各术者间穿刺精准度差异性大。较大的穿刺偏差不仅会影响后续诊疗计划的实施,还可能损伤穿刺路径上的正常组织和器官。如何合理地设计穿刺进针路径、降低呼吸运动对穿刺的影响、减少穿刺角度偏差,更好地实现精准穿刺,对提高穿刺成功率、减少穿刺并发症至关重要。

CT 引导下穿刺辅助器械及设备主要包括呼吸感知设备、穿刺导向器、穿刺路径规划系统、穿刺导航系统、机器视觉与增强现实(augmented reality,AR)技术及基于 5G 网络远程介入穿刺指导系统等。

一、呼吸感知设备

对于活动性器官如肺部及腹部脏器的穿刺,穿刺成功与否受患者呼吸运动影响大,尤其是下肺及膈顶区小病变,术者较难判断 CT 定位扫描时的呼吸状态与穿刺进针时的呼吸状态是否基本一致,穿刺进针过程主要依靠术者经验,时常导致穿刺路径与术前计划的偏差,常需多次穿刺调整针道,大大增加了介入手术难度、操作时间及并发症发生率。呼吸训练的成功依赖于患者的理解能力、配合程度、穿刺时的心理和痛觉承受能力,呼气末阶段位移较小且持续时间较长,是实施穿刺动作的最佳时机。呼吸感知设备可实时监控患者的呼吸,并以呼吸波形进行显示,同时训练患者屏气时可标记参考基线,穿刺进针时可实时参考呼吸波形与基线配准情况,最大限度地减少呼吸运动对经皮穿刺介入诊疗的影响(图 1-4-1、图 1-4-2)。

二、穿刺导向器

介入穿刺术中,有时候穿刺靶点周边邻近重要脏器如心脏、大血管、胃肠道等,在无精准引导条件下,术中贸然直接穿入深部脏器内存在较大的风险。穿刺导向器是指影像引导下经皮穿刺介入手术时,将穿刺介入器械如同轴套管针、活检枪、消融针等准确、稳定地固定于安全的皮下软组织内,而不直接穿刺进入脏器,通过影像扫描验证角度,再将穿刺针准确穿入脏器的一种穿刺辅助器械。穿刺导向器临床上主要适用于:体表穿刺点皮下软组织较薄或穿刺针较重无法按照设计的角度固定于皮下软组织内,同时直接穿刺进入脏器容易存在较大角度偏差、可能损伤重要脏器导致较严重并发症的病例。导向器一般需满足以下要求:轻便、承重好、三维角度可调、固定牢固、拆卸方便、耗时短、随检查床移动、随呼吸运动等(图 1-4-3)。

三、穿刺路径规划系统

穿刺路径规划是穿刺介入手术极其重要的一步。传统的穿刺路径规划主要在横轴位 CT 图像上完成,可以满足常规轴位进针入路的设计。但对于非轴位进针入路,常规的横轴位 CT 图像及原厂自带的三维重建软件无法满足灵活设计非轴位穿刺入路、精准显示穿刺倾斜角度的需求;重建软件的操作也较为烦琐,不能满足介入穿刺快速、简便的要求。同时多数引导介入操作的 CT 机与影像检查混用,无 CT 室内监视器,术者需频繁往返于 CT 操作台与手术台,尤其是多针同步穿刺时,影响穿刺准确性与效率。

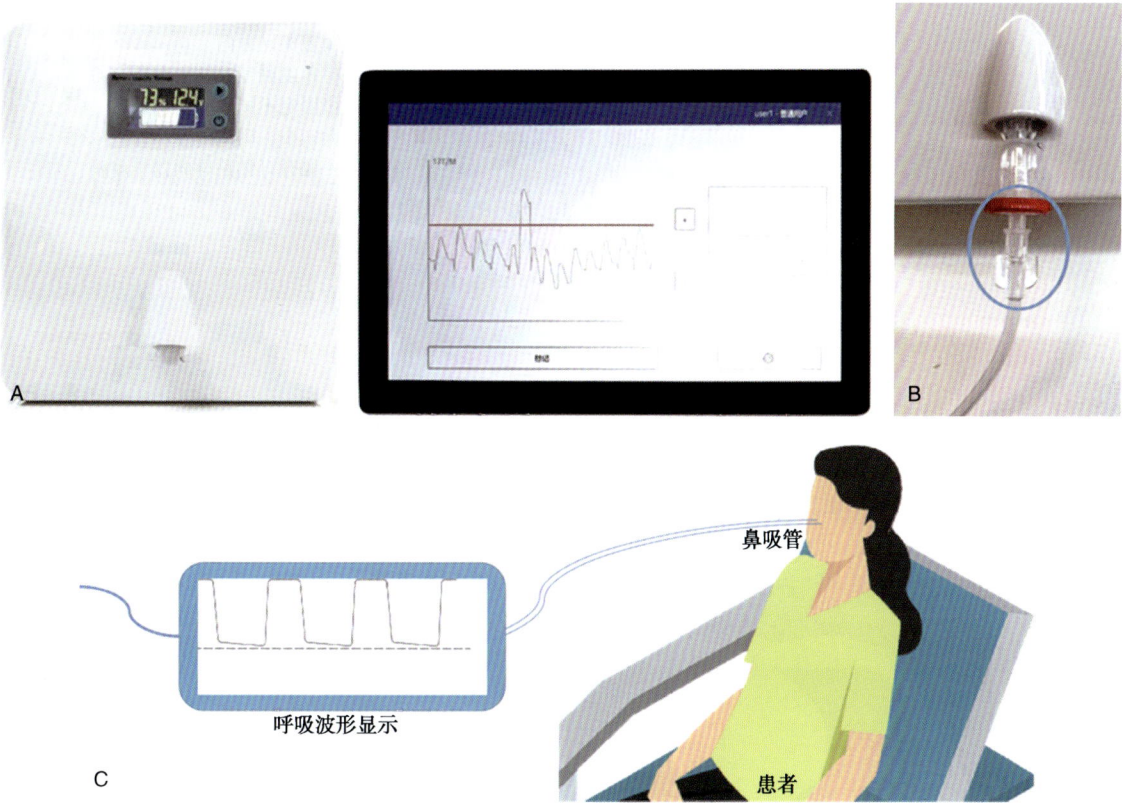

鼻吸管

呼吸波形显示

患者

图 1-4-1 鼻吸式呼吸感知装置

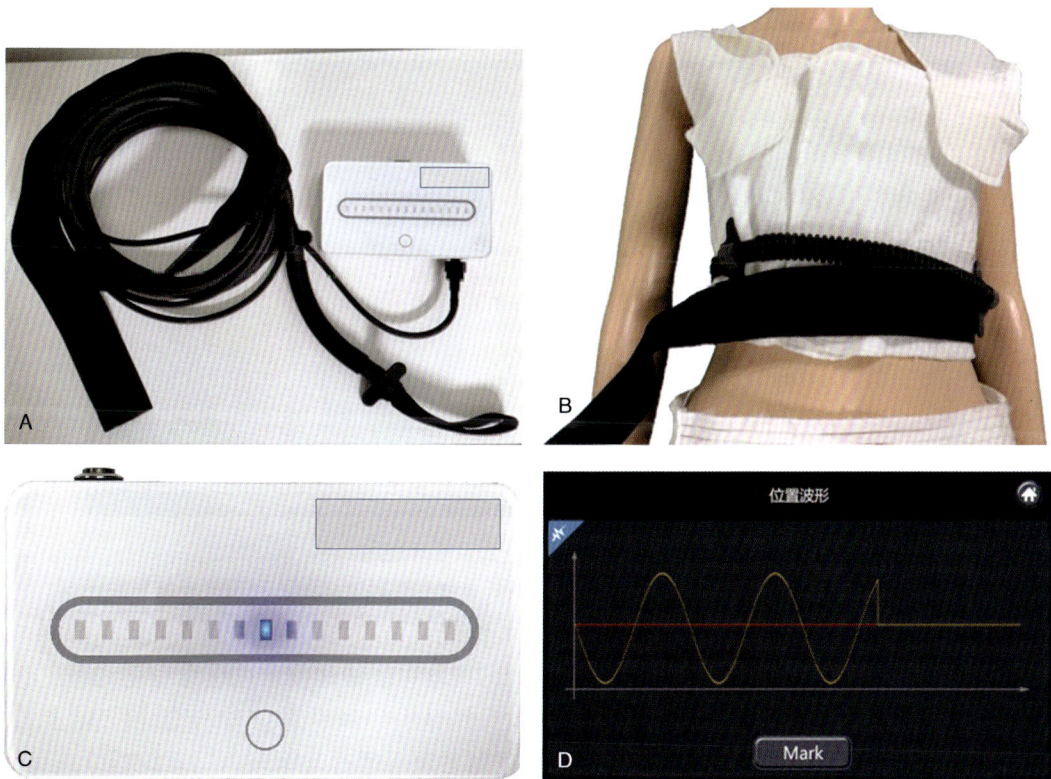

位置波形

Mark

图 1-4-2 绑带式呼吸感知装置

底盘—有角度刻度、可轴位旋转
横梁—调节头足方向
滑卡—有角度刻度、调节左右方向
针槽—可固定不同规格穿刺器材
螺母—共四个，固定角度和针
背胶纸—撕开可粘贴导向器于皮肤

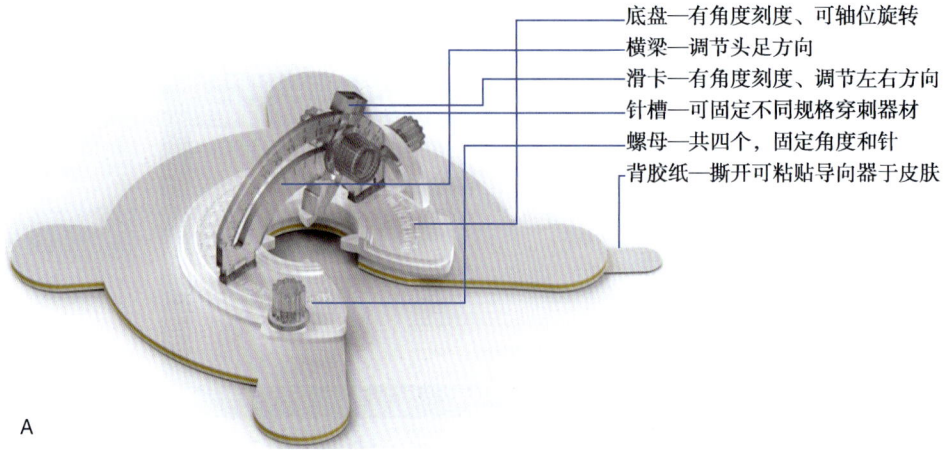

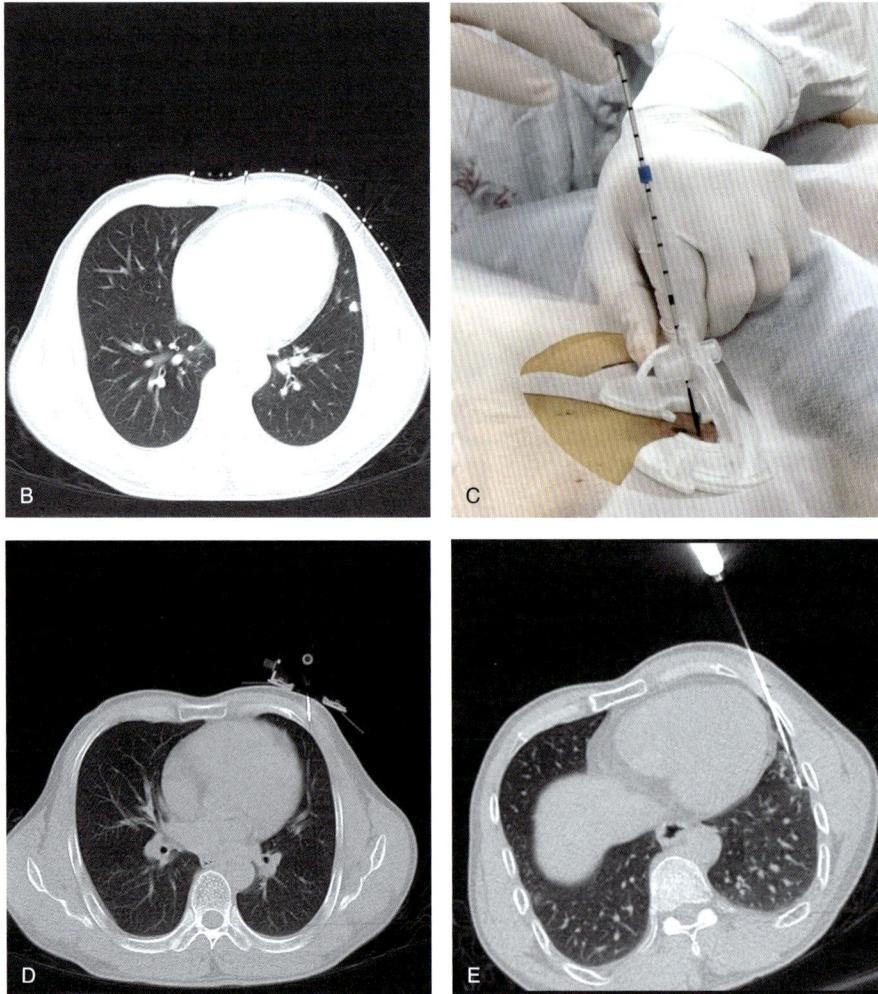

图 1-4-3　穿刺导向器及临床应用

A. 穿刺导向器；B. 肠癌术后左肺上叶下舌段转移癌消融术前定位；C~D. 应用穿刺导向器体表
定位消融针；E. 消融针准确避开心脏逐步进针穿刺到位，安全消融

　　一般穿刺路径均为直线，基于这个特点，穿刺路径的规划可以快速设定连接穿刺靶点和皮肤进针点的穿刺进针路径，观察穿刺针经过的组织、结构和器官，并显示穿刺距离、X 轴、Y 轴和 Z 轴上的穿刺角度，迅速实现穿刺路径规划。同时 CT 介入穿刺路径规划系统可通过与医院内网系统建立连接，实现了术中床旁影像的 S 级传输，通过该系统的辅助，极大地提高穿刺的效率、准确性与安全性。该系统使用场景如下（图 1-4-4）。

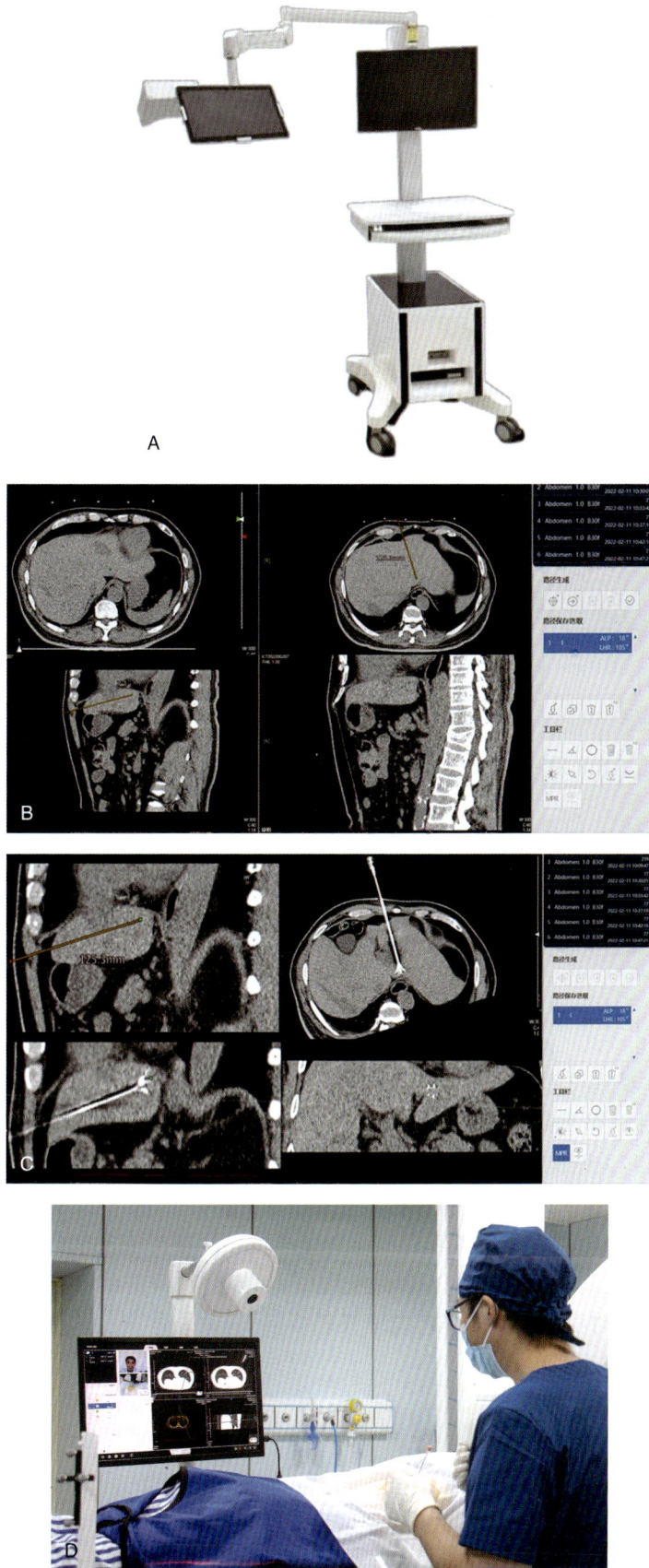

图 1-4-4 CT 穿刺路径规划系统

A. CT 穿刺路径规划系统外观；B. 穿刺术前路径规划；C. 穿刺术中路径验证；D. 临床操作场景

四、穿刺导航系统

在介入穿刺的过程中,穿刺路径能否符合术前规划、避免反复多次穿刺导致的不必要损伤,是手术能否成功、并发症能否减少的关键因素,但目前无论采用哪种影像设备引导,仍高度依赖穿刺者的经验和技术。穿刺导航系统可以高效指导术者的进针角度和深度,降低穿刺的技术难度,实现更精准的穿刺。1986 年,Roberts DW 等首次将三维导航技术应用于手术并获得成功,从而有效提高了手术的质量和安全性,促进了微创手术的发展和进步。2013 年,Wright 强调了三维可视化导航技术在经皮穿刺介入手术治疗中的重要作用,并预测未来三维导航技术是提升经皮穿刺介入手术治疗精准水平的重要方法。

CT 引导穿刺的导航技术有很多,主要集中在以下几个方向:光学导航穿刺机器人(图 1-4-5)、红外光学引导定位系统、电磁定位系统。其本质都是利用容积影像的三维数据集,通过还原预设的穿刺角度、识别穿刺针的三维空间位置,引导穿刺进针。

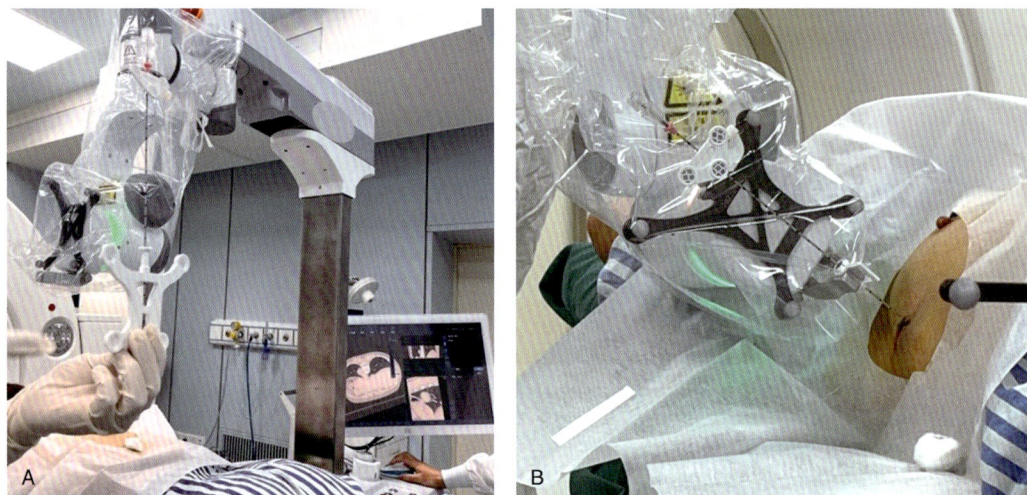

图 1-4-5　光学导航穿刺机器人
A. 光学导航穿刺机器人术前校准;B. 光学导航穿刺机器人穿刺术中

近年来,基于机器视觉与增强现实(augmented reality,AR)技术的经皮穿刺介入手术精准导航的研究为经皮穿刺介入手术的精准导航与辅助定位提供了新的解决路径。机器视觉技术是指利用光学设备和非接触式传感器,模拟人眼的视觉功能,来获取被探测目标的图像,并通过计算机提取、分析和处理图像中的信息,从而实现探测和识别功能的技术。增强现实是将计算机产生的虚拟图形融合到使用者所看到的真实世界景象中。使用者可从计算机描绘的虚拟模型中获得额外的信息,从而对真实环境进行增强。增强现实具有三大特点:虚拟结合、实时交互、三维匹配。目前机器视觉的导航精度、与影像图像的配准也逐渐完善,同时机器视觉与 AR 技术日趋成熟,相关硬件产品的快速迭代,有望在不久的将来发挥更大的作用(图 1-4-6)。

五、远程穿刺指导系统

优秀医疗技术大多集中在大型三甲医院的少数科室、专家,大型三甲医院一院多区、基层医院技术能力不足的现状,导致只有少数患者能够享有优质医疗资源。专家会诊、技术培训、定期帮扶能解决部分医疗资源下沉的问题,但专家人数少、基层医院空间距离远、患者经济能力不足,都使较高难度的穿刺技术支持受到极大限制。院区间的光纤网络、移动 5G、导航技术正加速助推远程医疗发展,降低患者治疗成本,使医疗专家能远程实时指挥 CT 引导下穿刺。对实现智慧医疗普及、优质医疗资源下沉具有重要意义。

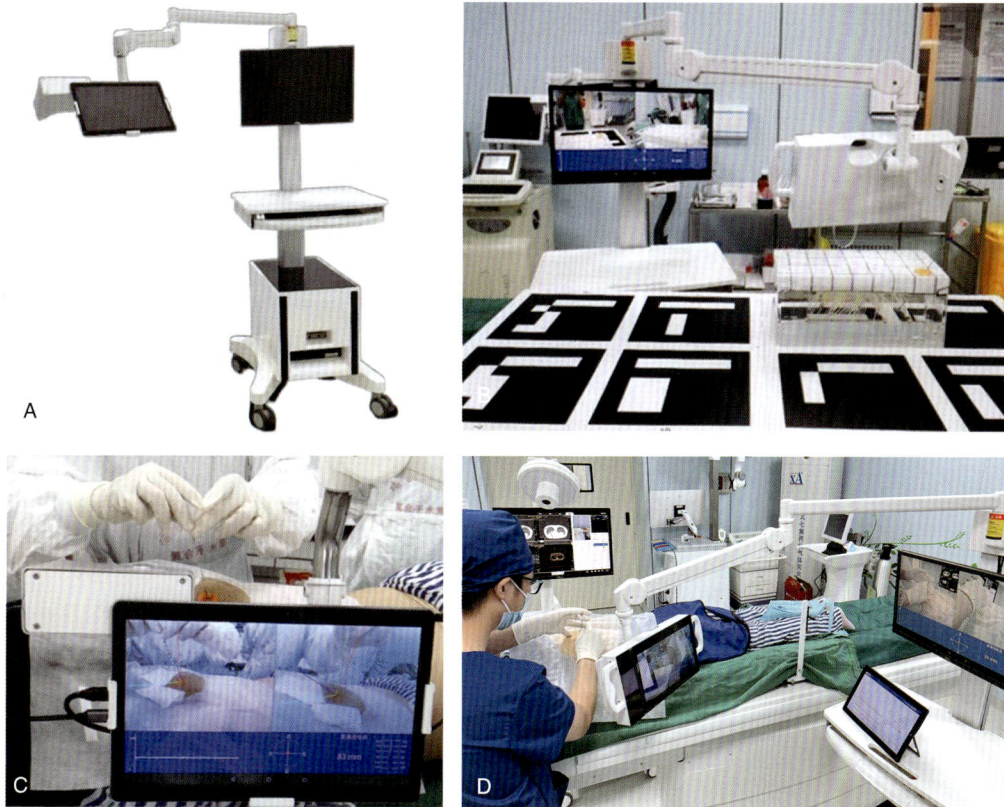

图 1-4-6 机器视觉及 AR 引导穿刺

A. 机器视觉及 AR 导航设备；B. 机器视觉及 AR 导航设备精度验证；C~D. 机器视觉及 AR 引导穿刺过程

移动 5G 网络高速率、大带宽、低时延的特性，可有效保障远程手术的稳定性、可靠性和安全性，帮助异地专家随时随地掌握手术进程和患者情况。通过 5G 技术实时指导基层医院安全、高效地开展介入手术，提高基层医院介入诊疗水平。

常见远程手术指导综合系统组成模块（图 1-4-7）及临床应用场景（图 1-4-8）如下：

在呼吸感知技术、穿刺导向器、穿刺路径规划系统、穿刺导航系统、基于 5G 网络远程介入穿刺指导等器械及设备的辅助下，可实现设计更加合理的介入穿刺进针路径、降低呼吸运动对穿刺的影响、减少穿刺角度偏差，可一定程度上提高介入穿刺成功率、降低介入手术难度及更好的普及基层经皮介入穿刺技术，减少穿刺并发症。

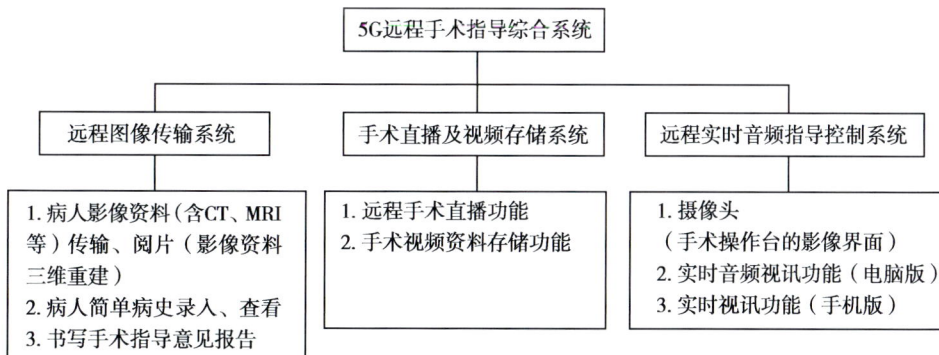

图 1-4-7 5G 远程手术指导综合系统组成模块

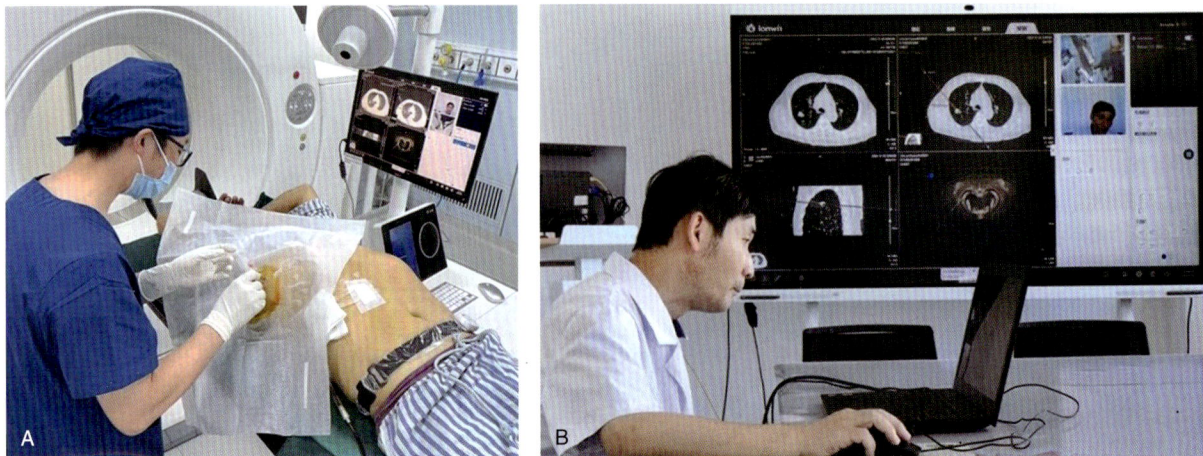

图 1-4-8 5G 远程手术指导综合系统临床应用场景
A. 用户端实施场景；B. 专家端指导场景

第五节　CT 引导经皮胸部病变穿刺活检的适应证及禁忌证

严格把握胸部穿刺活检的适应证及禁忌证，是安全实施胸部病变穿刺活检的重要保证。

一、适应证

1. 需明确病变性质的单发、多发结节或肿块；怀疑恶性的磨玻璃样病变；
2. 局灶性或广泛性肺实变经气管镜、痰细胞学或痰培养等检查无法明确诊断；
3. 支气管镜活检阴性或失败的肺门、纵隔肿块及可疑恶性纵隔淋巴结等；
4. 已知恶性肿瘤但需进一步明确组织学或分子病理学类型；
5. 恶性肿瘤治疗后复发或进展，需再次评估组织学或分子病理学类型（再程活检）。

二、禁忌证

（一）绝对禁忌证
不可纠正的凝血功能障碍。
（二）相对禁忌证
1. 重度肺动脉高压；
2. 严重的肺气肿、肺大疱、慢性阻塞性肺疾病、肺纤维化等；
3. 穿刺路径上无法避开明显的感染性病变；
4. 解剖学或功能上的孤立肺；
5. 机械通气（呼吸机）患者。

第六节　CT 引导经皮胸部病变穿刺活检围手术期准备

开展经皮肺穿刺活检的 CT 介入手术室需常规配备消毒设施、供氧系统、吸引器、心电监护、急救车、胸腔引流管及引流瓶等设备。

穿刺前评估：穿刺前应仔细询问患者的病史、用药史、过敏史等。术前常规行胸部增强 CT 扫描明确病灶的部位、大小、形态、血供、数目及与周围重要结构(如气管、血管等)的关系,排除动脉瘤或血管畸形等血管性病变,初步设计合适的穿刺入路。

术前相关检查：所有患者术前常规行心电图、血常规、凝血功能、血生化、感染筛查(如乙型病毒性肝炎、丙型病毒性肝炎、梅毒、艾滋病)等检查。对于合并基础肺病(如慢性阻塞性肺疾病、肺气肿等),建议行肺功能检查评估患者肺功能储备能力,进一步评估肺穿刺活检的风险。

药物管理：建议参考药品说明书和药物代谢动力学。①停用抗血小板药物(如阿司匹林或氯吡格雷等)5~7 天;血小板计数需 $\geqslant 50 \times 10^9$/L;②穿刺前 1 周将华法林改为低分子肝素桥接治疗,监测国际标准化比值(INR 需 <1.5),术前 24 小时停用低分子肝素;③贝伐珠单抗或类似物,建议穿刺前停用至少 4 周;④小分子的抗血管靶向药物,建议穿刺前停用 3 天。

第七节 活检病理小标本的处理

一、标本处理要点

活检标本直接放入固定液。标本从离体到固定时间不宜超过 30min。推荐使用 10% 中性缓冲福尔马林固定液(即 4% 甲醛固定液),避免使用酸性及含有重金属离子的固定液,固定液量应为所固定标本体积 $\geqslant$ 10 倍,常温固定。活检组织标本一般固定 6~24h。

所有待检测组织学和细胞学标本需经过病理医师质控,评估肿瘤类型、肿瘤细胞比例、坏死率,筛选适合分子检测的组织学类型,并确保有足量肿瘤细胞提取 DNA 或 RNA,满足检测要求后方可进行检测。对于肿瘤细胞数量不达标的样本应重新采集。

二、病理制片流程

1. 小样本组织处理流程

试剂	时间	温度
4% 中性甲醛	2~3h	室温
水	15min	室温
75% 乙醇	1.5h	室温
80% 乙醇	1h	室温
95% 乙醇	1h	室温
95% 乙醇	1h	室温
100% 乙醇	1h	室温
100% 乙醇	1h	室温
二甲苯 Ⅰ	30min	室温
二甲苯 Ⅱ	30min	室温
二甲苯 Ⅲ	30min	室温
石蜡 Ⅰ	30min	58~60℃
石蜡 Ⅱ	30min	58~60℃
石蜡 Ⅲ	30min	58~60℃

2. 包埋

3. 切片

4. HE 染色

常规染色程序如下:二甲苯Ⅰ 10min,二甲苯Ⅱ、Ⅲ各 5min,无水乙醇Ⅰ、Ⅱ各 5min,95% 乙醇 3min,90% 乙醇 3min,70% 乙醇 3min,流水冲洗 2min,苏木素染色 5~10min,流水冲洗 1min,1% 盐酸酒精 15~20s,流水冲洗 5min,95% 乙醇 20s,醇溶性伊红 30~50s,95% 乙醇 1min,95% 乙醇 2min,无水乙醇Ⅰ、Ⅱ各 3min,二甲苯Ⅰ、Ⅱ各 3min,封固。

特殊情况下,可邀请细胞病理学家参与快速现场评估(rapid on site evaluation,ROSE)和现场制片,可提高病理诊断率。

第二章
CT引导经皮肺病变穿刺活检术

第一节　CT引导经皮肺病变穿刺活检术常规操作方法

一、穿刺计划

术前穿刺计划是保证穿刺活检是否成功的关键

(一) 根据术前肺部CT扫描图像,明确肺部病变的部位、大小、数目、形态、血供及与邻近组织的关系,确定经皮拟穿刺活检靶病灶

(二) 选择合适的体位(仰卧、侧卧或俯卧位)

不影响穿刺入路情况下尽可能选择患者舒适的体位,嘱患者保持不动,必要时可使用真空垫固定体位。拟穿刺部位体表粘贴定位器(定位栅栏或定位纸等),训练患者呼吸,嘱平静呼吸后屏气。行术前全肺部CT扫描,再次确定穿刺活检靶病灶,根据穿刺需要可行不同窗位(肺窗、纵隔窗、骨窗等)重建、薄层CT重建(1~2mm)或多平面重组(冠状位、矢状位等)等以更好地显示靶病灶的细节及与邻近组织的关系。必要时可行术中CT增强扫描进一步明确病灶与周边血管的关系,利于制定安全有效的穿刺路径。

(三) 穿刺路径规划

1. 穿刺路径选择:常规穿刺路径应尽可能避开重要脏器(血管、气管、心脏等)、骨性结构(胸骨、肋骨、肩胛骨、椎体等)、肺大疱、膈肌及叶间裂,背部进针时尽量避免上一肋骨下缘进针以减少肋间血管损伤概率,必要时可行薄层CT扫描及纵隔窗重建以更好显示肋间血管走行。穿刺路径选择时,靶皮距(皮肤穿刺点至靶病灶距离)原则上尽可能短,减少穿刺针经过肺的长度。取材部位尽量避开靶病变坏死区,以提高活检阳性率。

对于活检靶病灶位于肺深部叶间裂旁时,有时候常规避开叶间裂的穿刺路径上须垂直多支肺血管进针,穿刺出血的风险大,甚至出现术中穿刺大出血致患者大咯血无法完成活检取材。故设计穿刺路径时需权衡穿刺出血或气胸风险,若穿刺出血风险更大时,可经叶间裂穿刺进针以减少更严重的出血并发症(图2-1-1)。

2. 穿刺点体表定位:经皮穿刺通过预估路径到达病灶的皮肤进针点,以色笔标记。

3. 分别测量进针角度以及深度,必要时还需测量穿刺路径上距重要组织结构的距离。

4. 一般选取较大肋间隙进行操作,便于适当调整穿刺角度。

5. 必要时可采用人工辅助技术,如人工气胸、人工胸水、盐水窗技术等。

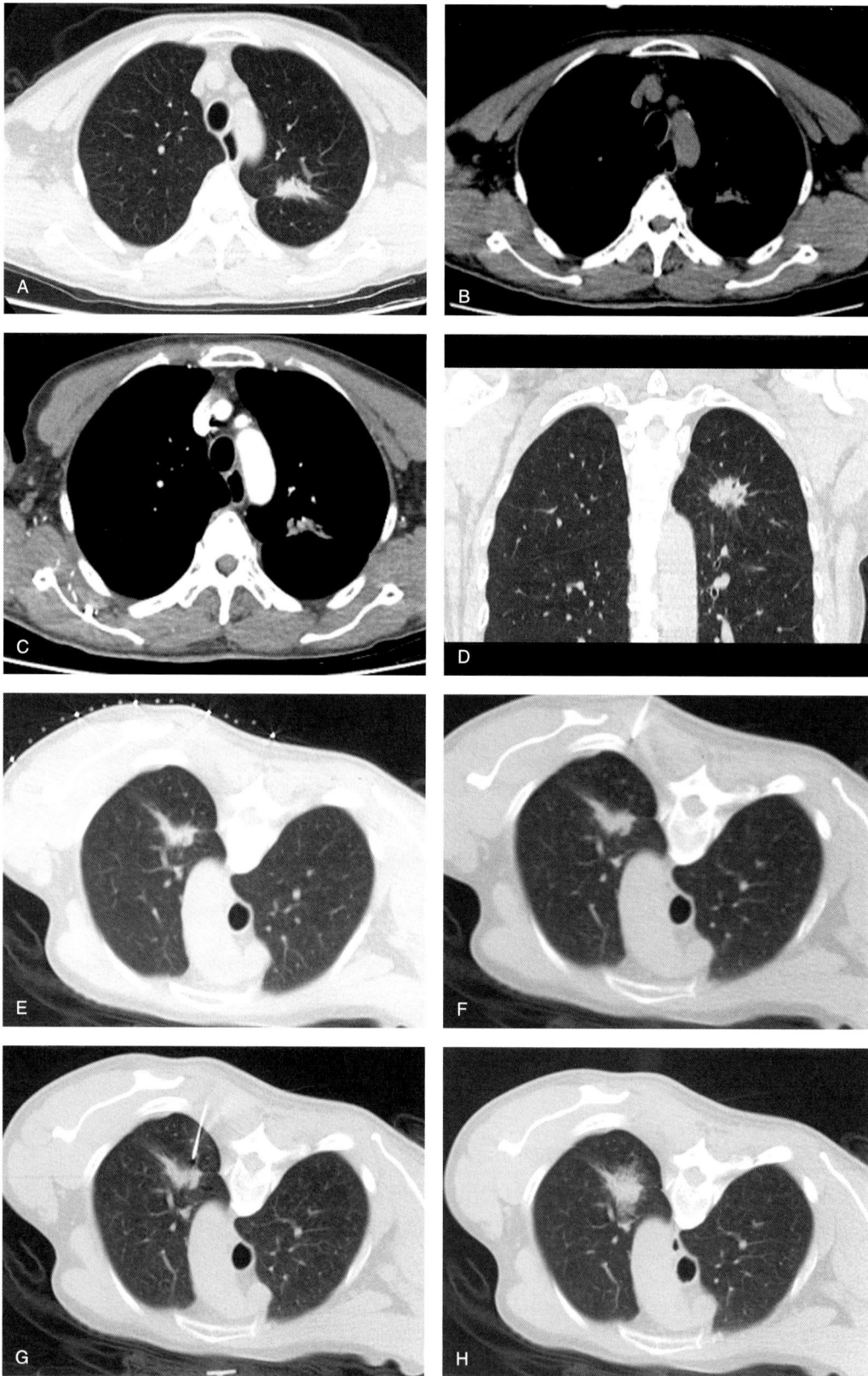

图 2-1-1　经斜裂穿刺肺活检

A~C. 术前 CT 平扫 + 增强；D~H. 经斜裂穿刺活检过程

病理结果：左肺上叶穿刺活检组织示浸润性肺腺癌。

二、穿刺步骤及方法(以17G/18G同轴半自动活检系统为例)

1. 术前常规消毒、铺无菌洞巾,以1%利多卡因行局部逐层浸润麻醉(部分特殊患者可行静脉麻醉或全身麻醉)。打开17G同轴套管针及18G半自动活检针,确保两者长度匹配无误。试击发18G半自动活检针,确保活检针处于工作状态。

2. 穿刺:采用步进式穿刺进针方法,17G同轴套管针先固定于穿刺点胸膜外,复扫局部靶病灶层面CT,观察同轴套管针的深度及角度,若深度及角度偏差较大,可再次于胸膜外调整同轴套管针。若深度及角度偏差不大,嘱患者平静呼吸屏气后进针入肺内,再次复扫CT观察同轴套管针与靶病灶关系,靶病灶位置较深者或邻近重要组织结构,可于肺内逐步进针,多次复扫CT以指导针道角度及深度的调整,直到穿刺到位,切忌盲目追求一针到位。

若穿刺活检取材前发生气胸,肺活动度增大,需根据气胸范围、患者症状及病灶部位予分别处理。

1)少量气胸,患者无症状,病灶位于肺深部,继续原计划行穿刺活检(图2-1-2)。

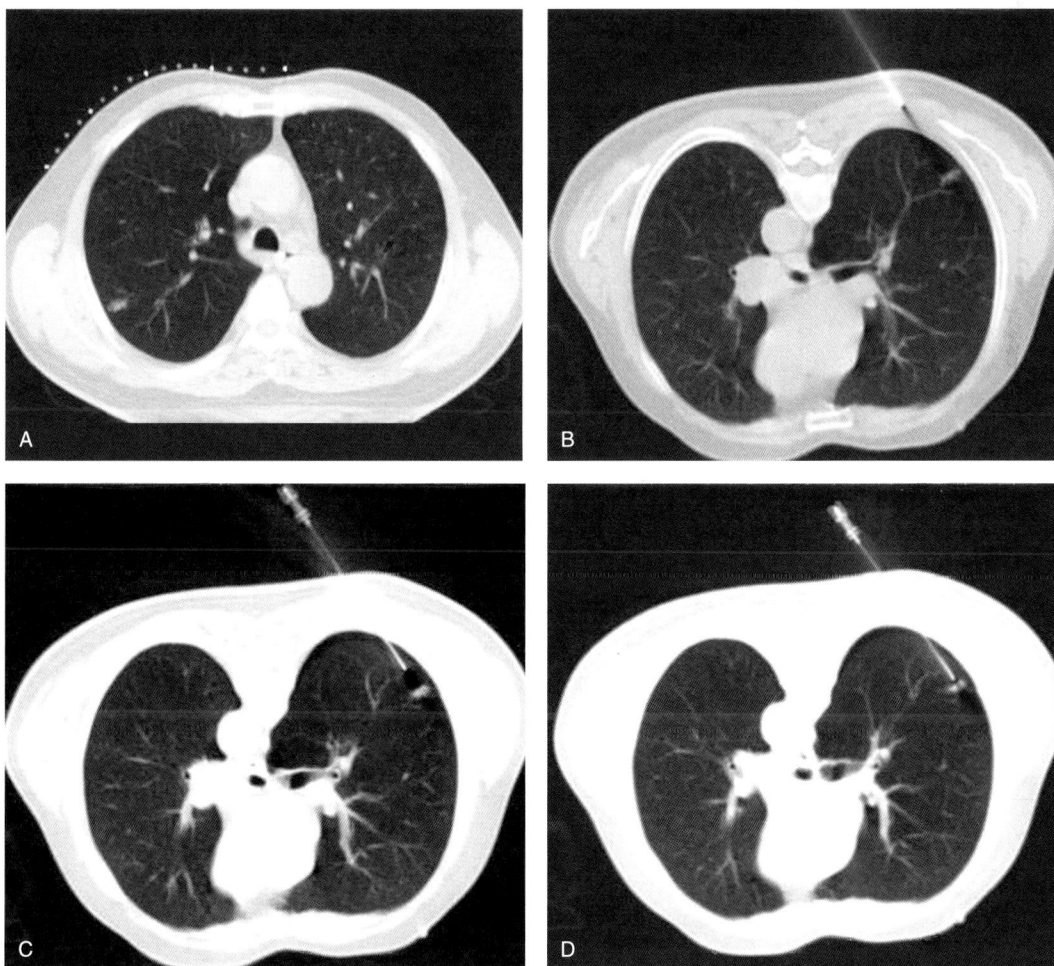

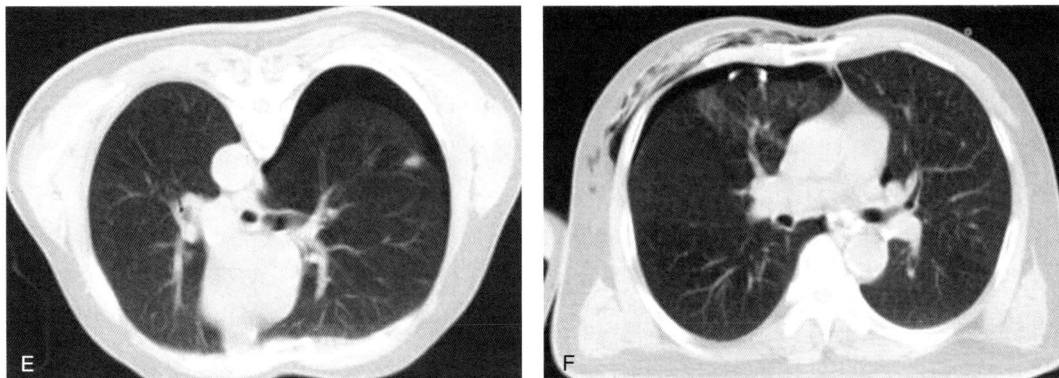

图2-1-2 右肺下叶结节活检术中少量气胸
A. 术前定位CT平扫；B~F. 穿刺活检过程

> ≫ **病理结果：右肺穿刺活检组织符合小细胞癌。**

2）少量气胸，患者无症状，病灶较小且位于胸膜下，多数需用同轴套管针抽气后继续穿刺活检，必要时需调整穿刺路径（图2-1-3）。

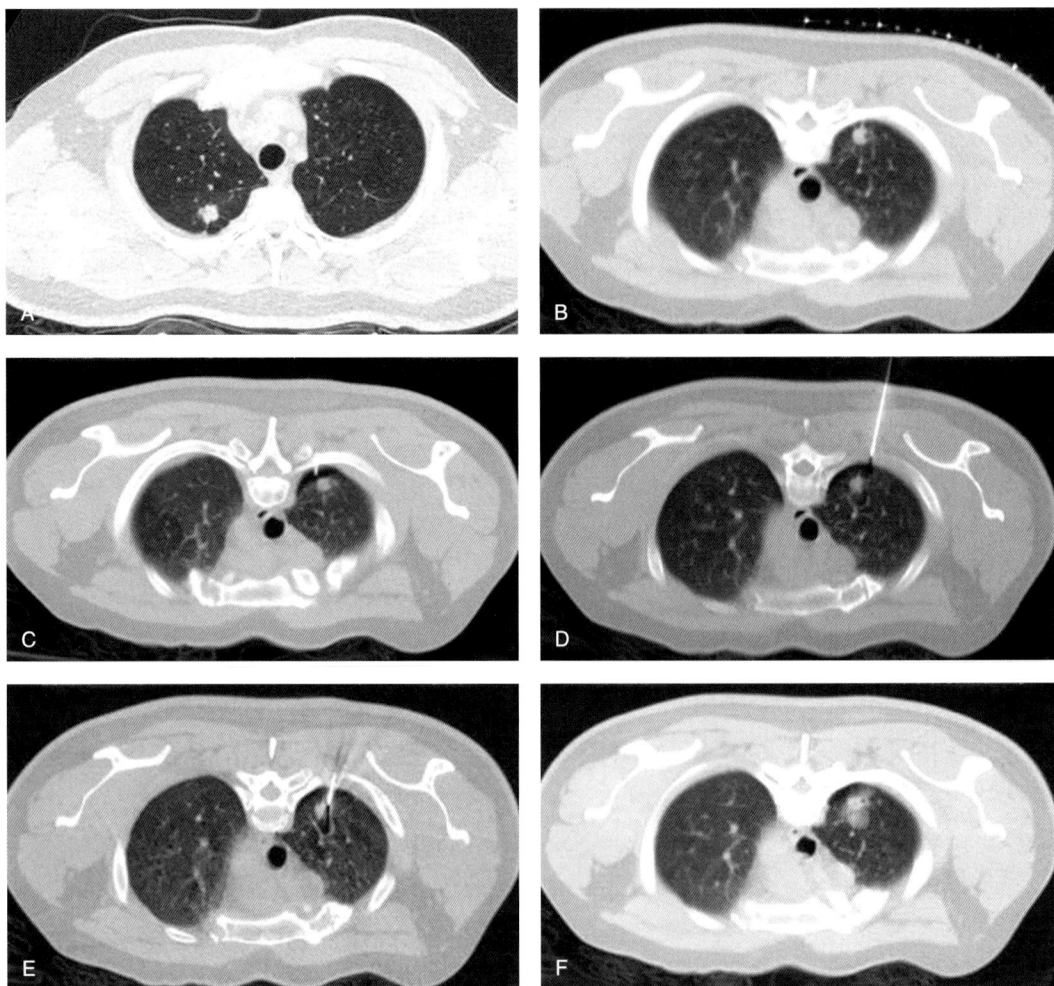

图2-1-3 右肺上叶结节穿刺术中少量气胸
A. 术前定位CT平扫；B~F. 穿刺活检过程

> 　**病理结果：右肺穿刺活检组织见浸润性低分化肺腺癌。**

　　3）中、大量气胸，或患者出现胸闷气促等症状，需胸腔抽气或置管引流后再行穿刺活检。若术中持续漏气，必要时需择期待气胸破口愈合后带管再行活检（图2-1-4）。

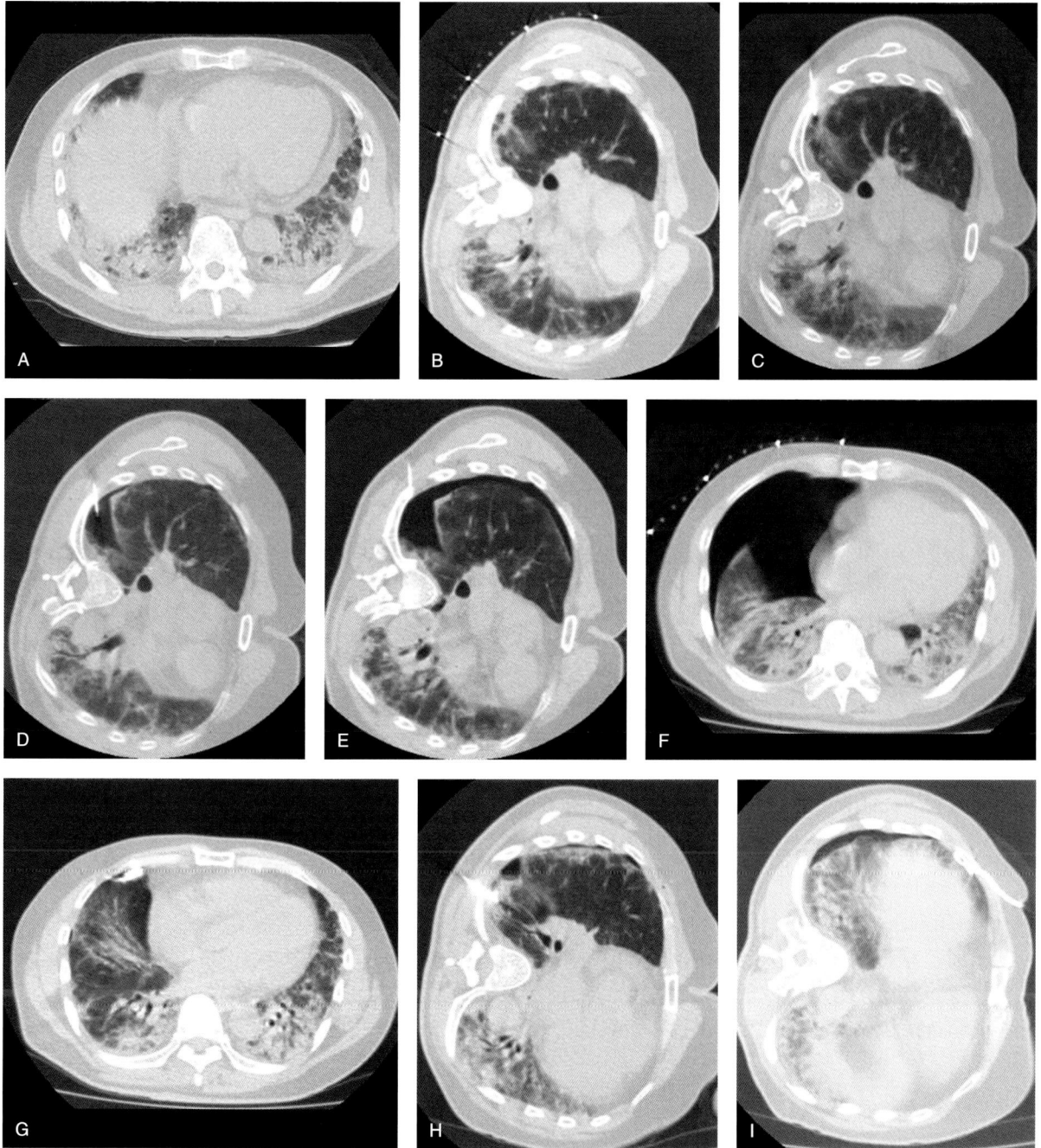

图2-1-4　肺穿刺活检术中大量气胸
A. 术前定位CT平扫；B~I. 穿刺活检及气胸置管过程

> 　**病理结果：右肺下叶穿刺活检组织示肺泡内成纤维细胞及肌成纤维细胞灶伴间质增宽，见散在淋巴细胞、浆细胞浸润，细支气管及肺泡管上皮部分鳞状化生，符合间质性肺炎，建议进一步检查排除结缔组织相关肺炎。**

3. 活检取材：同轴套管针穿刺到位后，拔出同轴套管针针芯，即刻堵住同轴套管外口减少空气暴露，插入上弦的18G半自动活检针，推出切割槽，激发活检取材，取材后即时插入同轴套管针芯。同时利用同轴套管针的优势，一次穿刺即可多次、多点取材，若取材不满意，根据影像学所见调整同轴套管针位置，重复取材，直至病理组织取材满意。

4. 撤针：活检取材满意后，嘱患者平静呼吸屏气后拔出同轴套管针，使用无菌敷料覆盖穿刺点并妥善固定。再次复扫全肺CT平扫，观察肺部情况及判断是否有即刻并发症。穿刺后嘱患者回病房卧床休息、观察，必要时可予吸氧、止痛等对症处理。

第二节　CT引导特殊部位肺病变穿刺活检术

一、肺门病变穿刺活检术

（一）概述

肺门位于肺纵隔面心压迹后上方的凹陷处，由肺动脉、肺静脉、支气管、淋巴结、神经及结缔组织所组成。肺门病变常见来源于支气管黏膜上皮及淋巴结的良/恶性肿瘤或肿瘤样病变，少许为血管性病变如肺动脉瘤或神经源性肿瘤等。临床上肺门区病变的活检主要通过纤维支气管镜及超声支气管镜（endobronchial ultra-sound，EBUS）完成。同时，CT引导下经皮穿刺活检术也是一种有效的肺门区病变活检方式，常可为纤维支气管镜及超声支气管镜活检的有效补充手段。肺门病变位置深在，毗邻肺动静脉、支气管等重要结构关系密切，穿刺活检存在气胸、咯血、血胸等风险，严重者可导致大咯血、失血性休克，甚至窒息、死亡等并发症。

（二）穿刺要点

1. CT引导下经皮穿刺肺门病变活检　术前需常规行胸部CT平扫+增强扫描，明确肺门病变的部位、数目、大小、血供情况，是否存在坏死、空洞，区分肺门区病变与阻塞性炎症及肺不张，及其与邻近肺门大血管及支气管的三维空间关系，初步制订穿刺活检计划及可能出现并发症的应急预案。有条件者，术中可行胸部增强CT扫描引导穿刺，以更好地显示穿刺针与肺门病变、邻近血管的空间关系，利于术者更好地避开邻近重要结构及病灶坏死区域，提高穿刺活检的阳性率及安全性。

2. 穿刺器械　推荐使用同轴半自动活检装置，穿刺体位根据肺门病灶的位置可采用仰卧、俯卧或侧卧，穿刺入路尽可能平行肺门血管进针，穿刺方法采用步进式进针，同轴套管针穿刺到位后，插入活检枪活检时可根据病灶大小及活检风险选择直接击发活检或推开切割槽后再次扫描，必要时可行薄层扫描或三维重建以更好地观察活检枪切割槽与病灶及周边血管、气管的空间关系后再击发活检取材。

（三）典型病例

病例1 男性，55岁，右上肺门肿物穿刺活检

【术前计划】活检前肺部CT平扫+增强示右上肺门处软组织肿块，大小约3.0cm×2.6cm，病灶紧邻肺门大血管、上腔静脉及奇静脉，增强呈中度强化。患者体位取仰卧位，采用同轴半自动活检器械，穿刺路径选择经前胸壁沿肺门病灶长轴、平行血管步进式进针，靶皮距约7.0cm（图2-2-1A~C）。

【操作过程】患者取仰卧位，穿刺点选择右前胸壁，1%利多卡因局部麻醉，将1根17G同轴套管针逐步进针穿刺入肺内，同轴套管针到位后，拔出针芯，插入18G半自动活检枪，推出切割槽不击发，再次复扫CT，位置满意后击发活检取材。活检取材满意后拔出穿刺针，复扫CT示针道见极少量出血，未见明显气胸、咯血等并发症（图2-2-1D~H）。

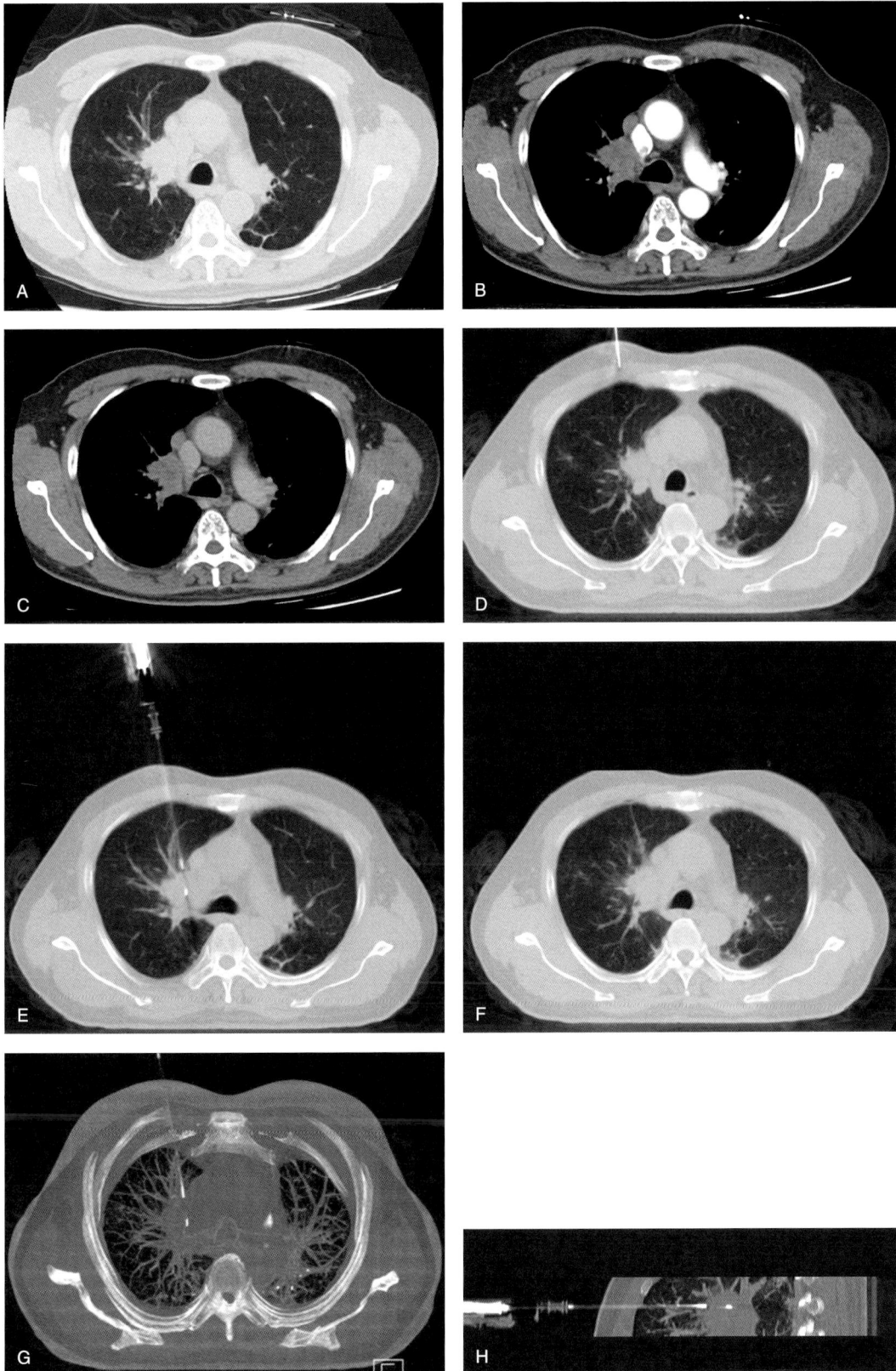

图 2-2-1　右上肺门肿物穿刺活检

A~C. 术前 CT 增强；D~F. 穿刺活检过程；G~H. CT 三维重建

> **病理结果:右肺上叶肿物穿刺活检组织符合低 - 中分化鳞状细胞癌伴坏死。**

【点评】

1. 病灶的特殊性   中年男性,右上肺门肿物,大小约 3.0cm×2.6cm,血供中等,病灶内少量坏死,病灶紧贴上腔静脉、肺门大血管及尖后段支气管,穿刺活检存在大血管、气管损伤致出血、大咯血等严重并发症概率。

2. 应对策略及穿刺技巧   本病例采用同轴半自动活检器械,穿刺路径选择经前胸壁沿肺门病灶长轴、平行肺门区大血管步进式进针,穿刺时注意避开右侧内乳动脉,同轴套管针穿刺到位后,插入 18G 半自动活检枪,推出活检切割槽不击发,复扫 CT 观察切割槽与病灶及肺门大血管、支气管的关系,位置满意后击发活检取材,兼顾活检取材的有效性及安全性。

病例 2   男性,49 岁,左下肺门区结节穿刺活检

【术前计划】活检前胸部 CT 平扫示左肺下叶近下肺门区结节灶,大小约 2.1cm×1.6cm,病灶为周围基底段支气管血管束包绕。患者取俯卧位,穿刺路径选择后入路平行支气管血管束进针,靶皮距约 10.0cm,拟使用同轴半自动活检装置(图 2-2-2A)。

【操作过程】患者取俯卧位,穿刺点选择左侧后胸壁,1% 利多卡因局部麻醉,将 17G 同轴套管针逐步进针穿刺入肺内,同轴套管针穿刺到位后,拔出针芯,插入 18G 半自动活检枪,推出切割槽后不击发,复扫 CT,位置满意后击发活检取材。活检取材满意后拔出穿刺针,复扫 CT 示针道见极少量出血,未见明显血气胸、咯血等并发症(图 2-2-2B~D)。

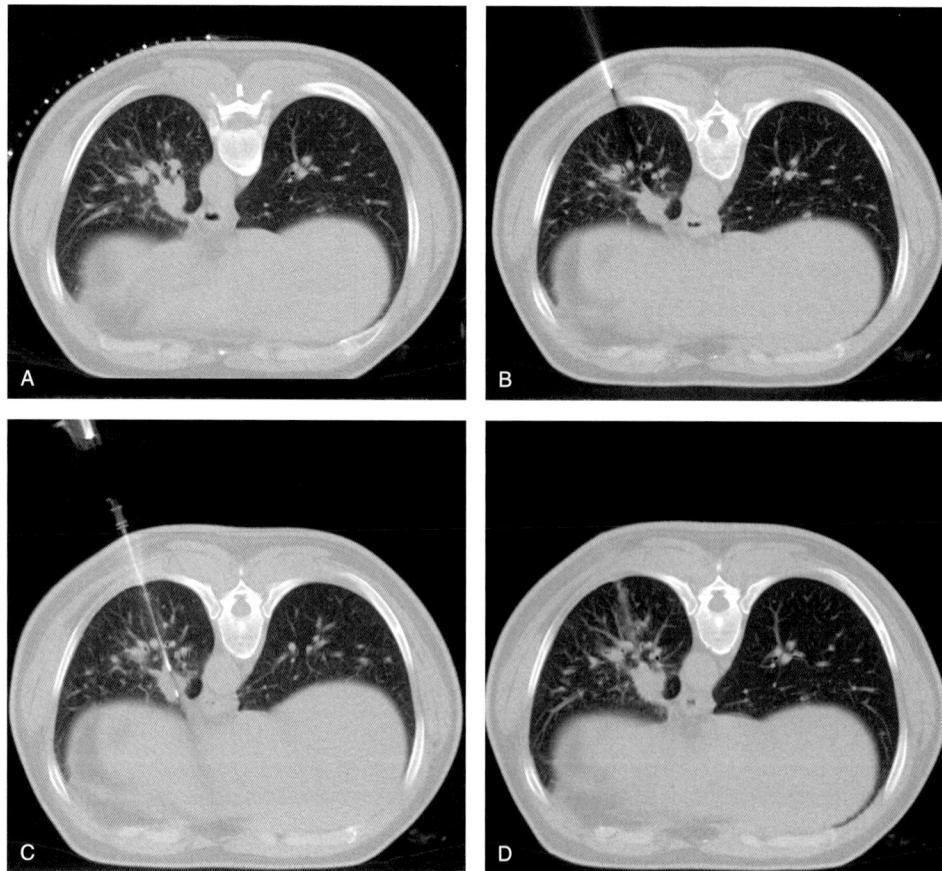

图 2-2-2   左下肺门区结节穿刺活检
A. 术前定位 CT;B~D. 穿刺活检过程

> **病理结果:左肺下叶穿刺活检组织示浸润性低分化癌,结合免疫组织化学结果,考虑部分为肺腺癌, 部分为巨细胞癌。**

【点评】

1. 病灶的特殊性　中年男性,左下肺门区深部病灶,病灶为周围基底段支气管血管束包绕,周围血管丰富,病灶紧贴大血管,同时前方紧邻膈肌、腹腔脏器,病灶因位置特殊性,穿刺活检存在气胸、大咯血、血胸等风险。

2. 应对策略及穿刺技巧　本病例采用俯卧位,穿刺路径选择与支气管血管束平行并沿病灶长轴进针,采取步进式进针穿刺入肺内,到达病灶外周支气管血管束旁时,再次重复扫描及薄层重建,缓慢进针越过支气管血管束间隙达病灶旁,插入活检枪,推出活检切割槽不击发,复扫 CT 观察切割槽与病灶及周边重要结构的关系,位置满意后击发活检取材,注意避免损伤周边大血管及邻近脏器组织。

病例3　男性,50 岁,右下肺门紧邻心脏大血管结节穿刺活检

【术前计划】活检前胸部 CT 平扫示右下肺门病灶,范围约 2.5cm×1.8cm,周围血管丰富,内侧紧邻心脏,增强扫描呈不均匀较明显强化。穿刺路径选择仰卧位,与血管平行并沿病灶长轴进针,靶皮距约 10.1cm,拟使用同轴半自动活检装置(图 2-2-3A~C)。

【操作过程】患者取仰卧位,穿刺点选择右侧胸壁,常规消毒、铺巾,1% 利多卡因局部麻醉,将 1 根 17G 同轴套管针逐步进针穿刺入肺内,同轴套管针到位后,拔出针芯,插入 18G 半自动活检枪,推出切割槽后不击发,再次复扫 CT,位置满意后击发活检取材。活检取材满意后拔出穿刺针,复扫 CT 示针道见极少量出血,未见明显气胸、血胸等并发症(图 2-2-3D~F)。

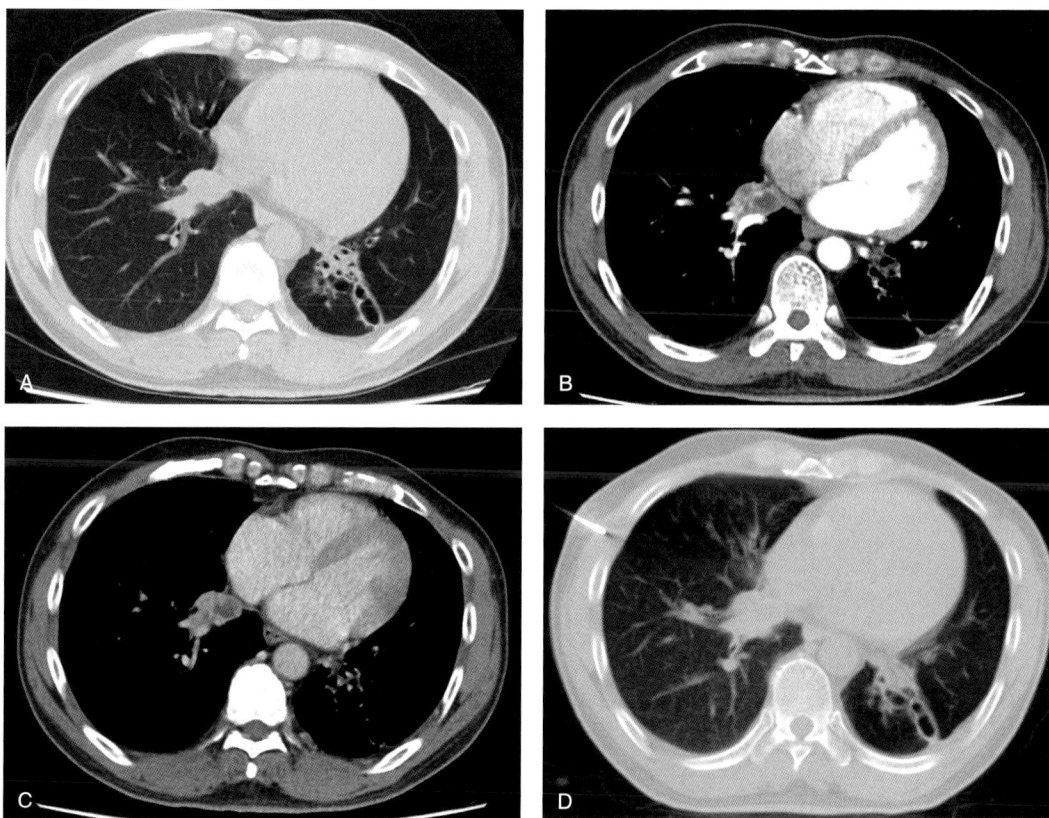

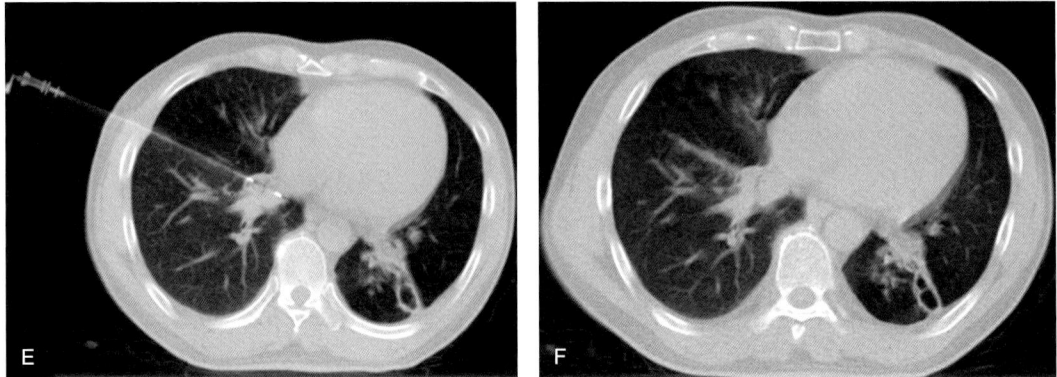

图2-2-3   右下肺门紧邻心脏大血管结节穿刺活检
A~C.术前CT平扫+增强；D~F.穿刺活检过程

> **病理结果：** 右肺肿物穿刺活检组织示送检肺组织肺泡上皮增生，部分肺泡腔内见少量泡沫细胞聚集及机化样组织形成，另见大量脓细胞，特殊染色未见明确病原体，考虑感染性病变，请结合临床及影像学。

【点评】

1. 病灶的特殊性　老年男性，右下肺门病灶，位置较深，部分坏死，周围血管丰富，内侧紧邻心脏，穿刺活检存在气胸、咯血、血胸及心脏损伤等风险，穿刺难度较大。俯卧位穿刺活检可能取材坏死组织。

2. 应对策略及穿刺技巧　本病例采用仰卧位，与血管、叶间裂平行并沿病灶长轴入路穿刺活检，术前训练患者呼吸，嘱平静呼气末屏气，减少呼吸运动的影响。同轴套管针先予胸膜外定位，对准方向后再逐步进针，同轴套管针与斜裂平行，避免穿过叶间裂增加气胸概率，进针过程重复扫描，保障进针深度及角度准确，同轴套管针穿刺到位后推出切割槽后复扫CT观察切割槽与结节、血管、心脏的关系，位置满意后再击发活检取材，避免大血管及心脏的损伤。

> **病例4**　女性，61岁，左肺门肿物伴左上肺不张穿刺活检

【术前计划】活检前胸部CT增强示左肺上叶肺门区肿物，范围约3.0cm×2.5cm，伴左肺上叶阻塞性肺不张，左肺动脉受压。患者取仰卧位，穿刺点定位于左前胸壁，穿刺路径选择沿病灶长轴经不张的肺组织穿刺，靶皮距约8.7cm，拟使用同轴半自动活检装置（图2-2-4A~B）。

【操作过程】患者取仰卧位，穿刺点定位左前胸壁，常规消毒、铺巾，1%利多卡因局部麻醉，将1根17G同轴套管针逐步进针穿刺入左肺门肿物前缘，同轴套管针到位后，插入18G半自动活检枪活检取材。活检取材满意后拔出穿刺针，复扫CT未见明显气胸、出血等并发症（图2-2-4C~E）。

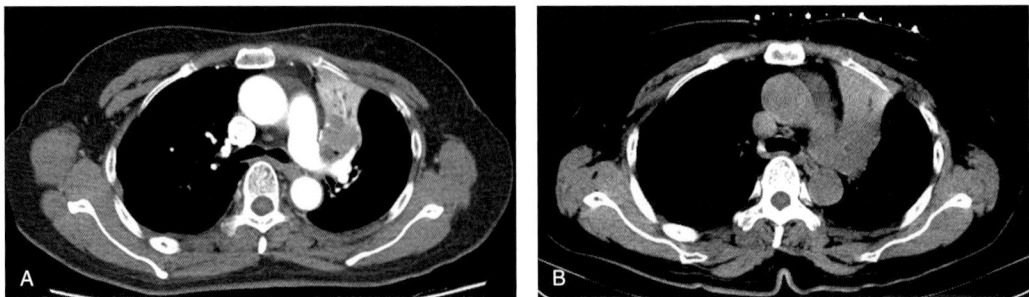

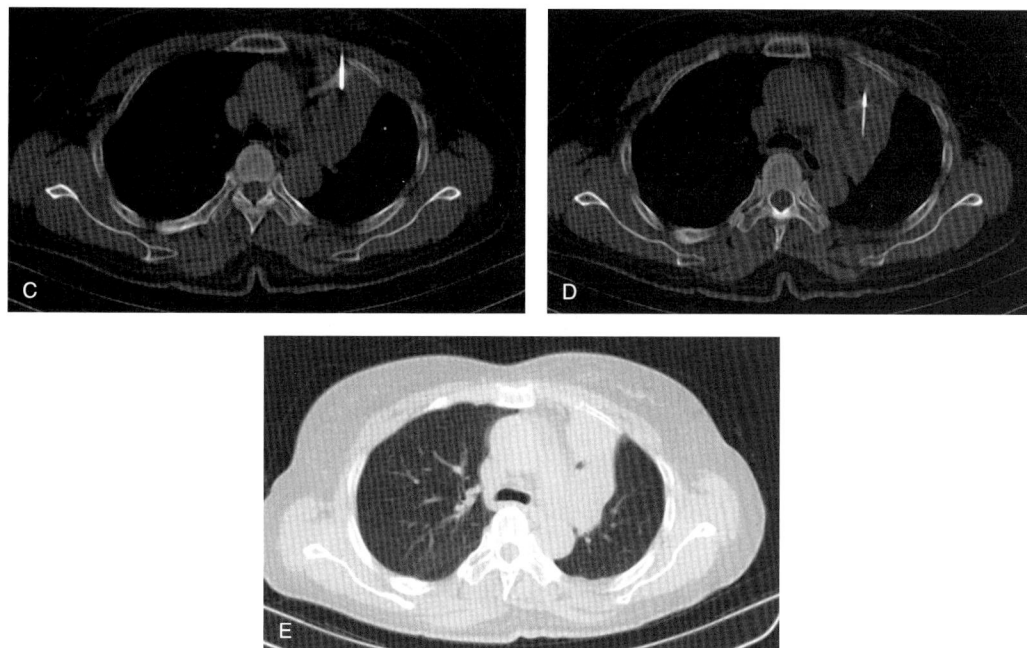

图 2-2-4 左肺门肿物伴左上肺不张穿刺活检
A. 术前增强 CT；B~E. 穿刺活检过程

> **病理结果：左肺上叶穿刺活检组织考虑转移性腺癌，结合病史，符合肠癌转移。**

【点评】

1. 病灶的特殊性 老年女性，左肺上叶肺门肿物伴左肺上叶阻塞性肺不张，左肺动脉受压，病灶紧邻肺门大血管，穿刺活检存在肺门血管伤致大出血等风险。

2. 应对策略及穿刺技巧 本病例首先需明确活检靶区为左肺门肿物，而不是外周不张的肺组织。穿刺路径采用与血管平行经不张肺组织穿刺左肺门肿物活检，减少气胸风险，同时结合术前增强 CT 影像，避开不张肺组织内较粗大的血管和病灶内坏死区域，控制活检深度，避免损伤后方肺动脉，推出切割槽后复扫 CT 观察切割槽与病灶及肺门血管的关系，位置满意后再击发活检取材，兼顾活检的有效性及安全性。

病例 5 女性，42 岁，右下肺门肿物活检

【术前计划】活检前胸部 CT 扫描示右下肺门结节灶，范围约 2.0cm×1.9cm，邻近肺门支气管血管束及心脏。拟穿刺路径选择前入路、右下肺门支气管血管束与心脏间隙乏血管区进针（图 2-2-5A）。患者取仰卧位，穿刺点定位于右前胸壁，靶皮距约 8.0cm，拟使用同轴半自动活检装置。

【操作过程】患者取仰卧位，穿刺点选择右前胸壁，胸骨旁右侧进针，常规消毒、铺巾，1% 利多卡因局部麻醉，将 1 根 17G 同轴套管针逐步进针穿刺入肺内，期间多次扫描，同轴套管针到位后，拔出针芯，插入 18G 半自动活检枪，推出切割槽不击发，再次复扫 CT，位置满意后击发活检取材。活检取材满意后拔出穿刺针，复扫 CT 示针道见少量出血，未见明显气胸、咯血、心包积血等并发症（图 2-2-5B~D）。

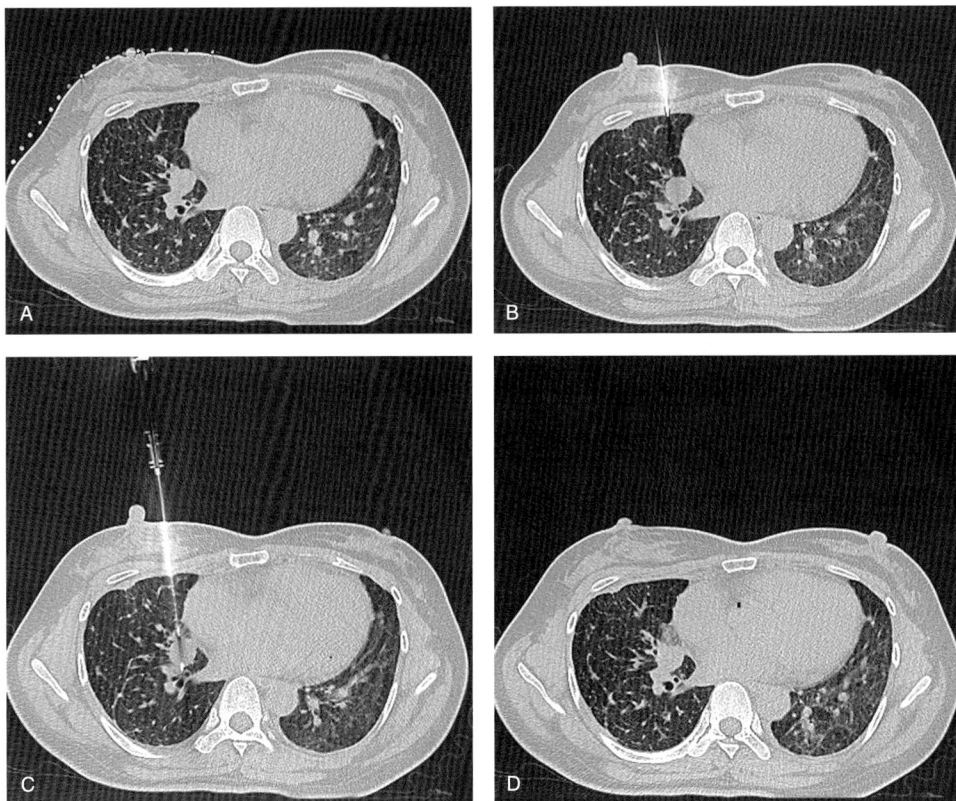

图 2-2-5   右下肺门肿物活检
A. 术前定位 CT；B~D. 穿刺活检过程

> **病理结果**：右肺病变穿刺活检组织查见浸润性癌，结合免疫组织化学结果，符合转移性甲状腺乳头状癌。

【点评】

1. 病灶的特殊性   中年女性，右下肺门紧邻肺门支气管血管束及心脏，安全穿刺空间小，存在肺门支气管血管束及心脏损伤致大咯血、心包出血等风险。

2. 应对策略及穿刺技巧   本病例穿刺路径选择右下肺门支气管血管束与心脏间隙乏血管区进针，与右心缘切线平行，不易误穿心脏。采用步进式进针，期间多次扫描，确保进针的角度及深度准确，同轴套管针穿刺到位后推出切割槽后复扫 CT 观察切割槽与病灶、血管、心脏的关系，位置满意后再击发活检取材。击发时注意控制活检针深度，避免活检针尖前冲损伤后方肺动脉。

二、心脏及大血管旁病变穿刺活检

（一）概述

毗邻心脏及大血管肺部病变，CT 引导下经皮穿刺活检具有较大的挑战，尤其是对于较小的肺内病变（<2cm），穿刺活检存在大血管、心包损伤致咯血、血胸、心包出血等风险，严重者可导致大咯血、心脏压塞、失血性休克等，甚至窒息、死亡等严重并发症。

（二）穿刺要点

1. CT 引导下经皮穿刺心脏及大血管旁病变活检   术前需常规行胸部 CT 平扫＋增强扫描，明确病变的部位、数目、大小、血供情况、是否存在坏死、空洞，其与邻近心包、大血管及支气管的三维空间关系，初步制定穿刺活检计划及可能出现并发症的应急预案。必要时可行术中胸部增强 CT 扫描引导穿刺，提高穿刺活检的阳性率及安全性。

2. 穿刺器械　推荐使用同轴半自动活检装置,穿刺入路尽可能平行心脏及大血管切线位进针,穿刺方法采用步进式进针,同轴套管针穿刺到位后,插入活检枪活检时可根据病灶大小及活检风险选择直接击发活检或推开切割槽后再次扫描,必要时可行薄层扫描或三维重建以更好地观察活检枪切割槽与病灶及心脏、周边大血管及气管的空间关系后再击发活检取材,兼顾活检的有效性及安全性。

（三）典型病例

病例6　男性,45岁,左肺上叶舌段心包旁结节穿刺活检

【术前计划】活检前胸部CT平扫+增强示左肺上叶舌段心缘旁单发结节,界清,直径约1.0cm,增强扫描可见环形强化。拟选择穿刺路径为前入路、与心脏平行切线位进针,穿刺点定位于左前胸壁,靶皮距约6.3cm,拟使用同轴半自动活检装置(图2-2-6A~D)。

【操作过程】患者取仰卧位,确定皮肤进针点,常规消毒、铺巾,1%利多卡因局部麻醉,以17G同轴套管针逐步进针穿刺入肺内,术中患者呼吸配合欠佳,同轴套管针走行未与心脏平行,将已穿入肺内同轴套管针作为固定针,选择左前胸壁另一穿刺点,平行心脏穿入另一根17G同轴套管针达结节旁;同轴套管针到位后,拔出针芯,插入18G半自动活检枪,推出切割槽不击发,复扫CT,观察切割槽与结节及心脏关系,同时将切割槽朝外向结节侧后击发活检取材;活检取材满意后拔出穿刺针,复扫CT示针道见少量出血,未见明显气胸、心包积血等并发症(图2-2-6E~I)。

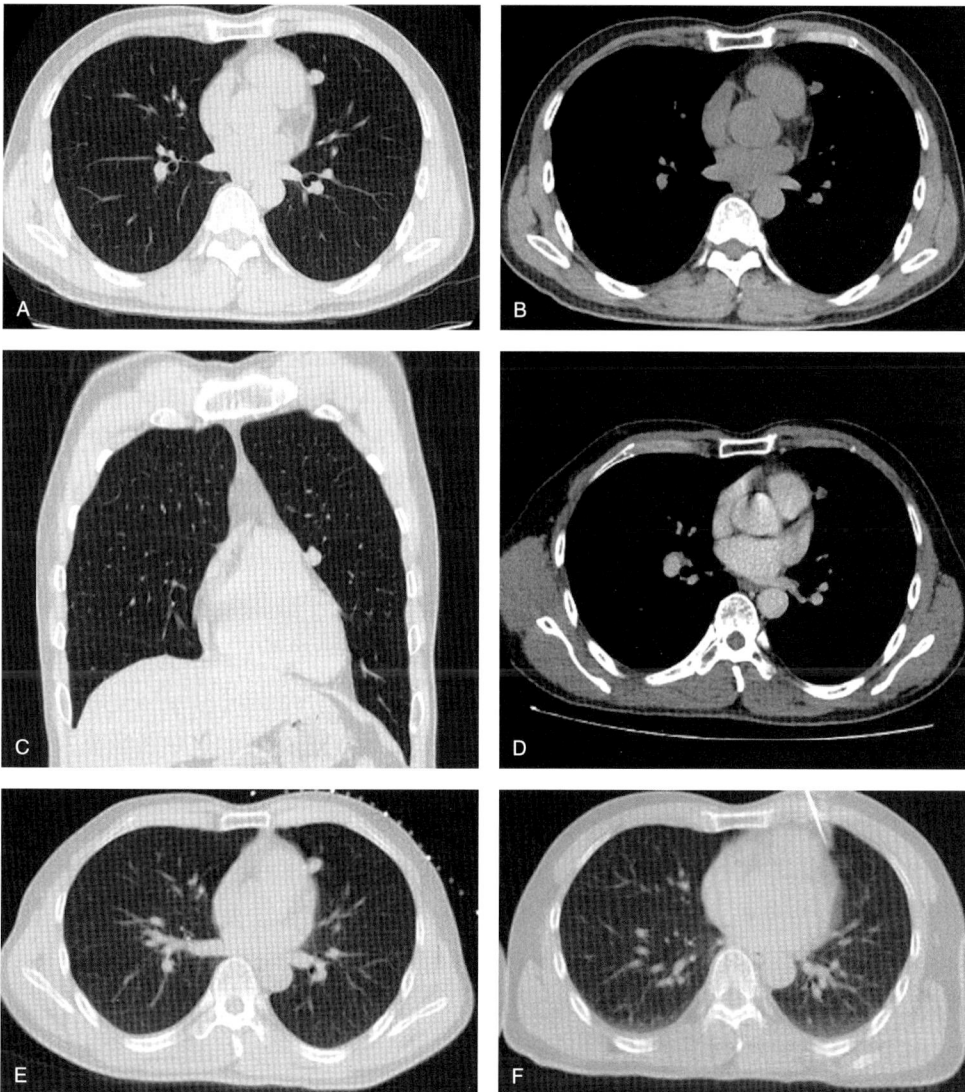

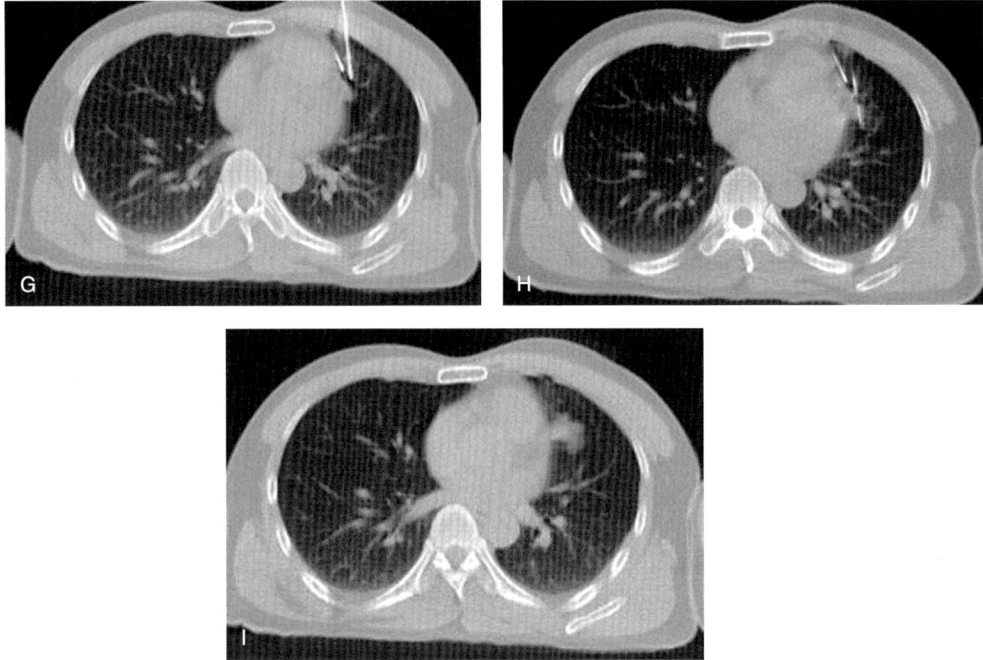

图 2-2-6　左肺上叶舌段心包旁结节穿刺活检
A~D. 术前胸部 CT 平扫＋增强；E~I. 穿刺活检过程

> **病理结果：左肺上叶结节穿刺活检组织考虑转移性低分化癌，结合病史，符合上颌窦鳞癌肺转移。**

【点评】

1. 病灶的特殊性　中年男性，左肺上叶舌段近心包结节灶，病灶较小且紧贴心脏，穿刺活检存在心包损伤致大出血、心脏压塞等严重并发症概率。

2. 应对策略及穿刺技巧　本病例采用前入路经心包切线位进针入路，病灶位置特殊，患者呼吸配合差，当已穿入肺内同轴套管针位置不理想时，可将其作为固定针，选择前胸壁另一穿刺点，平行心包切迹穿入另一根 17G 同轴套管针达结节旁，逐步进针，推出切割槽后复扫 CT 观察切割槽与结节及心脏关系，同时将切割槽朝外向结节侧，提高活检阳性率的同时减少心包损伤的概率。该病例对穿刺技巧要求较高，心脏搏动明显、有时影响活检针固定方向，要注意同轴套管针一次进针不能太深，在到达心包前、贴近心包进针时，都要逐次扫描，如果角度和进针点不理想，要果断另选穿刺入路。

病例 7　女性，61 岁，左肺上叶前段主动脉弓旁结节穿刺活检

【术前计划】活检前肺部 CT 平扫＋增强：左肺上叶前段主动脉弓旁见一结节状密度增高影，大小约 1.3cm×1.0cm，略呈分叶状改变，增强可见强化。穿刺入路拟选择行经胸骨平行主动脉弓进针活检。穿刺体位选择仰卧位，穿刺点定位于胸骨前方皮肤，靶皮距约 7.0cm，建立骨穿刺路径后拟使用同轴半自动活检装置（图 2-2-7A~C）。

【操作过程】患者取仰卧位，定位皮肤穿刺点，常规消毒、铺巾、1% 利多卡因局部麻醉，以 9G 骨活检针在 CT 引导下平行主动脉弓方向逐步进针建立骨穿刺针道，建立骨性通道后拔出骨活检针，再以 1 支 17G 同轴套管针沿建立的骨性通道逐步进针达左肺上叶前段结节旁，插入 18G 半自动活检针达病灶内活检，推出切割槽后不击发，复扫 CT，位置满意后击发活检取材。取材活检后拔出穿刺针，复扫 CT 示胸腔未见明显气胸、出血等并发症（图 2-2-7D~H）。

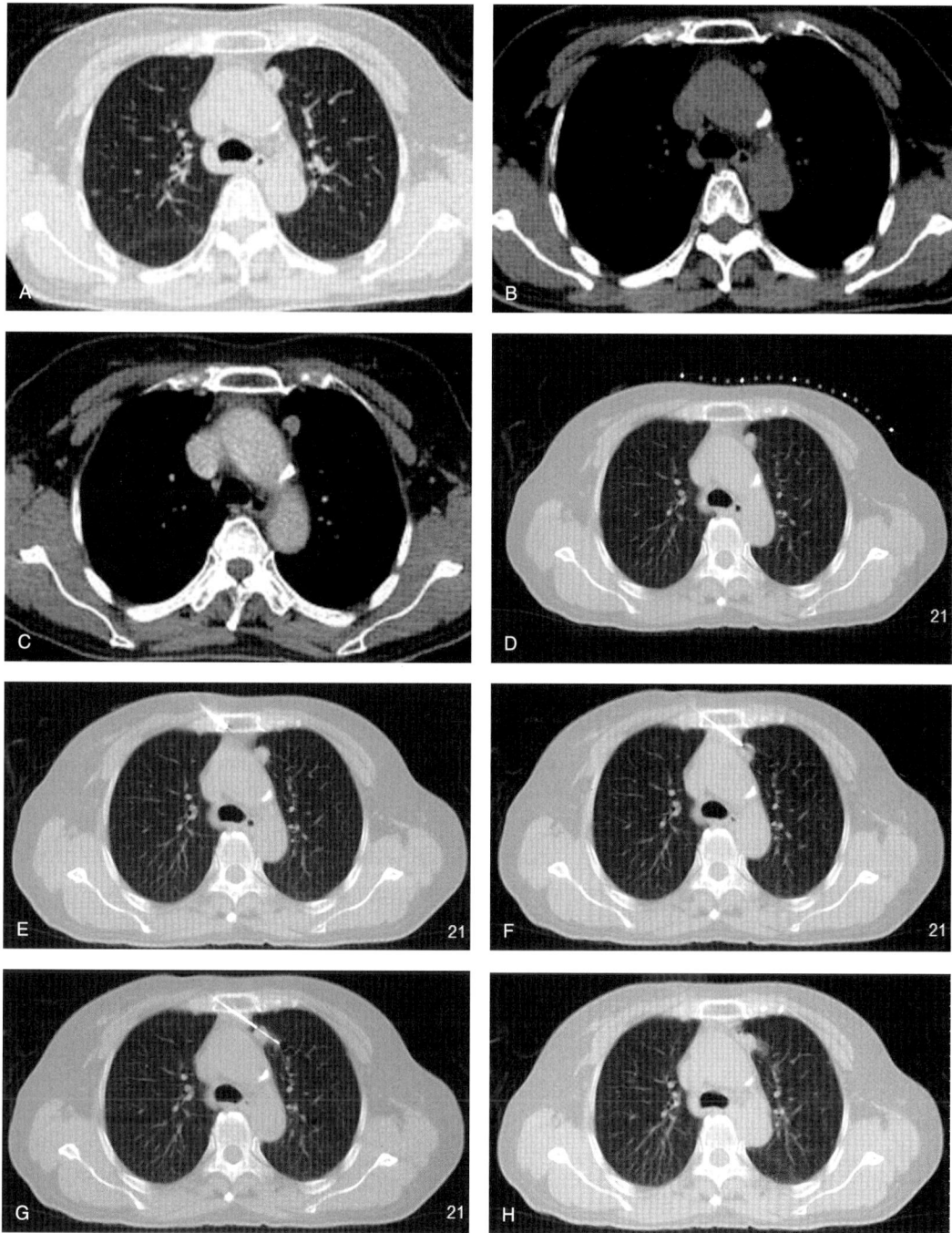

图 2-2-7　左肺上叶前段主动脉弓旁结节穿刺活检
A~C. 术前肺部 CT 平扫 + 增强；D~H. 穿刺活检过程

▶ **病理结果：左肺穿刺活检组织示浸润性腺癌。**

【点评】

1. 病灶的特殊性　老年女性，左肺上叶前段结节紧贴主动脉旁，穿刺活检风险大，前方第一胸肋关节遮挡，无常规平行主动脉弓的安全穿刺入路，如活检针朝向主动脉方向活检，有可能发生大动脉损伤致大出血等严重并发症。

2. 应对策略及穿刺技巧　本病例采用经胸骨平行主动脉弓入路，先采用骨活检针固定于胸骨前皮质后，拔出骨活检针针芯，逐步进针，重复 CT 扫描确保骨活检针进针角度及深度准确，钻透胸骨后皮质时需控制好力度,避免用力过猛损伤胸骨后方的重要结构,同时摇断胸骨骨柱后拔出骨活检针。建立骨穿刺通道后,再以17G同轴套管针经建立的骨通道逐步进针,平行主动脉弓走行达病灶内活检。

病例8　男性,62岁,左肺下叶胸主动脉旁结节穿刺活检

【术前计划】活检前胸部CT平扫＋增强示:左肺下叶内基底段胸主动脉外侧结节灶,范围约1.9cm×1.0cm,界清,增强扫描可见强化。拟选择后入路与胸主动脉切线位进针活检。穿刺体位取俯卧位,穿刺点定位于内后胸壁,靶皮距6.5cm,拟使用同轴半自动活检装置(图2-2-8A~C)。

【操作过程】患者取俯卧位,确定皮肤穿刺点,常规消毒、铺巾,1%利多卡因局部麻醉,以17G同轴套管针与胸主动脉呈切线位进针,采用步进式进针穿刺入肺内。同轴套管针到位后,拔出针芯,插入18G半自动活检枪,将切割槽方向朝外后推出切割槽1.5cm后不击发,复扫CT,确认活检切割槽位置满意后击发活检取材。活检取材满意后拔出穿刺针,复扫CT示针道见少量出血,左侧胸腔见极少量气胸,未见明显咯血及血胸等并发症(图2-2-8D~H)。

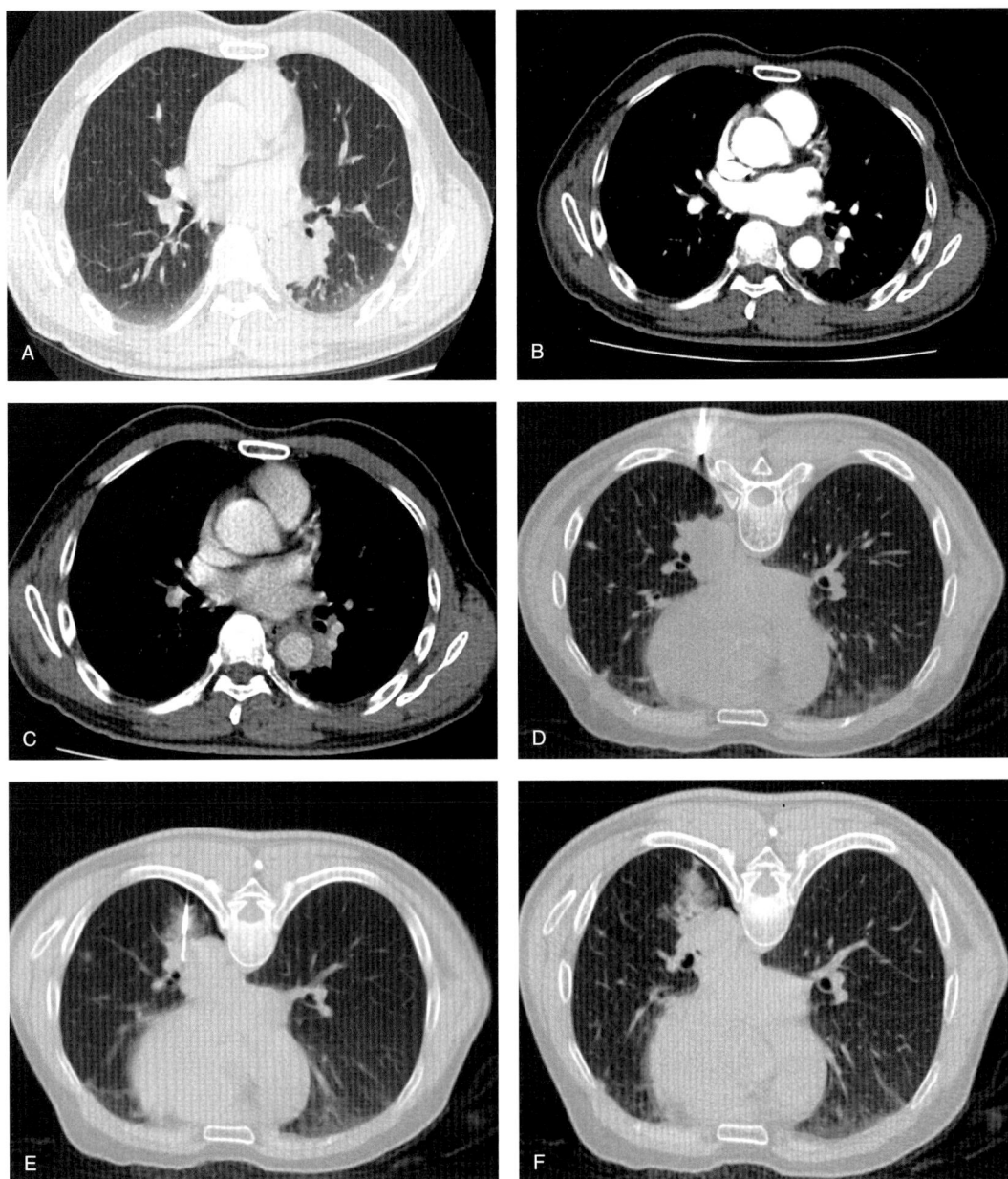

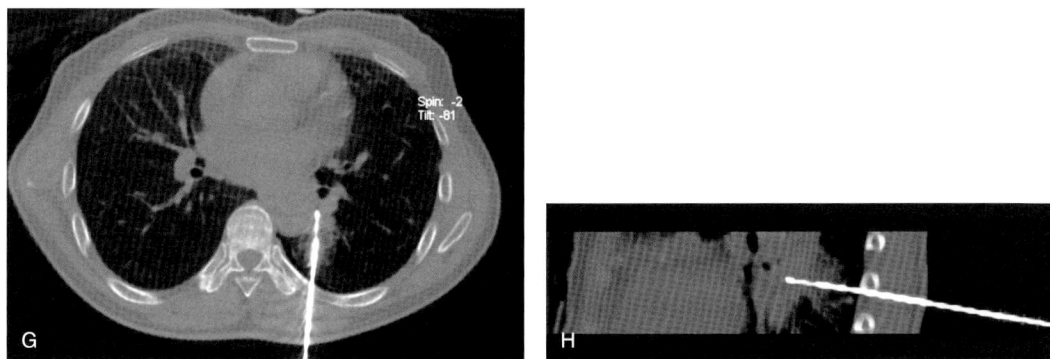

图 2-2-8　左肺下叶胸主动脉旁结节穿刺活检
A~C. 术前肺部 CT 平扫 + 增强；D~H. 穿刺活检过程及三维重建

> **病理结果：左肺穿刺活检组织示浸润性腺癌。**

【点评】

1. 病灶的特殊性　老年男性，左肺下叶内基底段胸主动脉侧方结节灶，血供中等，该病灶内侧紧贴胸主动脉外壁，外侧紧邻肺门血管，前方紧邻内基底段支气管，操作空间小，穿刺活检存在主动脉、肺门血管及支气管损伤致大出血、大咯血甚至窒息、死亡等风险。

2. 应对策略及穿刺技巧　本病例采用俯卧位、经与胸主动脉走行呈切线位平行步进式进针，重复CT扫描确保穿刺针进针角度及深度准确，同轴套管针到位后，测量针尖前端与深部支气管的安全距离，再将活检针切割槽方向朝外背对胸主动脉后，推出切割槽1.5cm后确保切割槽前端不损伤深部支气管，复扫CT观察切割槽与病灶、主动脉、肺门血管及支气管的空间关系，适当调整切割槽方向，避开较大的血管、支气管；由于切割槽仅推开1.5cm，活检时不可将切割槽向前推出，而应保持1.5cm的深度，将活检针在同轴套管针管内回退0.5cm，再行击发活检取材。该病例活检风险极大，难度高，需熟练掌握特殊部位结节活检操作步骤及穿刺技巧。

病例 9　男性，61岁，左肺下叶背段胸主动脉后方结节穿刺活检

【术前计划】活检前胸部CT：左肺下叶背段一结节灶，边缘毛糙，紧贴胸主动脉后方，界清，大小约2.3cm×1.7cm。穿刺路径选择俯卧位、与胸主动脉切线位进针，避免针尖直接正对主动脉活检，靶皮距约7.3cm，拟使用同轴半自动活检装置（图2-2-9A~B）。

【操作过程】患者取俯卧位，确定皮肤穿刺点，常规消毒、铺巾，1%利多卡因局部麻醉，选择胸椎左侧横突与肋骨间隙及胸主动脉切线位进针，以17G同轴套管针按计划针道逐步进针穿刺入肺内。同轴套管针穿刺到位达病灶后缘，拔出针芯，插入18G半自动活检枪，将切割槽朝外背离主动脉方向推出后不击发，复扫CT观察切割槽与结节及主动脉关系，位置满意后击发活检取材。活检取材满意后拔出穿刺针，复扫CT示未见明显气胸及出血（图2-2-9C~F）。

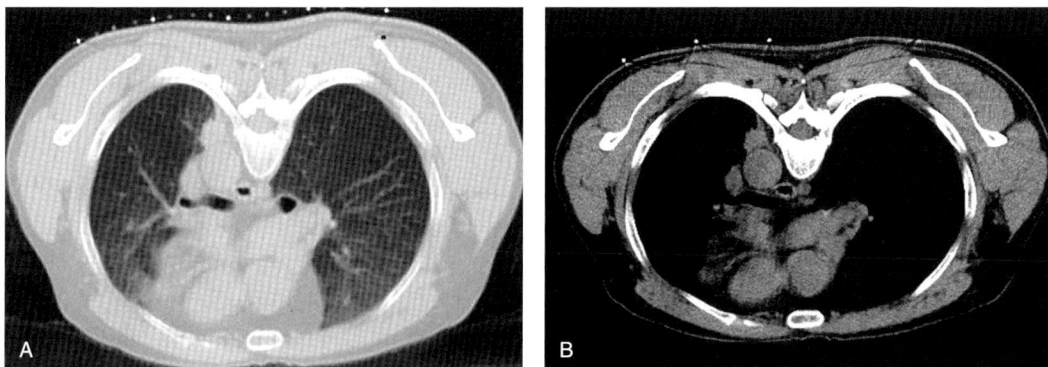

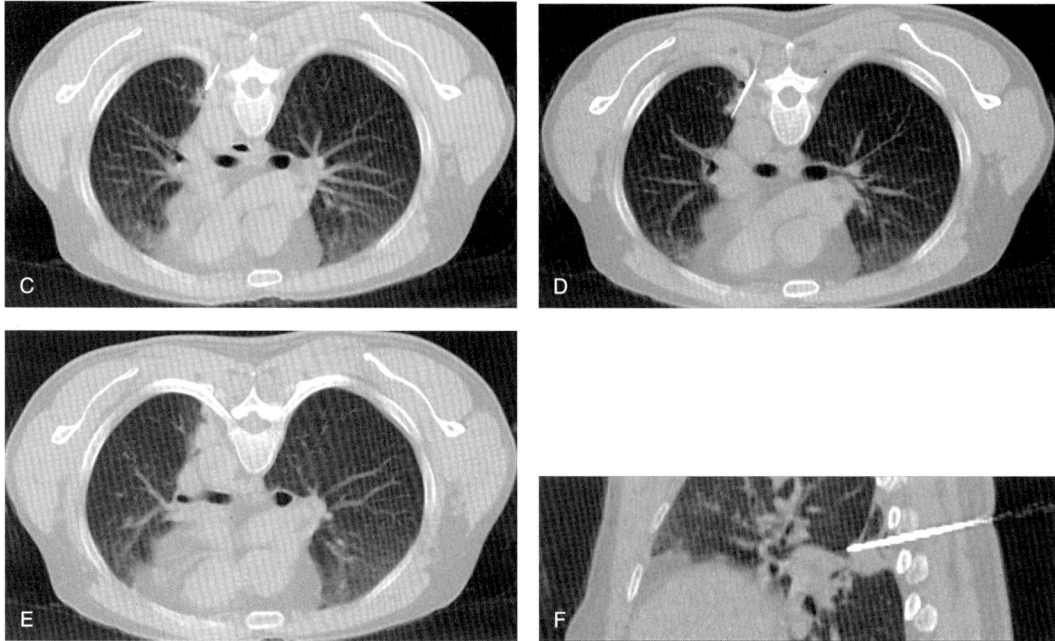

图2-2-9　左肺下叶胸主动脉旁结节穿刺活检
A~B. 术前CT；C~F. 穿刺活检过程及三维重建

> **病理结果：左下肺穿刺组织示浸润性肺腺癌。**

【点评】

1. 病灶的特殊性　老年男性，左肺下叶背段结节灶，紧贴胸主动脉后壁，穿刺活检存在大动脉损伤致大出血等风险。

2. 应对策略及穿刺技巧　本病例选择胸椎左侧横突与肋骨间隙、与胸主动脉切线位进针，该间隙较窄，需行薄层CT扫描更好显示针道，同时该针道为邻近骨骼所限制，较难以调整针道，非常规入路使用。但该病灶位置特殊，除此针道无合适胸主动脉切线位进针路径，同时采用步进式进针策略，到位后将切割槽朝外背离主动脉方向推出1.5cm，再次复扫CT观察切割槽与结节及主动脉关系，以避免主动脉的损伤。当然，此高危位置病灶的穿刺活检亦可考虑采用人工气胸或人工胸水辅助技术，将病灶推移至相对安全位置后再行活检。

病例10　女性，56岁，右肺上叶胸主动脉旁结节穿刺活检

【术前计划】活检前胸部CT：右肺上叶后段胸膜下一结节灶，界清，大小约1.3cm×1.2cm，病灶紧邻胸主动脉、气管分叉及食管。既往有宫颈癌术后病史。穿刺计划：人工气胸辅助下右肺上叶病灶穿刺活检。拟使用同轴半自动活检装置（图2-2-10A）。

【操作过程】先行人工气胸。患者选仰卧位，选择右膈顶水平胸膜腔最高点为穿刺点，以细针逐步穿刺入胸膜腔，轻推注射器感知胸膜腔负压，先注入少量过滤空气（20ml），复扫CT确认局部少量人工气胸形成后再经细针注入500ml左右过滤空气完成人工气胸制作（图2-2-10B~D）。人工气胸完成后，患者体位改右侧卧位，CT扫描示人工气胸后，右肺上叶后段结节与纵隔大血管及气管分离，确定后胸壁皮肤穿刺点，常规消毒、铺巾，1%利多卡因局部麻醉，以17G同轴套管针逐步进针穿刺入肺内，人工气胸后肺组织活动度增大，调整同轴针穿刺针道后达病灶后缘，拔出针芯，插入18G半自动活检枪，推出切割槽不击发，复扫CT观察切割槽与结节的关系，位置满意后击发活检取材。活检

取材满意后拔出活检针,经同轴套管针抽气,复扫CT示针道见斑片状出血,右侧胸腔残留少量气体(图2-2-10E~I)。

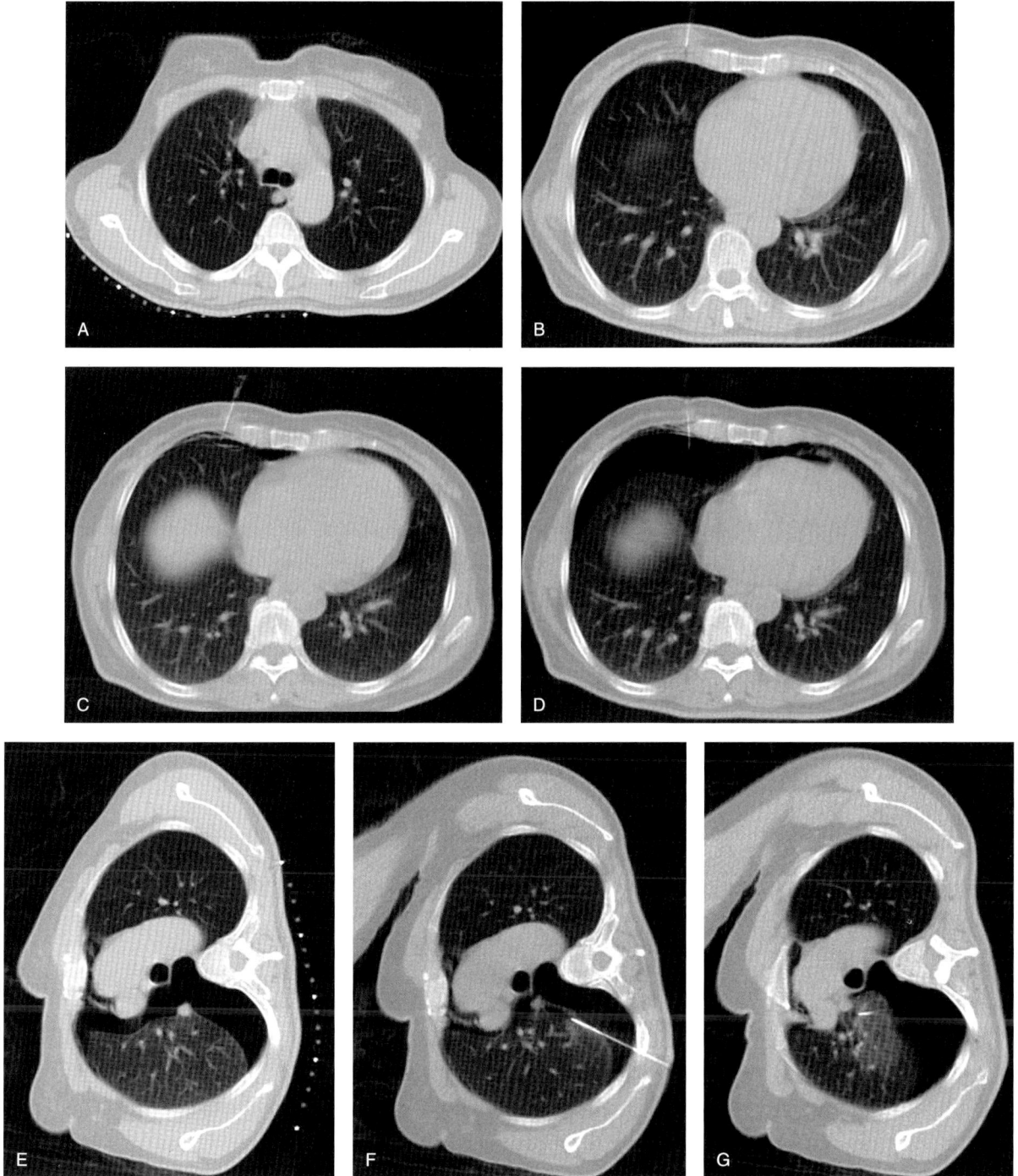

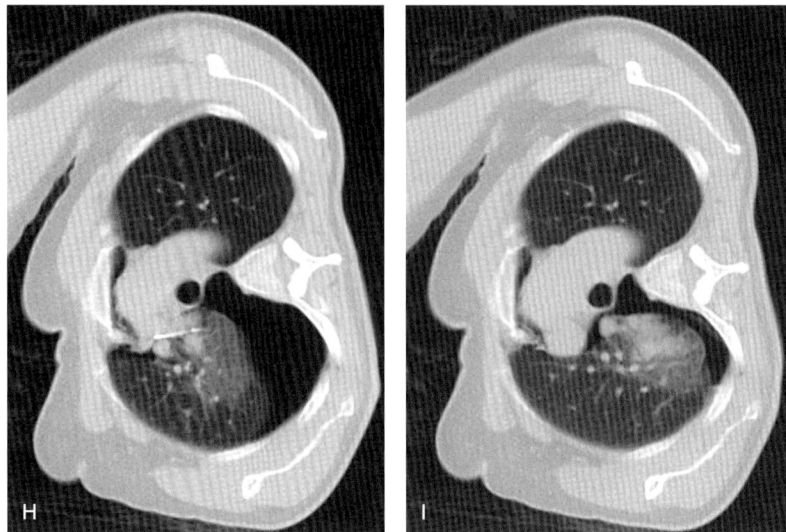

图 2-2-10   右肺上叶胸主动脉旁结节穿刺活检
A. 术前CT；B~D. 制造人工气胸；E~I. 穿刺活检过程

> **病理结果：** 右肺上叶穿刺活检组织内见上皮细胞巢，呈实性排列伴有异型，考虑宫颈癌肺转移。

【点评】

1. 病灶的特殊性   中年女性，宫颈癌术后病史，右肺上叶后段一结节灶，病灶相对小，紧邻胸主动脉、气管分叉及食管。穿刺活检存在气管、食管及大动脉损伤等风险。

2. 应对策略及穿刺技巧   本病例采用人工气胸辅助下肺穿刺活检。先于仰卧位右膈顶胸膜腔最高点处制造人工气胸，完成后再行体位调整为患侧卧位，选择性压缩右肺纵隔侧肺组织，将右上肺结节推移至相对安全区域后再行穿刺活检，完成活检后通过同轴套管针抽出气体，复张压缩的肺组织。当然，人工气胸后肺组织及病灶的活动度增加，一定程度上增加了穿刺的技术难度，活检时需注意病灶的移位情况。

三、肺底病变穿刺活检

（一）概述

肺底部病变位于肺内膈肌上方，呼吸活动度大，尤其是位于肋膈角区病变的肺小结节病变，穿刺活检难度大，阳性率相对低，同时穿刺活检存在气胸、咯血、血胸、膈肌出血及肝脾损伤等风险，严重者可导致大咯血、失血性休克，甚至窒息、死亡等并发症。

（二）穿刺要点

1. 肺底部病灶穿刺活检   穿刺体位根据病灶的位置多数采用俯卧或侧卧位，穿刺前严格训练患者的呼吸，嘱平静呼吸后屏气，尽量屏气时处于同一呼吸时相，也可采用呼吸门控装置监控呼吸时相，推荐平静呼吸下呼气末屏气。患者呼吸配合与否是穿刺成败的关键。

2. 穿刺器械   推荐使用同轴半自动活检装置，穿刺入路尽可能平行膈肌及血管进针，穿刺方法采用步进式进针，同轴套管针胸壁外定准角度后、多次呼吸训练配合后进针，同轴套管针穿刺到位后，插入活检枪活检时可根据病灶大小及活检风险选择直接击发活检或推开切割槽后再次扫描，必要时可行薄层扫描或三维重建以更好地观察活检枪切割槽与病灶、膈肌、周边血管及气管的空间关系后再击发活检取材。

3. 呼吸配合不佳或无法配合的患者   可考虑观察患者呼吸运动，在平静呼气末时进针，进针要果断，避免穿刺胸膜时犹豫不决刮伤胸膜导致气胸。如同轴套管针位置偏差较多，针道肺内调整困难，建议将该同轴套管针作为肺部固定针（不撤针），重新定位皮肤穿刺点后再置入第二根同轴套管针进行穿刺，可大大提高肺底病灶穿刺活检的成功率。

（三）典型病例

病例11 女性,50岁,左肺下叶膈上胸膜下结节穿刺活检

【术前计划】活检前胸部CT平扫示左肺下叶膈上胸膜下空洞性结节,直径约1.4cm（图2-2-11A）。拟穿刺路径选择沿病灶长轴及平行血管走行,活检内侧空洞壁乏血管区。患者取俯卧位,训练患者平静呼气后屏气,穿刺点定位于左侧后胸壁,穿刺路径选择沿病灶长轴,靶皮距约3.0cm,拟使用同轴半自动活检装置。

【操作过程】患者取俯卧位,穿刺点选择左侧后胸壁,常规消毒、铺巾,1%利多卡因局部麻醉,嘱患者平静呼吸后呼气末屏气,将17G同轴套管针逐步进针穿刺入肺内,同轴套管针到位后,拔出针芯,插入18G半自动活检枪击发活检取材。活检取材满意后拔出穿刺针,复扫CT示针道见少量出血,未见明显气胸、咯血等并发症（图2-2-11B~D）。

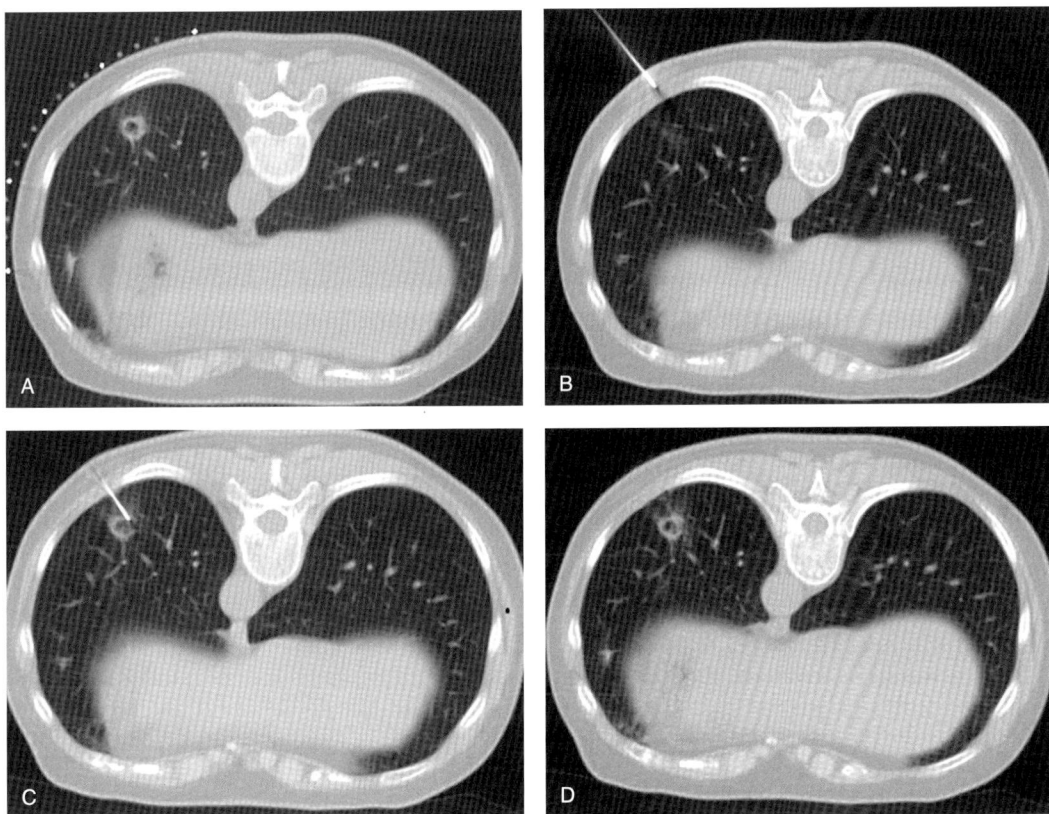

图2-2-11 左肺下叶膈上胸膜下结节穿刺活检
A. 术前定位；B~D. 穿刺活检过程

> **病理结果:左肺下叶穿刺活检组织示慢性肉芽肿性病变,组织细胞胞浆内查见真菌孢子,符合真菌感染,考虑隐球菌可能性大。**

【点评】

1. 病灶的特殊性 中老年女性,左肺下叶膈上胸膜下空洞性结节灶,存在呼吸活动度大影响穿刺,空洞活检易出血等风险。

2. 应对策略及穿刺技巧 膈上病灶术前需严格训练患者呼吸,嘱平静呼气末屏气或采用呼吸门控装置,穿刺路径选择沿病灶长轴及平行血管方向,活检空洞壁,减少出血的风险。

病例12 女性,49岁,左肺下叶后膈角区小结节穿刺活检

【术前计划】活检前胸部CT扫描示左肺下叶胸膜下单发小结节灶,直径约0.4cm,界清(图2-2-12A)。患者取俯卧位,训练患者平静呼气末屏气,穿刺点定位于左后下侧胸壁,穿刺路径选择平行胸膜进针,靶皮距约6.0cm,拟使用同轴半自动活检装置。

【操作过程】患者取俯卧位,常规消毒、铺巾,1%利多卡因局部麻醉,先以17G同轴套管针固定于胸膜外定位,复扫CT时嘱患者平静呼气末屏气,以保持呼吸时相一致。胸膜外定好角度后,再次嘱患者平静呼气末屏气,将同轴套管针逐步进针穿刺入肺内,穿刺到位后,拔出针芯,插入18G半自动活检枪,推出切割槽后复扫CT观察切割槽位于小结节后缘,将切割槽方向转向腹侧,击发活检取材,取材满意后拔出穿刺针,复扫CT示未见明显气胸,针道周围可见少许出血(图2-2-12B~D)。

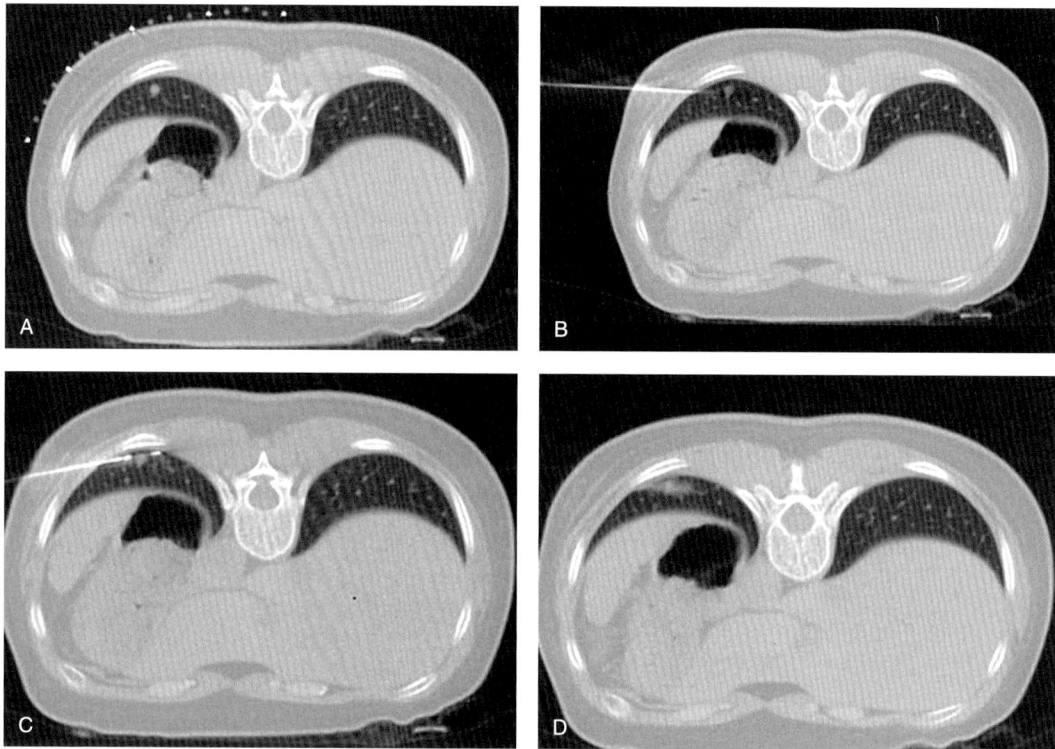

图2-2-12 左肺下叶后膈角区小结节穿刺活检
A.术前定位CT; B~D.穿刺活检过程

> **病理结果:** 左肺穿刺活检组织镜下灶区见甲状腺滤泡样结构,细胞轻-中度异型,结合病史,符合甲状腺癌转移。

【点评】

1. 病灶的特殊性 中老年女性,左肺下叶后膈角区单发小结节,直径约0.4cm,病灶小且近膈顶,穿刺难度大,活检病理阳性率低。

2. 应对策略及穿刺技巧 肺底部尤其是肋膈角区病灶术前需严格训练患者呼吸,嘱平静呼气末屏气或采用呼吸门控装置,穿刺路径选择沿病灶长轴及平行胸膜方向,可适当选择经过部分正常肺组织(>2cm)穿刺,以更好地在肺内微调针道。小病灶取材难度大,活检针较难穿入病灶中央,需要采用同轴半自动活检装置,依靠半自动活检针推针手感及切割槽方向的调整,可一定程度上增加小结节活检阳性率。

病例 13　男性,43 岁,右肺下叶肋膈角区结节穿刺活检

【术前计划】活检前胸部 CT 扫描示右肺下叶肋膈角区单发结节,大小约 1.2cm×1.0cm,边缘毛糙,可见胸膜牵拉征,病灶邻近膈肌(图 2-2-13A~B)。拟后入路沿病灶长轴方向进针。患者取俯卧位,训练患者平静呼气后屏气,穿刺点定位于后下胸壁,靶皮距 8.0cm,拟使用同轴半自动活检装置。

【操作过程】患者取俯卧位,常规消毒、铺巾,1% 利多卡因局部麻醉,先以 17G 同轴套管针固定于胸膜外定位,复扫 CT 时嘱患者平静呼气后屏气,以保持呼吸时相一致。胸膜外定好角度后,嘱患者平静呼气后屏气,将同轴套管针逐步进针穿刺入肺内,穿刺到位后,拔出针芯,插入 18G 半自动活检枪,推出切割槽后复扫 CT 观察切割槽与病灶的关系,位置满意后击发活检取材。取材满意后拔出穿刺针,复扫 CT 示未见明显气胸,针道周围可见少许出血(图 2-2-13C~F)。

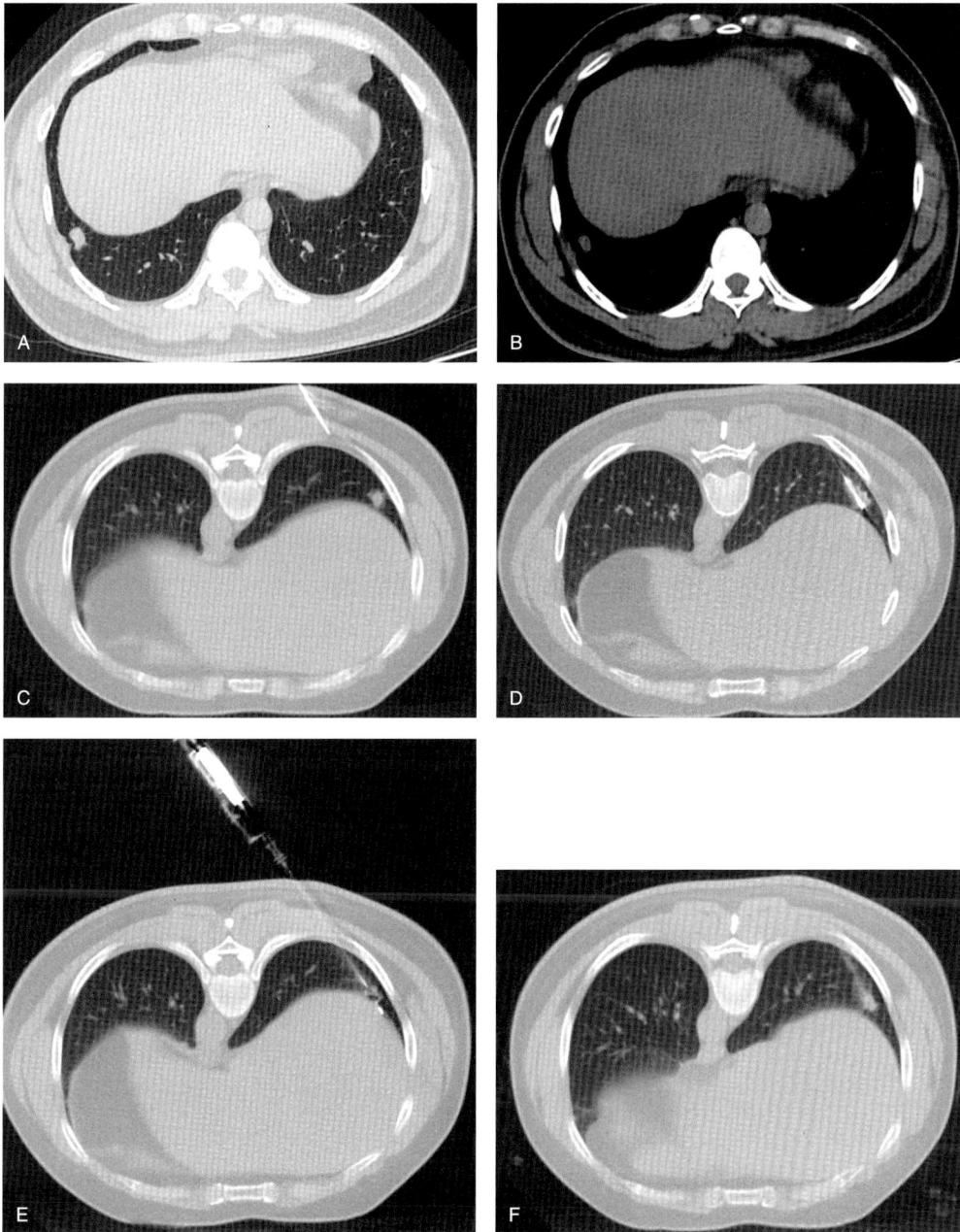

图 2-2-13　右肺下叶肋膈角区结节穿刺活检
A~B. 术前肺部 CT;C~F. 穿刺活检过程

> ⫸   **病理结果**：右肺下叶穿刺活检组织示浸润性肺腺癌（腺泡型）。

【点评】

1. 病灶的特殊性   中年男性，右肺下叶肋膈角区单发结节，大小约1.2cm×1.0cm，病灶邻近膈肌，穿刺活检过程受患者呼吸动度影响较大，存在活检取材少甚至失败，气胸、膈肌、肝脏损伤出血等风险，穿刺难度较大。

2. 应对策略及穿刺技巧   肺底部尤其是肋膈角区病灶术前需严格训练患者呼吸，嘱平静呼气末屏气或采用呼吸门控装置，本病例穿刺路径选择后入路沿病灶长轴及平行膈肌方向进针活检，同时选择经过相对长肺组织穿刺，以更好地肺内调整针道，避免反复进出胸膜调针，提高穿刺成功率，减少并发症。

第三节   CT引导特殊类型肺病变穿刺活检术

一、肺实性小结节穿刺活检

（一）概述

肺实性小结节指的是肺内直径≤1cm的实性结节状病灶，可单发或多发，边界清楚。因其病灶小，活检获取的有效组织少，取得阳性病理结果难度相对大。而且，若肺小结节邻近血管或支气管，往往只有一次活检的机会，活检后出血可能掩盖病灶或导致咯血，常无法再次有效活检。穿刺活检存在气胸、咯血、血胸等风险，严重者可导致大咯血、空气栓塞，甚至窒息、瘫痪、死亡等并发症。

（二）穿刺要点

1. 邻近血管旁实性结节   术前常规行胸部CT平扫＋增强扫描更好地分辨血管、病灶血供及是否存在坏死，初步制订穿刺活检计划及可能出现并发症的应急预案。

2. 穿刺器械   推荐使用同轴半自动活检装置，根据病灶位置及术前制订的穿刺路径，选择合适的体位，可采用仰卧、俯卧或侧卧。穿刺方法采用步进式进针，同轴套管针穿刺到位后，插入活检枪活检时可根据病灶大小及活检风险选择直接击发活检或推开切割槽后再次扫描，可行薄层扫描或三维重建以更好地观察活检枪切割槽与病灶及周边血管及气管的空间关系后再击发活检取材。

（三）典型病例

　病例14　女性，60岁，乳腺癌，左肺上叶小结节穿刺活检

【术前计划】活检前肺部CT平扫：双肺多发小结节，大者位于左肺上叶胸膜下，呈实性，大小约为0.9cm×0.8cm，境界清楚。拟行CT引导下左肺上叶胸膜下小结节穿刺活检术。穿刺体位取仰卧位，采用同轴半自动活检器械，穿刺路径选择经前胸壁沿病灶长轴步进式进针，靶皮距约6.9cm（图2-3-1A）。

【操作过程】患者取仰卧位，穿刺点选择左前胸壁，常规消毒、铺巾、1%利多卡因局部麻醉，将17G同轴套管针先行胸膜外定位，穿刺角度定位准确后进针穿刺入肺内，同轴套管针到位达小结节前缘，拔出针芯，再插入18G半自动活检枪，推出切割槽后不击发，复扫CT，位置满意后击发活检取材。活检取材满意后拔出穿刺针，复扫CT示针道见少量出血，未见明显气胸、咯血等并发症（图2-3-1B~E）。

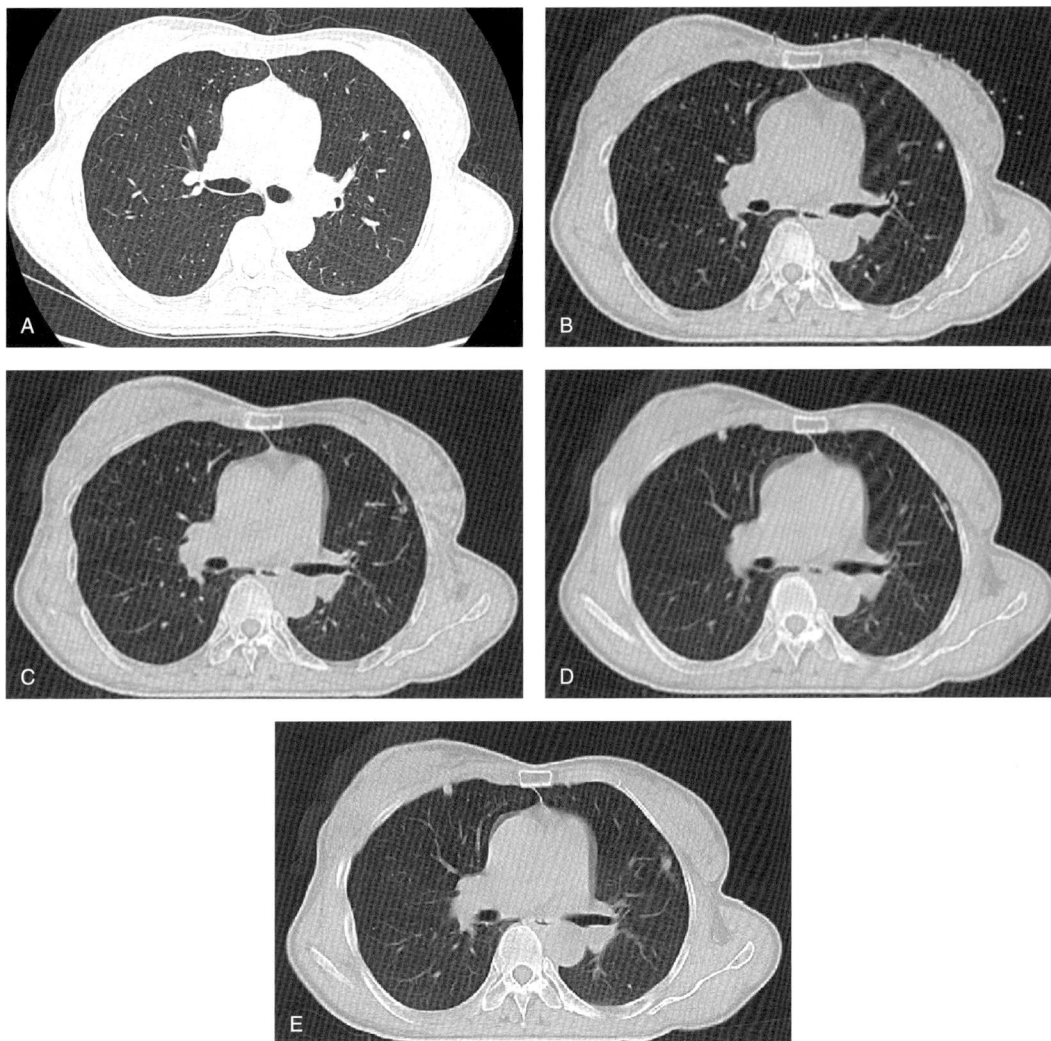

图 2-3-1　左肺上叶小结节穿刺活检
A. 术前胸部 CT；B~E. 穿刺活检过程

> **病理结果：左肺上叶肿物穿刺活检组织符合转移癌，乳腺来源可能。**

【点评】

1. 病灶的特殊性　左上肺胸膜下实性小结节灶，大小约为 0.9cm×0.8cm，边缘光整，病灶紧邻胸膜，穿刺活检存在气胸、咯血及取材组织量少、无法满足病理诊断等风险。

2. 应对策略及穿刺技巧　本病例采用同轴半自动活检器械，该小结节紧邻胸膜下，穿刺路径选择经左前胸壁平行胸膜、经肺长入路逐步进针，提高针道在肺实质的可调性，避免穿刺误差导致需反复进出胸膜调针，减少术中气胸的风险。穿刺到位后，推出半自动活检针切割槽后复扫 CT 观察切割槽与病灶及血管的空间关系，因病灶小，2cm 的活检切割槽外露过长，为减少远端正常结构的损伤，击发活检时可酌情将活检针略回撤至同轴套管针内，减少切割槽在肺内的长度，同时将切割槽朝向结节侧后再行击发活检，可有效提高活检取材的成功率，减少气胸、出血的并发症。

病例 15　男性，37 岁，鼻咽癌放疗后，左肺上叶小结节穿刺活检

【术前计划】活检前肺部 CT 平扫：左肺上叶尖段实性小结节，境界清楚，大小约 0.8cm×0.7cm。患者体位取俯卧位，穿刺路径选择经左后胸壁沿病灶长轴步进式进针，靶皮距约 8.0cm，采用同轴半自动

活检器械(图 2-3-2A)。

【操作过程】患者取俯卧位,定位标记左后胸壁穿刺点。常规消毒、铺巾,1% 利多卡因局部麻醉,将17G 同轴套管针定位于胸膜外肌肉内,穿刺角度定位准确后进针穿刺入肺内,重复 CT 扫描,同轴套管针到位达小结节后缘,拔出针芯,再插入 18G 半自动活检枪,推出切割槽后不击发,复扫 CT,位置满意后击发活检取材。活检取材满意后拔出穿刺针,复扫 CT 示针道见少量出血,未见明显气胸、咯血等并发症(图 2-3-2B~E)。

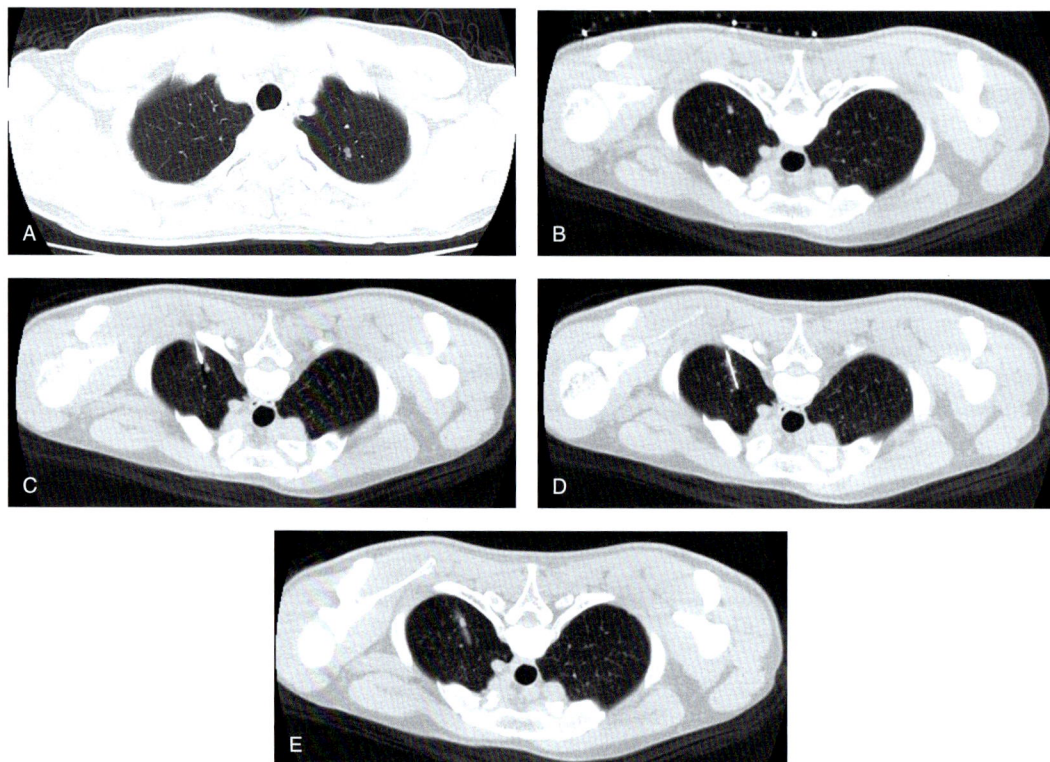

图 2-3-2　左肺上叶小结节穿刺活检
A. 术前胸部 CT；B~E. 穿刺活检过程

> **病理结果:** 左肺上叶穿刺活检组织示慢性肉芽肿性炎症,结合免疫组织化学及特殊染色结果,考虑真菌感染,倾向新型隐球菌。

【点评】

1. 病灶的特殊性　鼻咽癌病史,左肺尖新发实性小结节灶,大小约 0.8cm×0.7cm,后入路穿刺路径上胸壁较厚,存在进肺后针道偏移肺内调针困难,穿刺活检存在取材少、无法明确诊断等风险。

2. 应对策略及穿刺技巧　本病例采用后入路进针沿肺纹理及病灶长轴平行进针,为避免因胸壁肌肉较厚导致进肺后针道偏移肺内调针困难,同轴套管针需在胸膜外定好进针角度,尽量减少针道的偏移。穿刺到位后,推出半自动活检针切割槽后复扫 CT 观察切割槽与病灶及血管的空间关系,因病灶小,2cm 的活检切割槽外露过长,击发活检时可酌情将切割槽略回撤至同轴套管针内,同时将切割槽朝向结节侧后再行击发活检,可有效提高活检取材的成功率。

病例 16　女性,37 岁,左肺下叶小结节穿刺活检

【术前计划】活检前肺部 CT 平扫示左肺下叶实性小结节,境界清楚,大小约为 0.9cm×0.8cm。穿刺体位取俯卧位,采用同轴半自动活检器械,穿刺路径选择经左后胸壁平行肺血管纹理穿刺,靶皮距约

5.0cm（图2-3-3A）。

【操作过程】患者取俯卧位，训练患者呼吸，嘱患者平静呼吸末屏气。定位标记左后胸壁穿刺点，常规消毒、铺巾、1%利多卡因局部麻醉，将17G同轴套管针定位于胸膜外肌肉内，穿刺角度定位准确后再嘱患者以相同的呼吸时相进针穿刺入肺内。同轴套管针到位后达病灶旁，拔出针芯，插入18G半自动活检枪活检。取材满意后拔出穿刺针，复扫CT示左肺内见片状出血，患者咳少量鲜血，未见明显气胸、血胸等并发症（图2-3-3B~E）。

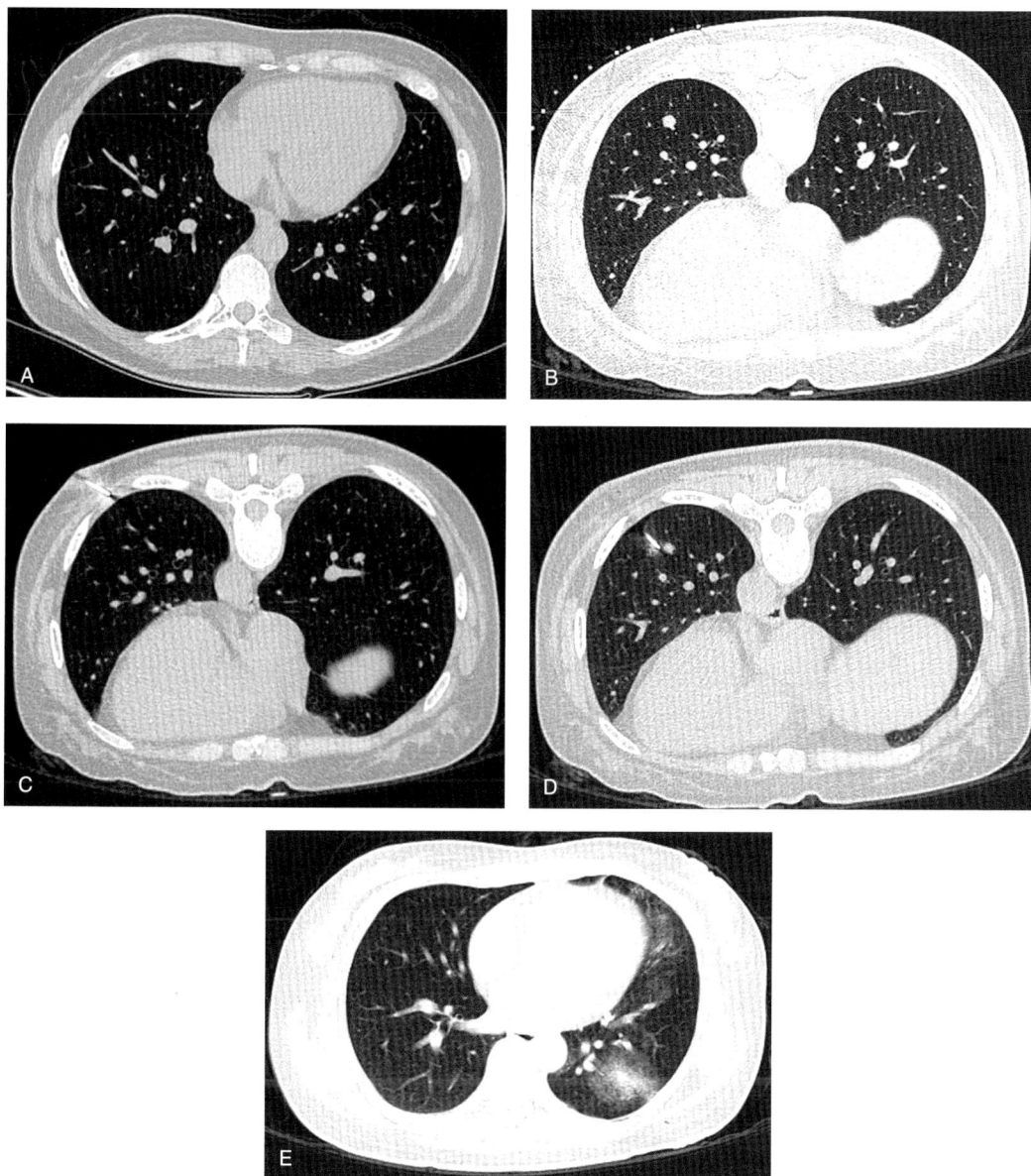

图2-3-3 左肺下叶小结节穿刺活检
A.术前胸部CT；B~E.穿刺活检过程

▷ **病理结果：左肺下叶穿刺活检组织倾向硬化性肺细胞瘤，请结合临床及影像学。**

【点评】

1.病灶的特殊性 左肺下叶膈上实性小结节灶，呼吸活动度大，周边紧贴肺小血管，穿刺存在气胸、咯血、活检取材不足等风险。

2. 应对策略及穿刺技巧　本例穿刺路径采用经左后胸壁平行肺纹理进针,训练患者平静呼气末屏气以保持一致的呼吸时相,减少呼吸运动导致针道的偏移。穿刺到位后可行薄层扫描进一步观察穿刺针与病灶及周边血管的空间关系,进一步提高穿刺取材的成功率。

二、肺磨玻璃结节穿刺活检

(一)概述

肺磨玻璃结节(ground glass nodule,GGN)指肺内圆形或类圆形的密度轻度增高的淡薄“云雾状”病变,不掩盖其内走行的血管和支气管影,类似于磨玻璃的影像。根据有无实性成分,肺磨玻璃结节分为纯磨玻璃结节(pure GGN,pGGN)和混杂磨玻璃结节(mix GGN,mGGN)。发现GGN后随访是必须采取的措施。40%~50%的GGN在随访3~4个月后吸收,这些吸收的GGN一般考虑是炎症为主。将随访3~4个月后消失的称为暂时性GGN,随访未消失的称为持续性GGN。持续性GGN有潜在恶性的可能。根据2021年版《热消融治疗肺部亚实性结节专家共识》中关于GGN经皮穿刺适应证:pGGN:①最大径<8mm不主张活检;②最大径8~14mm,在随访过程中增大或出现实性成分;③最大径≥15mm或在随访过程中增大或出现实性成分;mGGN:①最大径<8mm,实性部分<5mm或实性成分与肿瘤比率(consolidation tumor ratio,CTR)<25%不主张活检;②最大径8~10mm,实性部分<5mm或CTR<25%,在随访过程中增大或实性成分增多;③最大径>10mm(实性部分<5mm或CTR<25%),在随访过程中增大或实性成分增多;④最大径>10mm(实性部分≥5mm或CTR≥25%),在随访过程中增大或实性成分增多;⑤最大径>10mm(实性部分≥5mm或CTR≥25%),PET/CT检查高度怀疑恶性。

(二)穿刺要点

1. 对于GGN穿刺活检,穿刺路径尽可能选择与肺纹理平行,以减少出血的风险。穿刺器械推荐使用同轴半自动活检装置,穿刺方法采用步进式进针,同轴针穿刺到位后,插入活检枪活检时可根据病灶大小及活检风险选择直接击发活检或推开切割槽后再次扫描,常规推荐行CT薄层扫描或三维重建以更好地观察活检枪切割槽与病灶及支气管血管束的空间关系后再击发活检取材。

2. 消融后活检可作为GGN经皮穿刺活检辅助技术,GGN活检术中出现肺内出血是影响病理取材准确率的主要因素,微波或射频消融可以凝固肺内2mm左右的小血管,消融后再取活检能减少肺内出血及咯血,提高活检病理的阳性率。

(三)典型病例

病例17 女性,72岁,右肺上叶GGN微波消融序贯穿刺活检

【术前计划】活检前肺部CT平扫示右肺上叶后段胸膜下混合磨玻璃结节,大小约1.0cm×0.9cm,实性成分<5mm,经3个月复查病灶无明显变化,患者拒绝外科手术切除。拟行右肺上叶GGN微波消融后序贯穿刺活检。穿刺体位取俯卧位,使用15G微波消融天线,活检采用同轴半自动活检器械,穿刺路径选择后入路沿病灶长轴进针,靶皮距7.8cm(图2-3-4A)。

【操作过程】患者取俯卧位,标记右后胸壁穿刺点,常规消毒、铺巾,1%利多卡因局部麻醉,以15G微波天线于CT引导下逐步进针达右肺上叶GGN病灶,设定功率50W,有效消融时间约3.0min。消融后复扫CT提示病灶周边磨玻璃影完全覆盖原GGN,提示完全消融。撤出消融针,再以17G同轴套管针在CT引导下逐步进针约8.0cm达原GGN病灶边缘,插入半自动活检枪切割活检。取材满意后拔出穿刺针,复扫CT示针道见少量出血,未见明显气胸、咯血等并发症(图2-3-4B~D)。术后3天复查胸部CT提示术区消融灶呈片状密度增高影(图2-3-4E)。术后1个月、3个月后复查提示消融灶范围逐渐缩小、纤维化(图2-3-4F~G)。

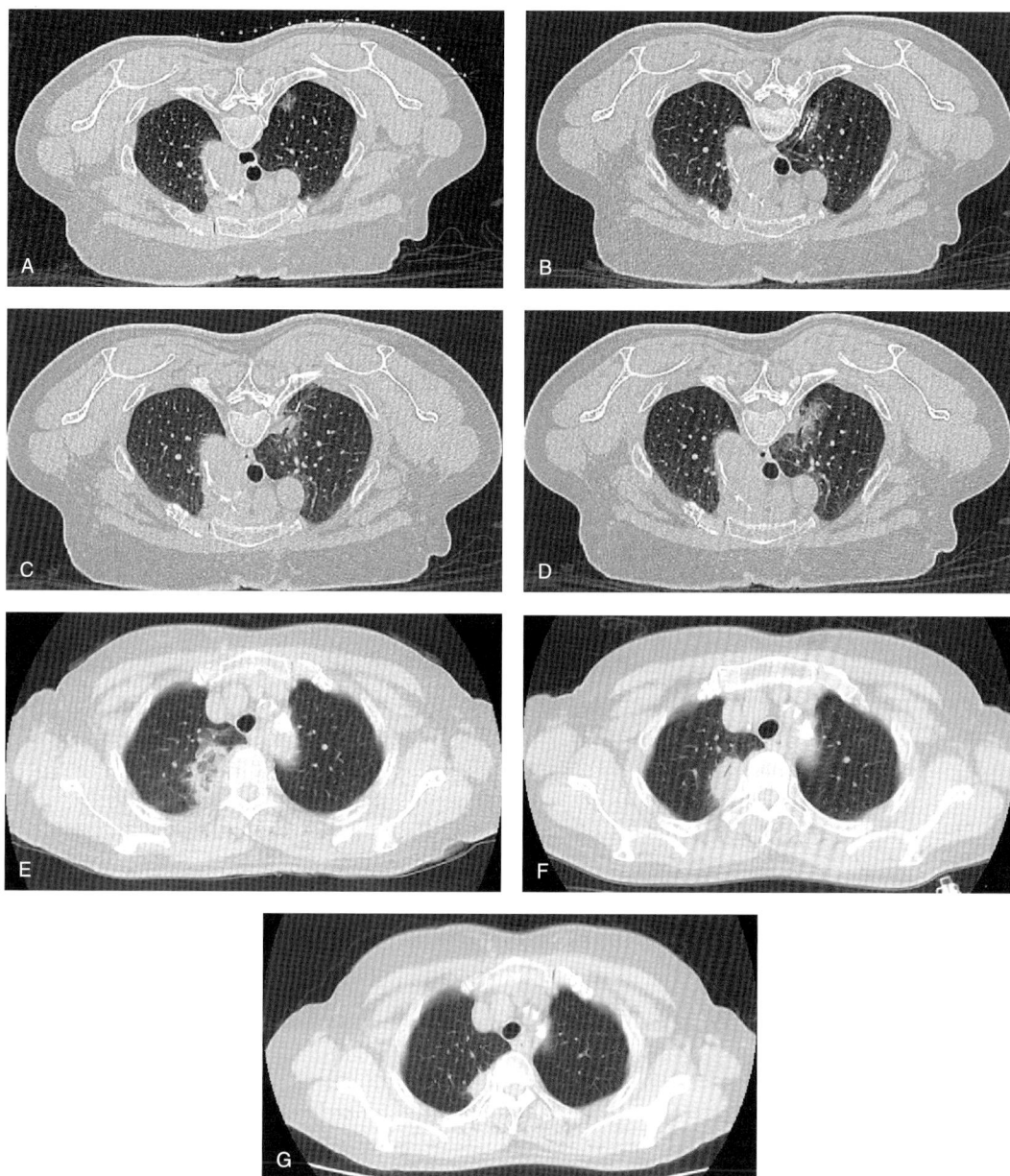

图 2-3-4 右肺上叶 GGN 微波消融序贯穿刺活检
A. 术前胸部 CT; B~G. 穿刺活检、消融过程及术后随访

> **病理结果:右肺上叶病变穿刺活检组织考虑微浸润性腺癌。**

【点评】

1. 病灶的特殊性 右肺上叶尖后段胸膜下 mGGN,经 3 个月随访复查无变化,考虑为持续性 GGN,早癌可能性大,CT 引导下穿刺活检存在易出血、气胸及取材不足的概率。

2. 应对策略及穿刺技巧 考虑单纯活检存在的不足之处,与患者家属共同决策后,本病例采用微波消融序贯穿刺活检,先行微波消融灭活该病灶并固定组织,后再行穿刺活检取得病理,兼顾病理取材及消融灭活肿瘤的有效性及安全性,取得满意的效果。

病例 18 女性,52 岁,乳腺癌术后,左肺下叶磨玻璃结节穿刺活检

【术前计划】活检前肺部 CT 平扫:左肺下叶多发磨玻璃结节,大者位于左肺下叶背段,大小约为

0.7cm×0.6cm。患者乳腺癌病史,要求行穿刺活检明确病理。拟行左肺下叶背段 GGN 穿刺活检。穿刺体位取俯卧位,采用同轴半自动活检器械,穿刺路径选择后入路平行胸主动脉进针,靶皮距 9.5cm(图 2-3-5A~B)。

【操作过程】患者取俯卧位,标记左后胸壁皮肤进针点,常规消毒、铺巾,1% 利多卡因局部麻醉,将 17G 同轴套管针定位于胸膜外肌肉内,穿刺角度定位准确后进针穿刺入肺内,重复 CT 扫描,在 CT 引导下逐步进针达左肺下叶背段 GGN 病灶旁,拔出针芯,插入 18G 半自动活检枪,推开活检切割槽,复扫 CT,切割槽位置满意后活检取材。术后扫描,针道见少量出血,未见明显气胸及咯血(图 2-3-5C~F)。

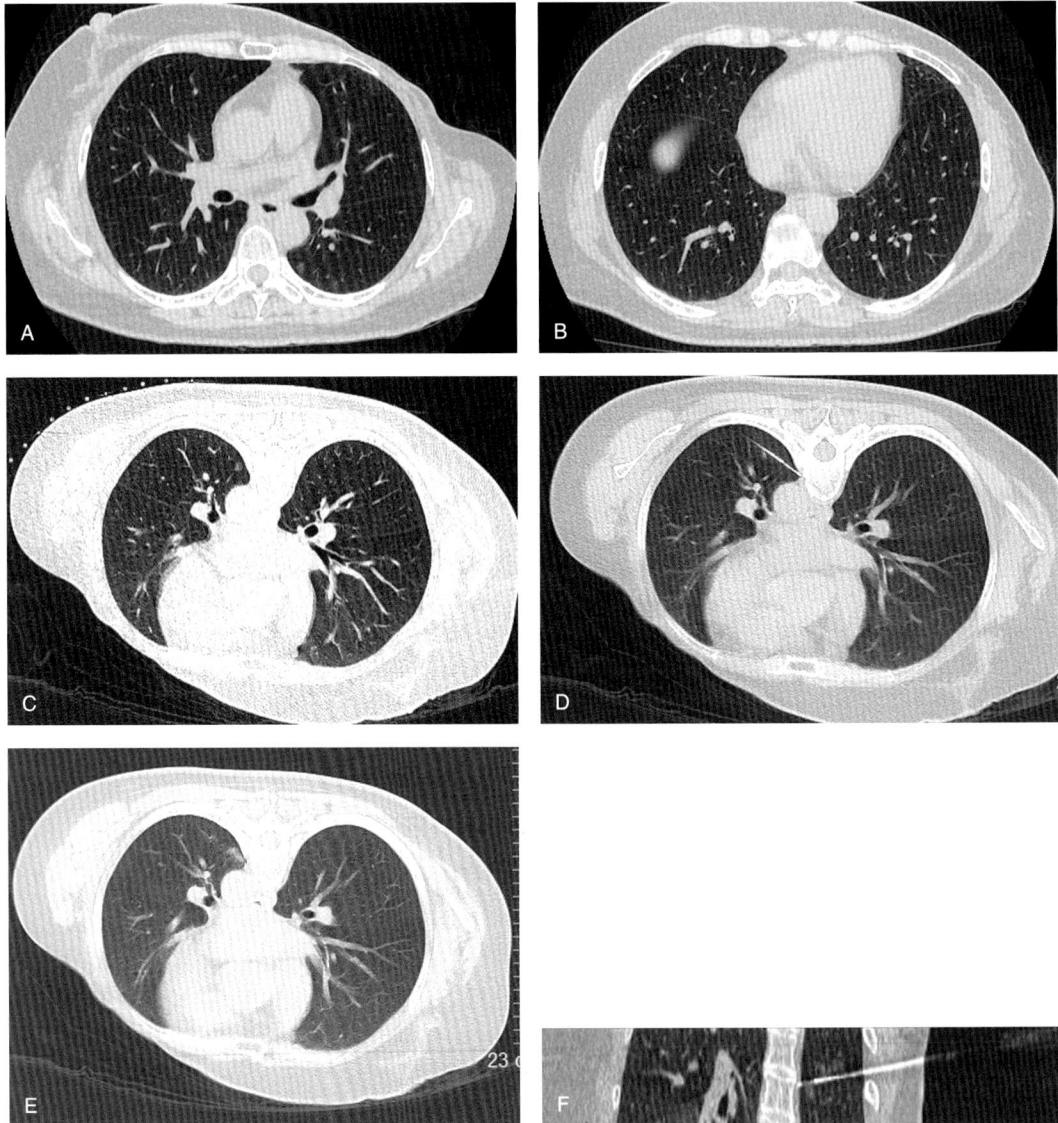

图 2-3-5　左肺下叶磨玻璃结节穿刺活检
A~B. 术前胸部 CT 平扫;C~F. 穿刺过程及三维重建

> **病理结果:** 左肺下叶病变穿刺活检组织示肺泡上皮异型增生,呈贴壁样生长,考虑至少为原位腺癌。

【点评】

1. 病灶的特殊性　中年女性,乳腺癌术后,左肺多发磨玻璃结节,病灶大者范围约 0.7cm×0.6cm,且位于胸主动脉后方胸膜下,病灶较小,存在活检阳性率低及损伤胸主动脉致大出血可能。

2. 应对策略及穿刺技巧　本病例穿刺选择经左后胸壁平行胸主动脉切线位路径、经肺长入路逐步进针,提高针道在肺实质的可调性,避免穿刺误差导致需反复进出胸膜调针,减少术中气胸的风险。同时避免针尖方向对准主动脉,穿刺到位后,推出半自动活检针切割槽约 1cm 后复扫 CT 观察切割槽与病灶及血管的空间关系,同时将切割槽朝向结节侧后再行击发活检,可有效提高活检取材的成功率,减少出血的并发症。

> **病例 19** 女性,54 岁,右肺尖磨玻璃结节同轴穿刺活检 + 微波消融

【术前计划】活检前肺部 CT 平扫:右肺尖纯磨玻璃结节,大小约 0.8cm×0.6cm,经多次随访病灶无明显变化,患者拒绝外科手术切除,强烈要求行活检联合消融治疗。拟采用同轴活检序贯微波消融治疗。穿刺路径采用后入路平行肺纹理进针,靶皮距 10.2cm(图 2-3-6A)。

【操作过程】患者取俯卧位,标记右后胸壁皮肤进针点,常规消毒、铺巾,1% 利多卡因局部麻醉,先以 16G 同轴套管针在 CT 引导下逐步进针到右肺尖 GGN 病灶旁,拔出针芯,插入 18G 半自动活检针,推开活检切割槽,复扫 CT,位置满意后切割取材。取材满意后拔出活检针,再经同轴套管针通道插入 17G 微波天线穿透该病灶,设定功率 50W,有效消融时间约 3.0min。消融后扫描,可见磨玻璃影消融区域覆盖原病灶,评价完全消融,予拔出同轴套管及微波天线。再次复扫 CT 示右侧胸腔未见明显气胸征及出血(图 2-3-6B~F)。

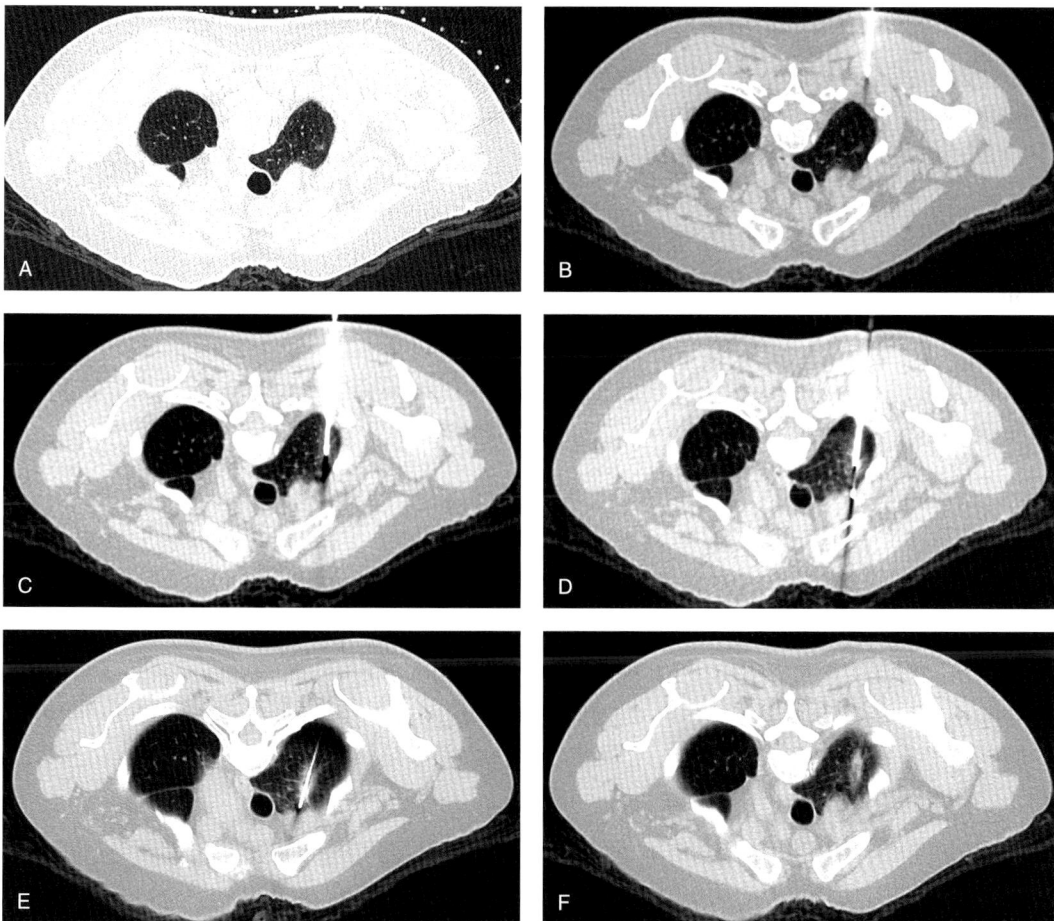

图 2-3-6　右肺尖磨玻璃结节同轴穿刺活检 + 微波消融
A. 术前胸部 CT;B~F. 手术过程

> ≫ **病理结果**：肺穿刺活检组织示腺癌，贴壁样生长，考虑原位腺癌，请结合临床及影像学。

【点评】

1. 病灶的特殊性 该病灶为纯磨玻璃结节，病灶较小，位于右肺尖，位置较高，前方为锁骨下大血管遮挡，后方进针则路径较长且病灶前方邻近大血管，活检取材存在出血、阳性率低等风险。

2. 应对策略及穿刺技巧 本例穿刺路径采用后入路平行肺纹理进针，同时采用同轴针技术，先行活检后序贯微波消融治疗。先采用较粗的同轴套管针穿刺到该病灶旁，通过建立的通道先行活检，取材满意后再插入微波天线行消融治疗。同轴技术优势在于一次穿刺到位可以同时行活检及消融，相对降低手术难度及风险。不足之处为该同轴套管针直径相对粗，增加肺及胸膜损伤，同时使用同轴技术时需提前匹配好同轴套管与活检针及消融针的长度问题。

三、肺空洞性及空腔样病变穿刺活检

（一）概述

肺空洞是指肺内病变组织发生坏死后经引流支气管排出并充入气体而形成。一般将洞壁厚度>3mm称为厚壁空洞，洞壁厚薄不均，边缘毛糙，可见壁结节，常见于恶性肿瘤，如肺鳞癌、转移癌等；洞壁厚度≤3mm为薄壁空洞，多数洞壁较光整、均匀，常见于良性病变，如结核、真菌感染等。

肺空腔样病变是指肺内正常生理腔隙的病理性扩大，部分囊腔壁厚薄不均匀，可见壁结节。形成原因多数与局部细小支气管管腔狭窄导致不完全阻塞，或局部支气管形成活瓣样改变，使气体进入局部空腔增多、排出减少，空腔内压力增高导致体积逐渐增大。

空洞或空腔性病变因其实性成分相对较少，穿刺活检难度增加，活检阳性率相对下降，同时空洞及空腔多数与局部细支气管相通，活检时出血常导致腔内出血，可引起患者咯血，甚至大咯血、窒息等。

（二）穿刺要点

肺空洞性及空腔样病变穿刺活检前需常规行CT增强扫描，明确空洞壁或空腔壁的血供情况及与周边血管的关系，指导活检病灶的靶点选择。穿刺路径要与空洞或空腔样病灶呈切线位进针，同时活检时尽量减少直接切割空洞内壁，减少空洞内出血的发生率。

（三）典型病例

病例20 男性，82岁，左肺上叶空洞性病变穿刺活检

【术前计划】活检前肺部CT增强扫描：左肺上叶尖段胸膜下见一类圆形肿块影，边缘毛糙，其内可见不规则厚壁空洞影，洞壁厚薄不均匀，内壁欠光整，大小约为3.7cm×3.6cm，增强扫描可见中等强化（图2-3-7A~C）。穿刺体位取俯卧位，采用同轴半自动活检器械，沿空洞内壁切线位穿刺活检，靶皮距约7.0cm。

【操作过程】患者取俯卧位，标记左后脊柱旁胸壁皮肤，常规消毒、铺巾，1%利多卡因局部麻醉，以17G同轴套管针在CT引导下逐步进针约7.2cm达左肺上叶空洞内壁旁，拔出针芯，插入18G半自动活检枪，推出切割槽后复扫CT，位置满意后击发活检取材。活检取材满意后拔出穿刺针，复扫CT示未见明显气胸、血胸、咯血等并发症（图2-3-7D~H）。

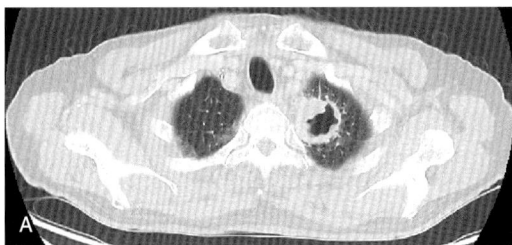

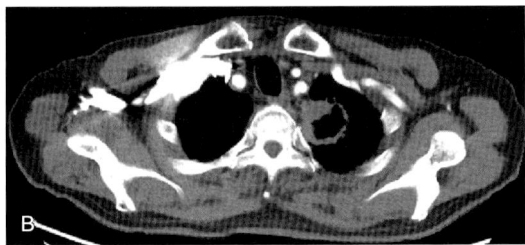

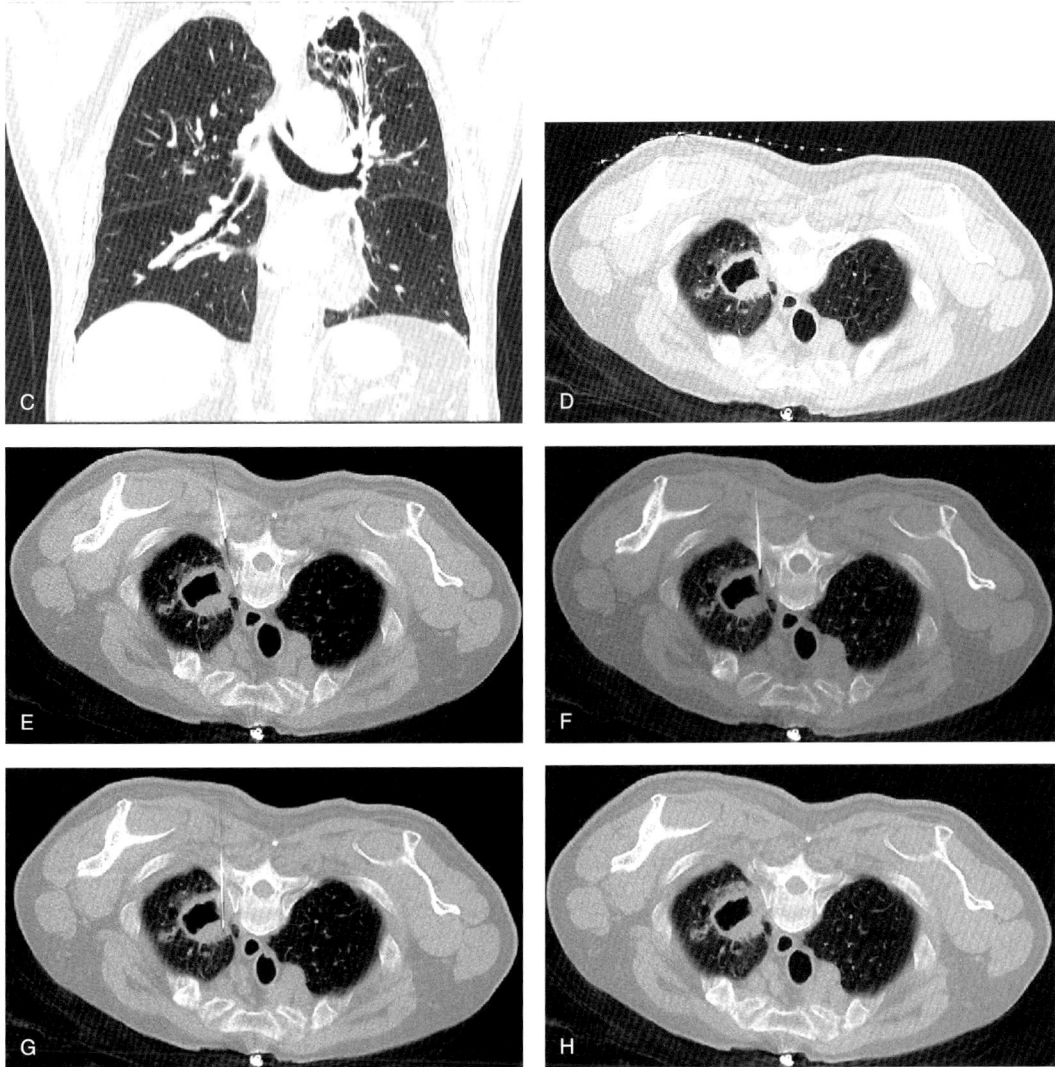

图2-3-7　左肺上叶空洞性病变穿刺活检
A~C.术前胸部CT增强；D~H.穿刺活检过程

> **病理结果：左肺上叶肿物穿刺活检组织符合鳞状细胞癌。**

【点评】

1. 病灶的特殊性　老年男性，左肺尖胸膜下空洞性病变，壁厚薄不均，内壁欠光整，穿刺过程存在空洞内出血致咯血、活检有效组织少等风险。

2. 应对策略及穿刺技巧　本例设计穿刺路径沿着较厚的内侧空洞壁呈切线位进针，同时穿刺针经病灶与胸膜粘连处进针避开含气肺组织，活检时推出切割槽复扫CT再次确认切割槽与空洞壁、空洞腔及周边血管关系，以减少空洞腔出血、咯血、气胸的风险。

病例21　男性，52岁，右肺下叶空腔样病变穿刺活检

【术前计划】活检前肺部CT平扫：右肺下叶后基底段见一类圆形空腔样病变，边缘稍毛糙，密度不均，空腔壁稍欠均匀，大小约为1.8cm×1.6cm（图2-3-8A）。穿刺体位取俯卧位，采用同轴半自动活检器械，顺肺纹理走行方向、沿空腔壁切线位进针行穿刺活检，靶皮距4.2cm。

【操作过程】患者取俯卧位，训练患者呼吸，嘱患者平静呼气末屏气。穿刺点选择右后胸壁，常规

消毒、铺巾,1%利多卡因局部麻醉,以17G同轴套管针在CT引导下逐步进针约4.3cm达右肺下叶空腔性病变内后缘,拔出针芯,及时封堵同轴套管针外口,推出切割槽后复扫CT,位置满意后击发活检取材。取材满意后拔出穿刺针,复扫CT示针道见少量出血,空腔内密度增高,未见气胸、咯血等并发症(图2-3-8B~E)。

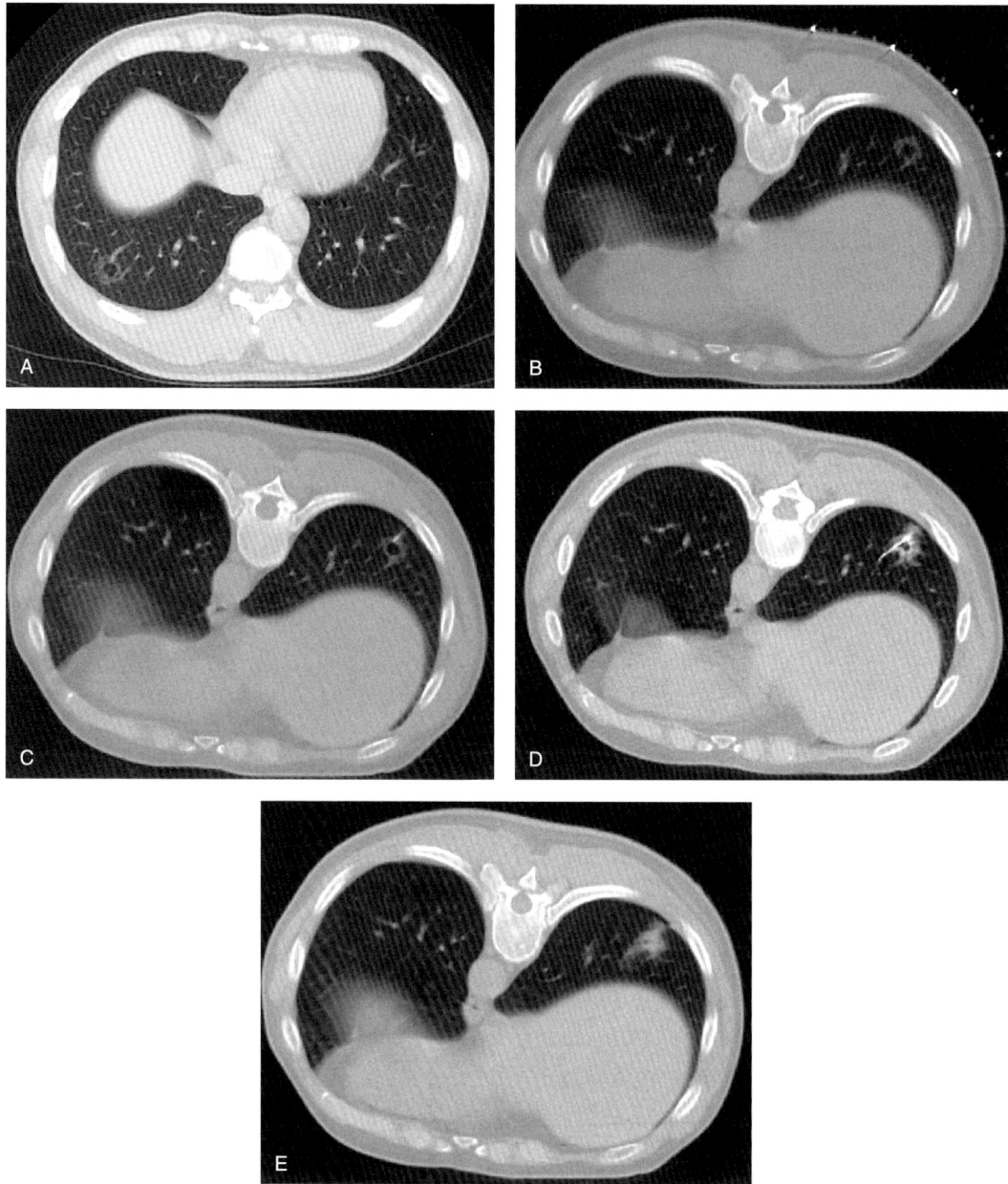

图2-3-8　右肺下叶空腔样病变穿刺活检
A.术前胸部CT;B~E.穿刺活检过程

病理结果:右肺下叶肿物穿刺活检组织符合浸润性腺癌,腺泡型。

【点评】

1. 病灶的特殊性　该病灶为右下肺膈上空腔样病变,壁较薄,邻近较多血管,呼吸活动度大,穿刺过程存在咯血、气胸等风险。

2. 应对策略及穿刺技巧　本例采用的穿刺路径沿着肺纹理走行及空腔壁呈切线位进针,活检时可推出切割槽复扫 CT 进一步确认切割槽与空腔壁及周边血管的关系,减少穿刺出血、咯血等并发症。同时该病灶位于膈上,需注意控制患者的呼吸状态对穿刺造成的影响。

四、重度肺气肿背景下肺穿刺活检

(一) 概述

肺气肿是指终末细支气管远端的气道弹性减退,过度膨胀、充气和肺容积增大或同时伴有气道壁破坏的病理状态。按其发病原因肺气肿有如下几种类型:老年性肺气肿、代偿性肺气肿、间质性肺气肿、间隔旁型肺气肿、阻塞性肺气肿等。重度肺气肿患者出现肺内病变需要穿刺活检明确病理,其主要难点在于这类患者普遍肺功能差,且常合并多发肺大疱,肺穿刺过程中易出现气胸,而且一旦出现气胸,患者多数气喘症状明显,可能无法继续完成穿刺过程,且气胸后多数需行胸腔置管引流术,胸膜破口恢复时间相对较长导致拔管时间延长。

(二) 穿刺要点

1. 肺穿刺术中选择合适的穿刺路径,尽量减少穿刺次数,病灶如果位于胸膜下,且与胸膜关系密切,穿刺路径不经过含气肺组织,可大大降低气胸的风险。如穿刺路径无法避开含气肺组织,需尽量避免穿刺过程中反复进出胸膜,同时需避开穿刺路径上的肺大疱。活检后拔针时可经同轴套管针注射自体凝血块、生理盐水、明胶海绵条等封堵穿刺针道,减少气胸的概率。

2. 术中要备好相应的抢救设备,包括胸腔闭式引流瓶、吸氧装置、心电监护等设备,术中或术后一旦出现气胸,患者无法耐受,需及时行胸腔置管引流等对症处理。

(三) 典型病例

病例 22　男性,62 岁,右肺上叶占位性病变穿刺活检(重度肺气肿伴多发肺大疱)

【术前计划】活检前肺部 CT 平扫 + 增强:右肺上叶占位性病变,大小约 1.8cm×1.5cm,边缘毛糙,病灶紧邻右侧胸膜,增强扫描呈不均匀强化;双肺气肿伴多发肺大疱。穿刺体位取仰卧位,采用同轴半自动活检器械,穿刺路径选择经右侧胸壁沿病灶胸膜粘连处进针,靶皮距约 4.5cm(图 2-3-9A~C)。

【操作过程】患者取仰卧位,标记右侧胸壁皮肤穿刺点,常规消毒、铺巾,1% 利多卡因局部麻醉,将 17G 同轴套管针先行胸膜外定位,穿刺角度定位准确后,嘱患者呼吸末屏气后经病灶与胸膜粘连处进针穿刺入病灶外缘,抽出针芯及时堵住同轴套管针外口,插入 18G 半自动活检枪活检取材。取材满意后拔出穿刺针,复扫 CT 示针道见少量出血,未见明显气胸、咯血等并发症(图 2-3-9D~F)。

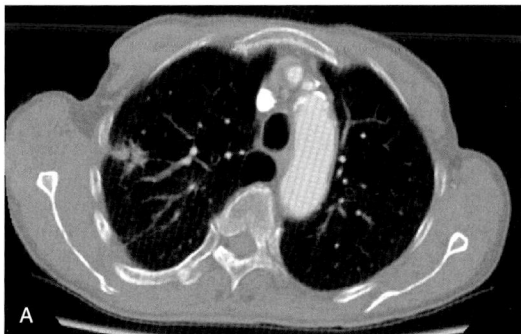

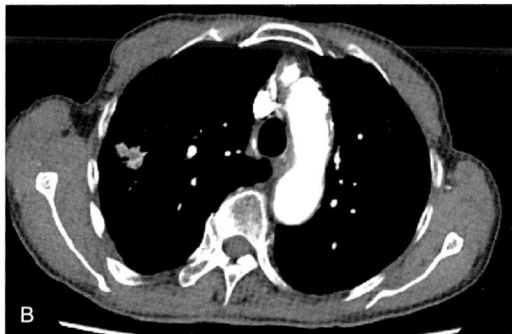

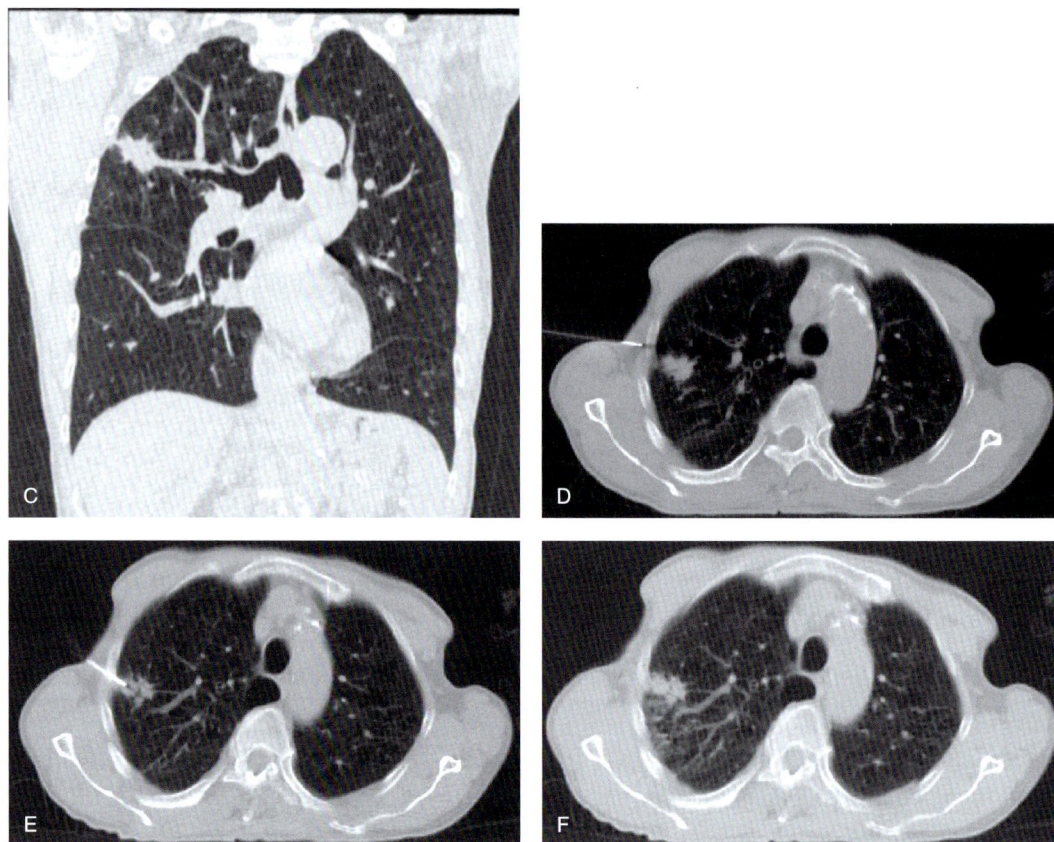

图 2-3-9   右肺上叶占位性病变穿刺活检
A~C. 术前胸部CT增强；D~F. 穿刺活检过程

>>> **病理结果：右肺上叶肿物穿刺活检组织符合浸润性腺癌，实体型。**

【点评】

1. 病灶的特殊性   患者为重度肺气肿、多发肺大疱患者，病灶位于右上肺胸膜下，部分与胸膜紧密相连，经肺穿刺活检存在较大气胸风险。

2. 应对策略及穿刺技巧   本例采用的穿刺路径是经右侧胸壁沿病灶与胸膜粘连处进针，避免穿刺针道通过正常含气肺组织，同轴针尖需适当穿刺入病灶内(5mm左右)，同时拔出同轴针芯需及时堵住同轴套管针外口，尽可能减少漏气致气胸、病灶移位等风险。

病例23   男性，66岁，右上肺门占位性病变穿刺活检

【术前计划】活检前肺部CT平扫＋增强：右上肺门占位性病变，边缘毛糙，大小约为5.2cm×4.8cm，增强扫描呈中等强化；双肺重度肺气肿，可见多发肺大疱形成(图2-3-10A~B)。穿刺体位取俯卧位，拟采用"盐水窗"辅助技术穿刺活检，采用同轴半自动活检器械，靶皮距约7.1cm。

【操作过程】患者取俯卧位，穿刺点选择右后背脊柱旁，标记定位体表穿刺点，常规消毒、铺巾、1%利多卡因局部麻醉，以17G同轴套管针在CT引导下经肋横突关节间隙逐步进针达病灶与胸膜粘连处胸膜外间隙，拔出针芯，回抽无回血，注入无菌生理盐水20ml，复扫CT示生理盐水拓宽了穿刺通道，将含气肺组织压迫向外推移，继续进针不通过含气肺组织达病灶内活检，活检取材满意后拔出穿刺针，复扫CT未见明显气胸、咯血等并发症(图2-3-10C~G)。

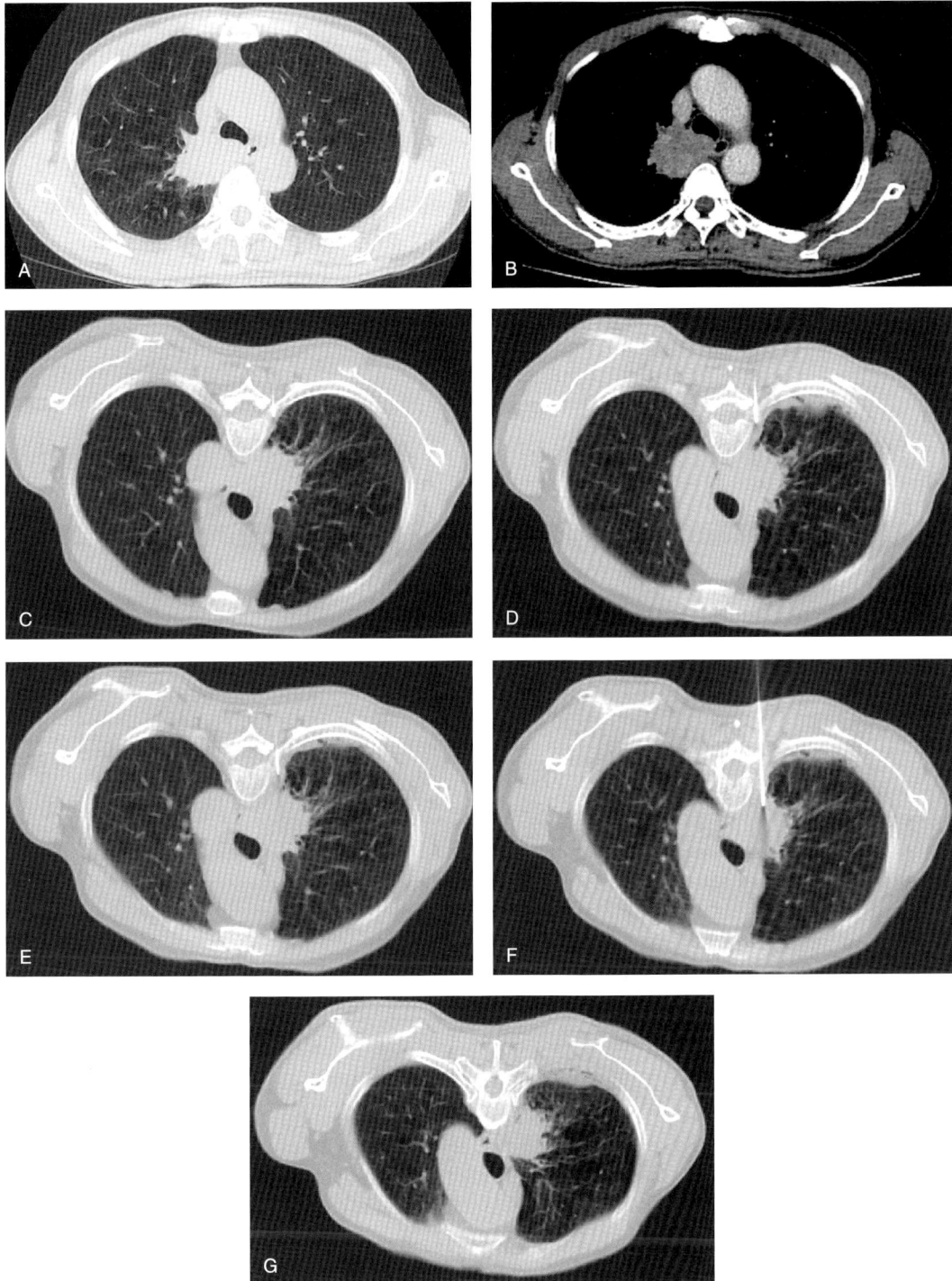

图 2-3-10　右上肺门占位性病变穿刺活检
A~B. 术前胸部 CT；C~G. 穿刺活检过程

病理结果：右肺门肿物穿刺活检组织符合浸润性癌，鳞状细胞癌。

【点评】

1. 病灶的特殊性　本病例为老年男性，右上肺门肿物并重度肺气肿、多发肺大疱，常规穿刺路径上见肺大疱阻挡，经肺穿刺致气胸风险极大，甚至穿刺术中气胸导致活检失败等并发症。

2. 应对策略及穿刺技巧　本病例穿刺路径选择与胸膜少量粘连的椎旁肋横突关节间隙进针，该间隙较窄,必要时可行薄层扫描以更好显示,同时穿刺过程需注意避开椎旁的神经根。进针到胸膜外间隙后,采用"盐水窗"技术,即通过推注无菌生理盐水拓宽胸膜外穿刺通道,将原先针道上含气肺组织外压,避免穿刺损伤含气的肺气肿组织,可最大限度减少气胸发生概率。

病例24 男性,58岁,左肺上叶占位性病变穿刺活检

【术前计划】活检前肺部CT平扫:双侧肺气肿,肺大疱,左肺上叶后段占位性病变,大小约2.5cm×2.2cm,边缘不规则,病灶紧贴左侧胸膜(图2-3-11A)。穿刺体位取俯卧位,拟采用经肩胛骨入路穿刺活检。采用骨穿刺针联合半自动活检器械,靶皮距约5.1cm。

【操作过程】患者取俯卧位,标记左后肩胛骨区皮肤穿刺点,常规消毒、铺巾,1%利多卡因局部麻醉,先以11G骨穿刺针在CT引导下逐步进针约3.0cm达肩胛骨外皮质,对准穿刺角度后逐步穿破肩胛骨内皮质,拔出骨穿刺针针芯,插入18G半自动活检针达左肺上叶胸膜下病灶内,推出切割槽后复扫CT观察切割槽与病灶的关系,位置满意后击发活检取材。活检取材满意后拔出穿刺针,复扫CT未见明显气胸、咯血等并发症(图2-3-11B~F)。

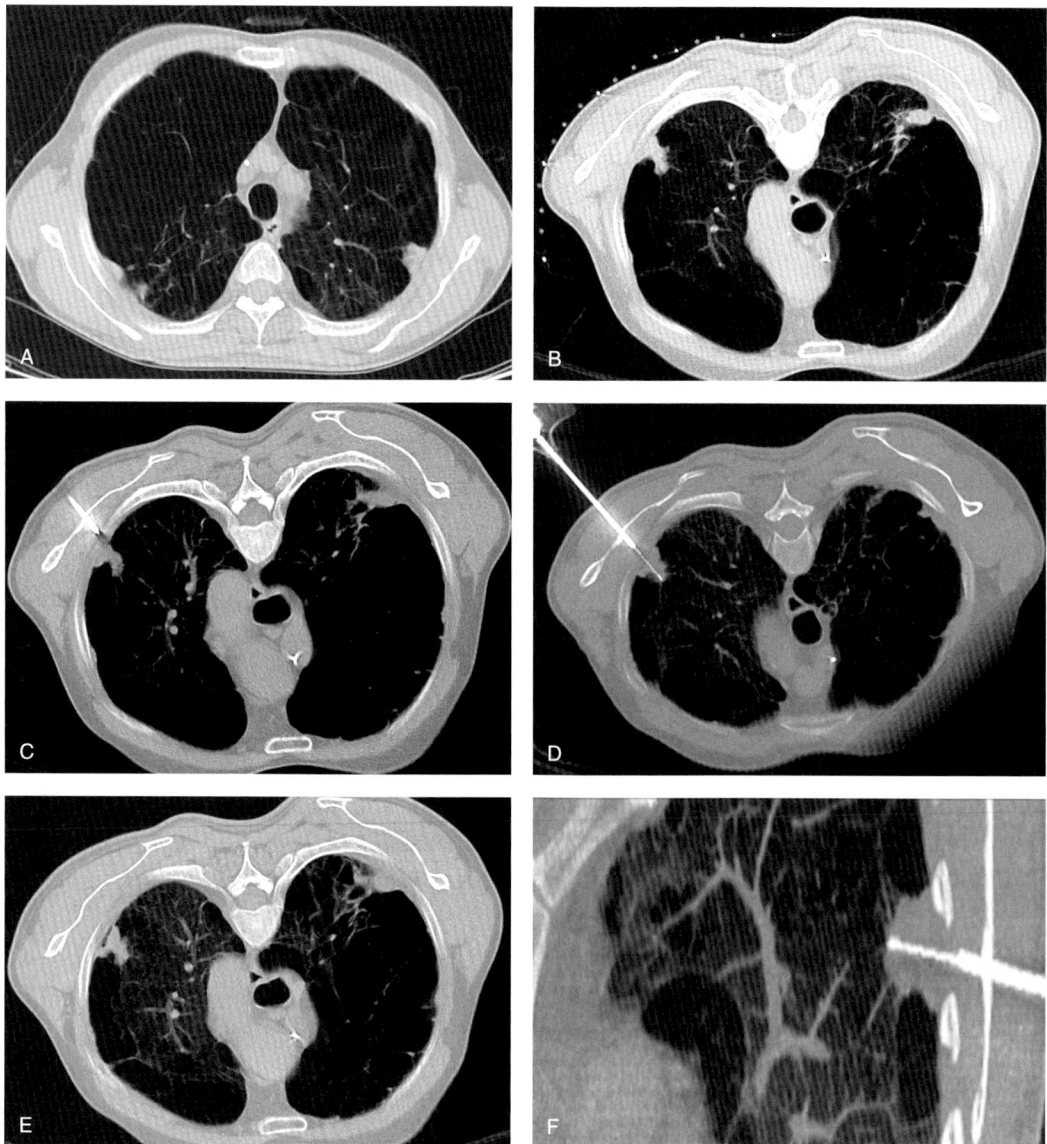

图2-3-11 左肺上叶占位穿刺活检
A. 术前胸部CT; B~F. 穿刺活检过程及三维重建

⟫　**病理结果：左肺上叶肿物穿刺活检组织示浸润性癌，结合免疫组织化学结果，倾向小细胞癌可能。**

【点评】

1. 病灶的特殊性　本病例为中年男性，左上肺胸膜下病变合并重度肺气肿、多发肺大疱，常规穿刺路径（前入路及后入路）上均见肺大疱阻挡，侧方为左侧肩胛骨遮挡，经肺穿刺致气胸风险极大，甚至术中严重气胸导致活检失败。

2. 应对策略及穿刺技巧　本病例采用经左侧肩胛骨入路穿刺活检，采用骨穿刺针建立同轴通道，再插入半自动活检针经病灶胸膜侧达病灶内行活检，针道避开肺大疱及含气肺组织，大大降低气胸概率，取得满意的效果。同时需注意采用骨活检针建立同轴通道后，需注意骨穿刺针与半自动活检针的长度匹配问题，避免穿刺深度的误差。

病例 25　男性，63岁，右肺上叶占位性病变穿刺活检

【术前计划】活检前肺部 CT 扫描：右肺上叶尖后段占位性病变，大小约 3.3cm×3.0cm，边缘毛糙，可见长毛刺及胸膜牵拉。双肺气肿并多发肺大疱形成（图 2-3-12A）。穿刺体位取俯卧位，拟经后入路沿病灶周边长毛刺—胸膜粘连带进针，采用同轴半自动活检器械，靶皮距 8.5cm。

【操作过程】患者取俯卧位，先行定位 CT 扫描示穿刺针道上粘连带部分为右侧肩胛骨内缘所遮挡。调整患者体位，让患者双手交叉于胸前使肩胛骨外展暴露针道，穿刺点选择右肩胛骨内缘旁，常规消毒、铺巾、1% 利多卡因局麻，以 17G 同轴套管针在 CT 引导下经粘连带逐步进针约 8.5cm 达病灶内，拔出针芯，插入 18G 半自动活检针，推出切割槽后复扫 CT，位置满意后击发活检取材。取材满意后拔出穿刺针，复扫 CT 未见明显气胸、咯血等并发症（图 2-3-12B~F）。

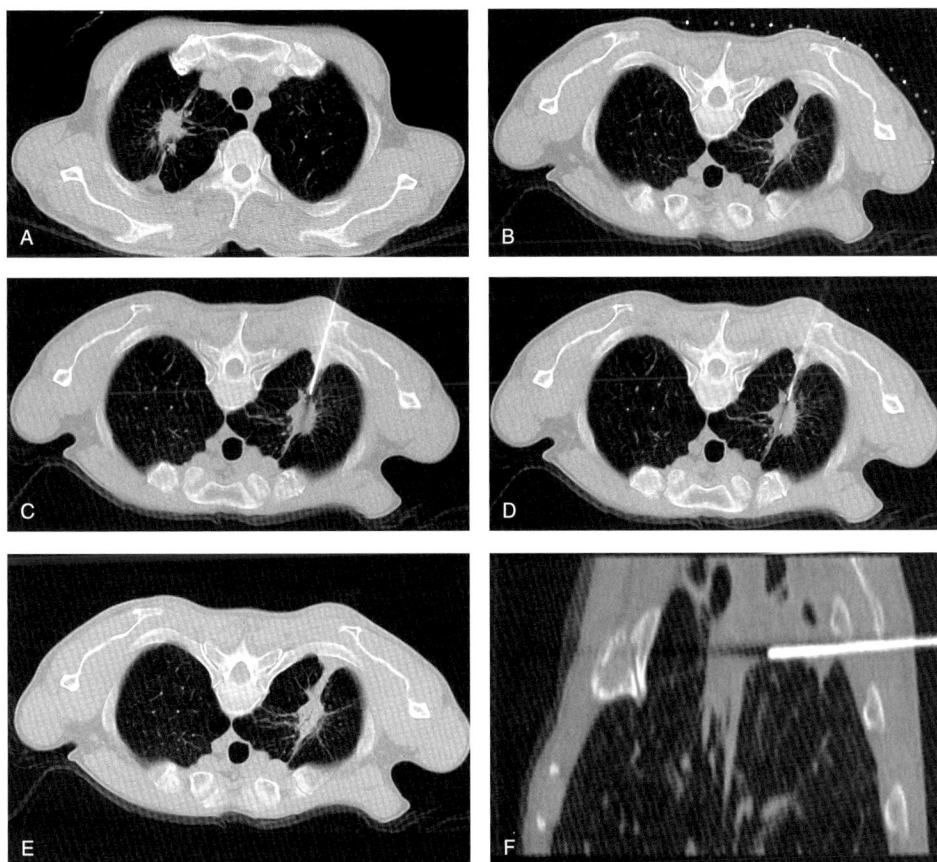

图 2-3-12　右肺上叶占位穿刺活检
A. 术前胸部 CT；B~F. 穿刺活检过程 + 三维重建

> ≫　**病理结果：右肺上叶肿物穿刺活检组织考虑浸润性低分化肺腺癌伴坏死。**

【点评】

1. 病灶的特殊性　本病例为老年男性，右上肺尖后段占位合并肺气肿、肺大疱，病灶位于肺中部，常规经肺穿刺入路长，需经较长的肺气肿组织，术中及术后发生气胸风险大。

2. 应对策略及穿刺技巧　本病例设计穿刺路径时采用后入路经病灶周边长毛刺—胸膜粘连带进针，穿刺前扫描示计划针道被右侧肩胛骨内缘遮挡，予调整患者体位为交叉双手于胸前，外展肩胛骨后暴露计划针道，逐步经粘连带及病灶长毛刺区进针，避免经过含气肺组织，大大降低气胸的概率。同时该方法需注意患者体位配合，需保持穿刺全程不动，避免针道受肩胛骨移动所影响。

五、单肺病变穿刺活检

（一）概述

单肺主要分为解剖性单肺及功能性单肺。解剖性单肺常见于一侧全肺切除术后，功能性单肺多见于先天性一侧肺不发育或后天性一侧全肺毁损致患肺无功能。单肺患者常合并肺气肿，肺功能代偿能力差，出现肺内病变需要穿刺活检明确病理时，需高度警惕气胸、血胸、咯血等并发症，一旦发现，需及时、有效处理。

（二）穿刺要点

患者行肺穿刺活检时，需严格把握穿刺适应证，同时需与患方充分沟通穿刺风险。如果病灶位于胸膜下，且与胸膜关系密切，穿刺路径尽可能不经过含气肺组织，减少气胸发生的风险。需反复穿刺取材时尽量使用同轴针技术进行穿刺活检，拔出针芯时，要及时封堵同轴套管针入口，避免空气进入。

（三）典型病例

病例 26 男性，68 岁，左肺癌行左全肺切除术后，右单肺占位穿刺活检

【术前计划】患者 10 年前左肺癌行左全肺切除手术史。活检前肺部 CT 平扫示左肺癌全肺术后改变，右肺上叶占位性病变，病变紧贴右侧胸膜。为减少气胸概率，计划采用经肩胛骨入路非经肺入路右肺上叶占位穿刺活检。取患者体位为俯卧位，采用同轴半自动活检器械，沿病灶长轴行穿刺活检，靶皮距 6.5cm（图 2-3-13A）。

【操作过程】患者取俯卧位，定位体表肩胛骨区皮下穿刺点，常规消毒、铺巾，1% 利多卡因局部麻醉，先以 11G 骨穿刺针在 CT 引导下逐步进针约 3.0cm 达肩胛骨外皮质，对准穿刺角度后逐步穿破肩胛骨内皮质，拔出骨穿刺针针芯，插入 18G 半自动活检针达右肺上叶胸膜下病灶内活检取材。活检取材满意后拔出穿刺针，复扫 CT 示针道见少量出血，未见明显气胸、咯血等并发症（图 2-3-13B~D）。

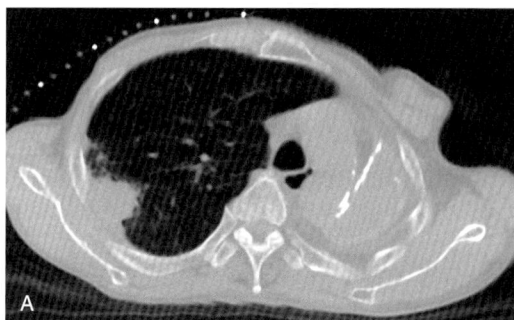

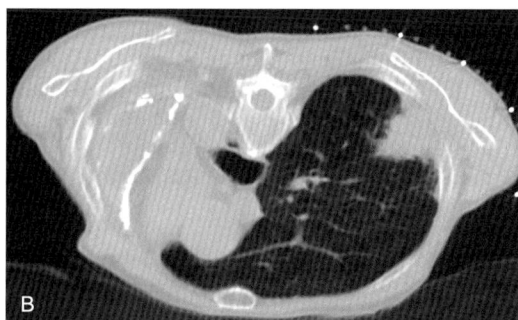

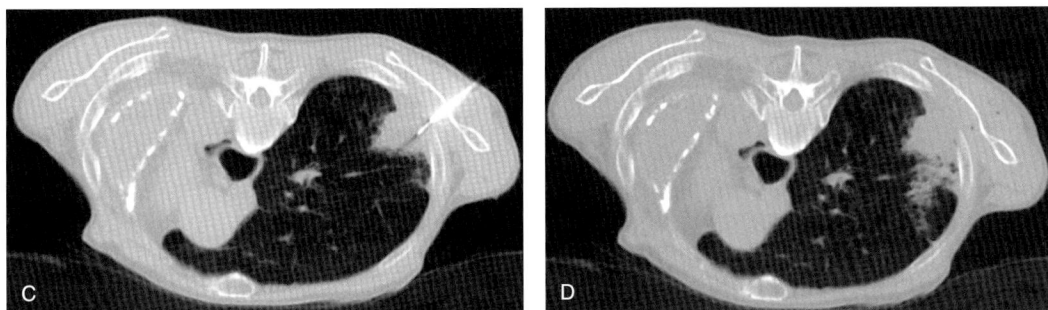

图 2-3-13　右单肺占位穿刺活检
A. 术前胸部 CT；B~D. 穿刺活检过程

> **病理结果：右肺上叶肿物穿刺活检组织符合浸润性肺腺癌，腺泡型，灶区呈低分化癌改变。**

【点评】

1. 病灶的特殊性　患者为左肺癌全肺术后单肺患者，右单肺代偿性肺气肿，新发右肺上叶胸膜下占位，非经肺入路为肋骨、肩胛骨所遮挡，常规穿刺路径穿刺易经过含气肺组织致气胸，患者单肺功能代偿能力差，容易出现胸闷、气促、呼吸困难，甚至呼吸功能衰竭等情况。

2. 应对策略及穿刺技巧　本病例拟活检病灶部分宽基底、紧贴胸膜，但穿刺路径为右肩胛骨所遮挡，采用经肩胛骨入路穿刺活检，骨穿刺针建立同轴通道后，再插入半自动活检针经病灶胸膜侧达病灶内行活检，针道避开肺大疱及含气肺组织，大大降低气胸概率，取得满意的效果。同时需注意采用骨活检针建立同轴通道，需注意骨穿刺针与半自动活检针的长度匹配问题，避免穿刺深度的误差。

六、肺癌靶向治疗耐药后再程活检

（一）概述

晚期非小细胞肺癌的常见驱动基因突变为 *EGFR*、*ALK*、*ROS1* 等靶点，驱动基因阳性的晚期肺小细胞肺癌患者治疗推荐上首选对应的靶向药物如 EGFR-TKI（表皮生长因子酪氨酸激酶抑制剂）吉非替尼、奥希替尼等。在明确诊断后接受相应治疗，由于疾病进展需要再次对患者的病变组织或者血液样本进行活检，用以监测疾病进展、阐释耐药机制，为靶向药物治疗失败或耐药的患者后续治疗方案制定提供参考依据称为再程活检。据文献报道，首程活检发现 *EGFR* 突变的非小细胞肺癌患者，33%~63% 的 EGFR-TKI 药物治疗后病情进展者经再程活检证实出现 *EGFR* T790M 突变。

（二）穿刺要点

再程活检建议首选采用组织学活检，文献报道液体活检灵敏度为 30%~40%，特异度约为 83.3%。再程活检靶病灶的选择：①新发病灶；②进展的病灶；③影像学肿瘤活性明显的病灶；④软组织病灶优于成骨病灶。

（三）典型病例

病例 27 男性，48 岁，左肺下叶肺腺癌靶向治疗后再程活检

【术前计划】患者 2019 年发现左肺下叶占位（图 2-3-14A），穿刺活检后病理提示为浸润性腺癌，腺泡型（图 2-3-14B），基因检测 *EGFR21* 号外显子 L858R 突变，2020 年开始"吉非替尼"靶向治疗，左肺下叶病灶逐渐缩小（图 2-3-14C）。吉非替尼靶向治疗 10 个月后复查胸部 CT 见左肺下叶新增结节影（图 2-3-14D）。穿刺体位选择俯卧位，穿刺路径选择后入路平行血管进针，选择同轴半自动活检装置，靶皮距 7.1cm。

【操作过程】患者取俯卧位，穿刺点选择左后胸壁，穿刺时注意避开肋间动脉，尽量从下一肋骨上缘

进针。常规消毒、铺巾、1%利多卡因局部麻醉,再以17G同轴套管针在CT引导下逐步进针约7.1cm达左肺下叶新发结节旁,推出切割槽后复扫CT观察切割槽与病灶及邻近血管的关系,位置满意后击发活检取材。活检取材满意后拔出穿刺针,复扫CT示针道见少量出血,未见明显气胸、咯血等并发症(图2-3-14E)。新发结节活检病理提示为*EGFR20*外显子T790M突变,改用"奥希替尼"靶向治疗,一个月后复查胸部CT病灶明显缩小(图2-3-14F)。

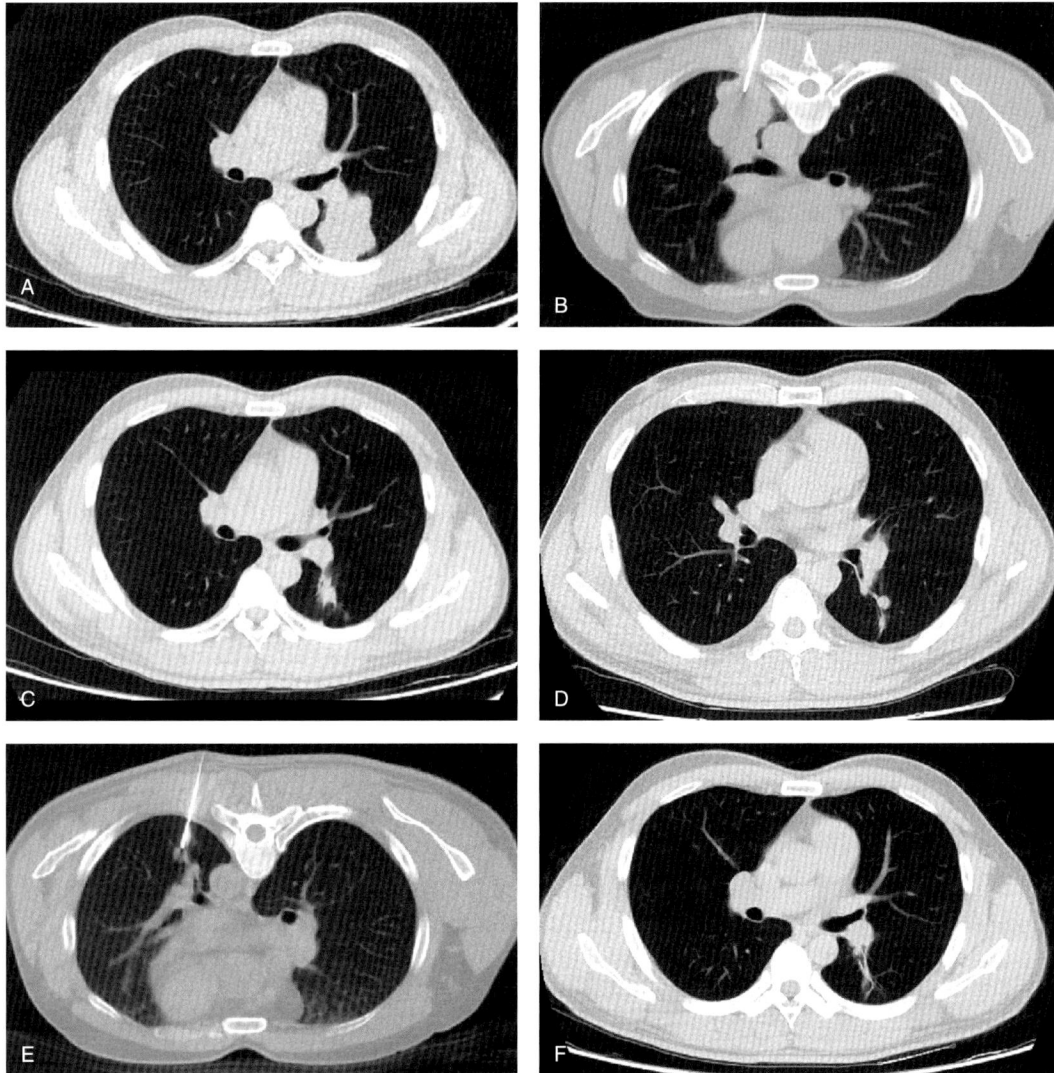

图2-3-14　左肺下叶肺腺癌靶向治疗后穿刺活检

A.初治时左肺下叶病变;B.CT引导下左肺下叶病变穿刺活检;C.吉非替尼靶向治疗2个月后病灶明显缩小;D.吉非替尼靶向治疗10个月后左肺下叶出现新发病灶;E.再次行CT引导下左肺下叶穿刺活检;F.奥希替尼靶向治疗后复查

> ≫　**病理及基因检测结果:左肺下叶肿物穿刺活检组织示浸润性肺腺癌,*EGFR21*外显子L858R突变,*EGFR20*外显子T790M突变。**

【点评】

1. 病灶的特殊性　晚期非小细胞肺癌靶向治疗后耐药的新发病灶是再程活检的首要目标,但新发病灶较小,邻近血管,存在取材量少、出血等风险。

2. 应对策略及穿刺技巧　该病例使用同轴活检技术对新发小病灶进行再程活检,取材满意,病理及基因检测结果提示浸润性肺腺癌并 *EGFR20* 外显子 T790M 突变,改用奥希替尼治疗取得良好的疗效,达到肺癌精准治疗的目的。

病例 28　男性,37 岁,左肺上叶腺癌靶向治疗后进展再程活检

【术前计划】患者 2014 年发现双肺多发占位,最大病灶位于左肺上叶(图 2-3-15A),住院期间完善检查后诊断为"肺腺癌伴多发转移",穿刺活检后明确诊断为"肺腺癌"(图 2-3-15B),基因检测提示 21 号外显子检测到 L858R 突变。治疗上行"吉非替尼"靶向治疗并颅内转移癌灶姑息放疗,定期随访双肺病灶并颅脑转移灶逐渐缩小、消失。"吉非替尼"靶向治疗 2 年后复查胸部 CT 见双肺新增小结节灶,较大者位于右肺上叶,直径约 0.8cm,提示病情进展(图 2-3-15C~D)。拟行再程活检,选择右肺上叶新发转移癌为活检靶病灶。

【操作过程】患者取仰卧位,常规消毒、铺巾、1% 利多卡因局部麻醉,以 17G 同轴套管针在 CT 引导下逐步进针约 5.6cm 达右肺上叶转移癌内,拔出针芯,插入 18G 半自动活检枪达病灶内活检取材。活检取材满意后拔出穿刺针,复扫 CT 示针道见少量出血,未见明显气胸、咯血等并发症(图 2-3-15E~G)。活检病理行基因检查示:符合肺腺癌,20 号外显子检测到 T790M 突变,21 号外显子检测到 L858R 突变。更换"奥希替尼"靶向药物治疗后半年复查胸部 CT 见双肺病灶较前明显缩小(图 2-3-15H)。

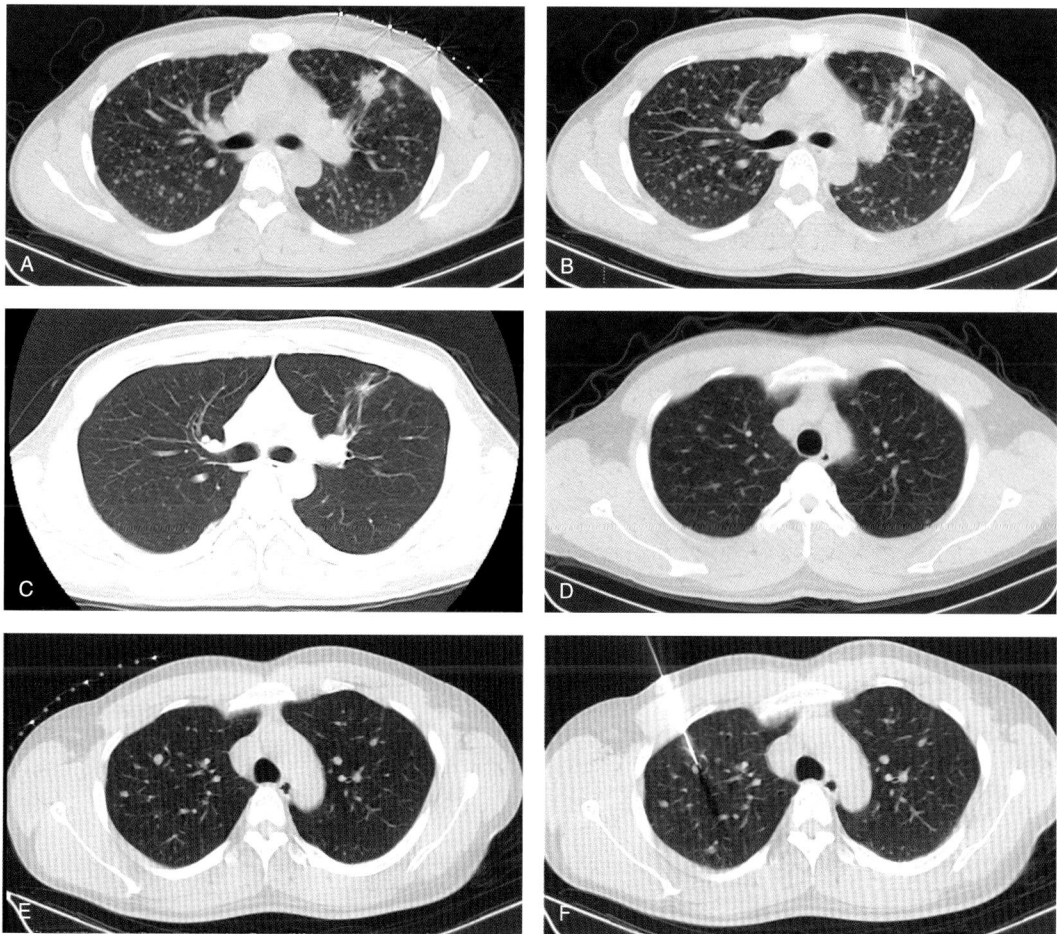

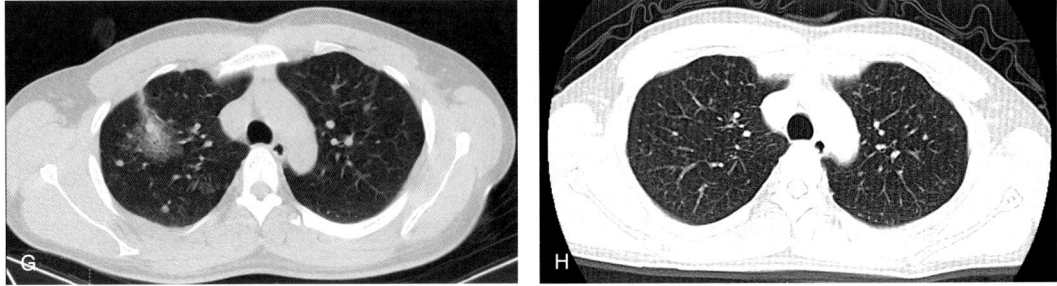

图 2-3-15   左肺上叶腺癌靶向治疗后进展行穿刺活检
A~B. 初治时左肺上叶占位穿刺活检；C. 吉非替尼靶向治疗效果理想；D. 吉非替尼耐药后肺部病灶进展；
E~G. CT 引导下右肺上叶新发转移灶穿刺活检；H. 更换奥希替尼后病灶明显缩小、消失

> ≫   **病理及基因检测结果：右肺上叶结节穿刺活检组织示浸润性肺腺癌，*EGFR21* 外显子 L858R 突变，**
> ***EGFR20* 外显子 T790M 突变。**

【点评】

1. 病灶的特殊性   该病例晚期肺腺癌吉非替尼靶向治疗后病情进展，新发病灶较小，取材难度大、组织相对少。原发灶病灶稍大但病灶稳定，预估有效肿瘤细胞量较少，如何选择再程活检靶病灶是值得探讨的问题。

2. 应对策略及穿刺技巧   再程活检靶病灶的选择推荐：①新发病灶；②进展的病灶；③影像学肿瘤活性明显的病灶；④软组织病灶优于成骨病灶。

本病例再程活检选择右肺上叶新发小转移癌，取材满意，基因检测结果提示 *EGFR20* 外显子 T790M 突变，明确吉非替尼耐药原因，改用奥希替尼治疗后取得良好的疗效。

七、PET/CT 指导下肺肿瘤穿刺活检

（一）概述

CT 引导下经皮肺穿刺活检多数可取得足够的组织标本进行病理诊断及免疫组织化学检测，但部分病灶穿刺后会出现假阴性，与临床诊断不符合的情况。PET/CT 可以从形态与功能成像两方面对疾病行进一步诊断及指导病变的穿刺活检。一般恶性肿瘤标准摄取值（standard uptake value，SUV）多数>2.5，SUV 值<2.5 多提示良性病变。

（二）穿刺要点

根据 PET/CT 的图像指导或使用 PET/CT 机融合软件将术中 CT 图与 PET 序列融合，选取高代谢病灶或靶病灶内高代谢靶点（SUV 值>2.5）行精准穿刺活检，可有效提高活检的阳性率，减少活检的假阴性。

（三）典型病例

病例 29   女性，74 岁，PET/CT 指导下右肺下叶腺癌靶向治疗耐药后再程活检

【术前计划】患者 2019 年发现右肺下叶占位，穿刺活检后病理提示为浸润性腺癌，腺泡型，基因检测 *EGFR21* 号外显子 L858R 突变，予"奥希替尼"80mg q.d. 靶向治疗，1 年后出现耐药，复查胸部 CT 见右肺下叶病灶较前增大，范围约 4.0cm×3.8cm，增强扫描呈强化欠均匀，提示肿瘤治疗后进展（图 2-3-16A~B）。为明确耐药原因指导下一步诊疗，予行 CT 引导下行右肺下叶病变穿刺活检术（图 2-3-16C），术后病理未见明显异型成分。考虑到患者靶向治疗后，右肺下叶病灶坏死、纤维化影响穿刺活检阳性率，故行 PET/CT 进一步明确病灶活性部分位于病灶中央区（图 2-3-16D），SUV 值约 7.5，以指导再次穿刺活检。

【操作过程】患者取俯卧位,穿刺点选择右后背脊柱旁,穿刺时注意避开肋间动脉,尽量从下一肋骨上缘进针。常规消毒、铺巾,1% 利多卡因局部麻醉,再以 17G 同轴套管针在 CT 引导下逐步进针约7.1cm 达右肺下叶病灶旁,参考 PET/CT 上病灶中央区为高代谢区域,位置满意后击发活检取材。活检取材满意后拔出穿刺针,复扫 CT 示针道见少量出血及气胸,未见咯血等并发症(图 2-3-16E~F)。

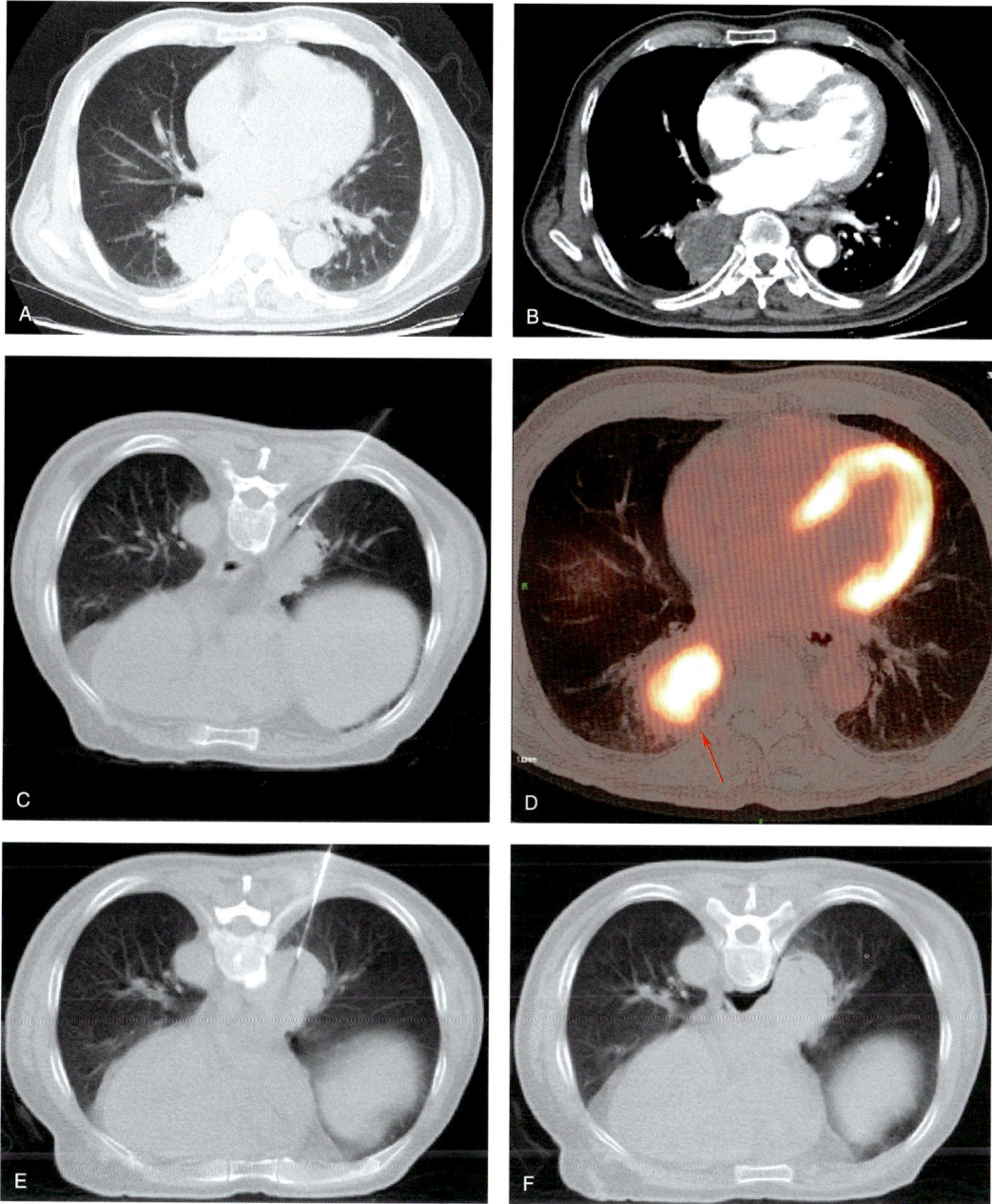

图 2-3-16　PET/CT 指导下右肺癌靶向治疗耐药后再程活检
A~B. 右下肺癌靶向治疗后进展;C. 第一次 CT 引导下右肺下叶病变穿刺活检;
D~F. PET/CT 指导下右肺下叶病变再次穿刺活检术

>>> **病理结果:右肺下叶穿刺活检组织示低分化腺癌。**

【点评】

1. **病灶的特殊性**　该病例为晚期肺腺癌靶向治疗耐药后原发灶出现进展,根据术前增强 CT 及术者经验,选择病灶后内缘乏血管区作为活检靶点,但第一次再次活检病理无阳性结果,考虑靶向治疗后部分病灶坏死、纤维化,存在病理假阴性。

2. 应对策略及穿刺技巧   该病例第一次活检病理阴性后行 PET/CT 检查进一步明确病灶活性部位以指导再次穿刺活检。经 PET/CT 检查证实第一次活检部位为病灶低代谢区,第二次在 PET/CT 指导下针对右下肺病灶中央高代谢区行再程活检,取得有效病理组织。

> **病例30** 男性,66 岁,PET/CT 指导下左肺上叶病灶活检

【术前计划】术前胸部 CT 平扫示:左肺上叶占位伴巨大空洞形成,洞壁厚薄欠均匀,内可见气液面(图 2-3-17A)。取患者俯卧位,采用同轴半自动活检器械,沿左上肺病灶内缘空洞壁切线位行穿刺活检(图 2-3-17B),活检后病理提示未见明显异型成分。为进一步提高病理取材的阳性率,行 PET/CT 检查可见该病灶空洞壁呈不规则高代谢情况,高者 SUV 值约 6.8,第一次活检部位为 PET/CT 低代谢区,导致活检呈假阴性,拟在 PET/CT 指导下行该病灶高代谢区穿刺活检(图 2-3-17C)。

【操作过程】患者取俯卧位,常规消毒、铺巾,1% 利多卡因局部麻醉,以 17G 同轴套管针在 CT 引导下逐步进针达左肺上叶外侧空洞壁旁(PET 高摄取),推出切割槽后复扫 CT 观察切割槽与 PET/CT 上高代谢区域关系,位置满意后击发活检取材。活检取材满意后拔出穿刺针,复扫 CT 示针道见少量出血,未见明显气胸、咯血等并发症(图 2-3-17D~F)。

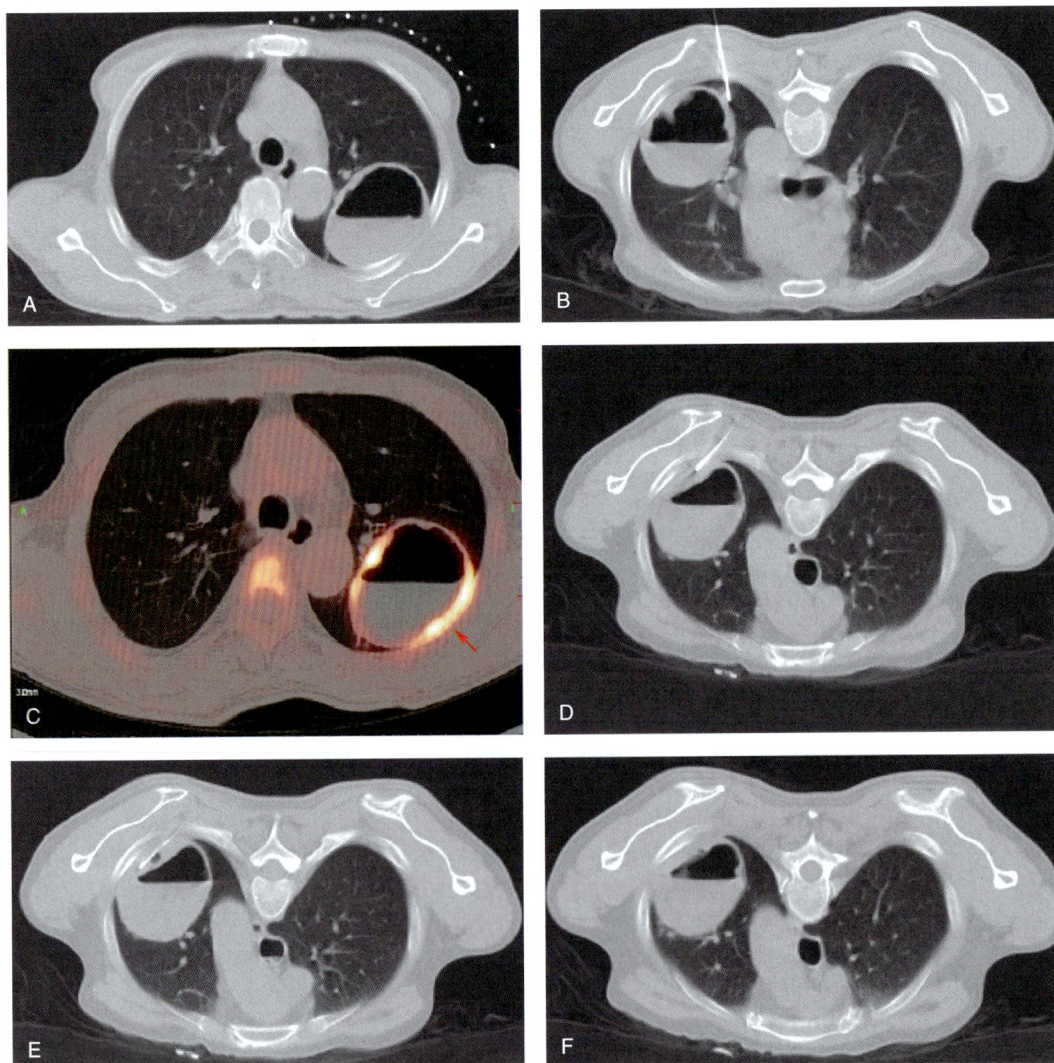

图 2-3-17 PET/CT 指导下左肺上叶病灶活检

A. 左肺上叶空洞样病变;B. 第一次 CT 引导下肺活检;C. PET/CT 影像;D~F. PET/CT 指导下左肺上叶病变穿刺活检术

▶ **病理结果:左肺上叶穿刺活检组织示鳞状细胞癌。**

【点评】

1. 病灶的特殊性　该病例为临床高度怀疑为空洞型肺癌的患者,第一次肺活检病理无阳性结果,考虑取材不足,存在病理假阴性。

2. 应对策略及穿刺技巧　该病例第一次活检病理阴性后即刻行PET/CT检查进一步明确病灶活性区域以指导再次穿刺活检。经PET/CT检查证实第一次活检部位为病灶低代谢区,第二次在PET/CT指导下针对空洞外壁高代谢区行再次活检,取得满意的病理结果。

病例31 男性,67岁,PET/CT引导下右肺门肿物穿刺活检

【术前计划】活检前全身PET/CT示:右肺上叶肺门处高代谢软组织肿块,大小约3.9cm×3.4cm,病灶紧邻肺门大血管、上腔静脉及右主支气管,SUV值约8.5(图2-3-18A)。穿刺体位取仰卧位,采用同轴半自动活检器械,穿刺路径选择经右侧前胸壁沿肺门病灶长轴、平行肺门血管步进式进针,靶皮距约6.9cm。

【操作过程】患者取仰卧位,穿刺点选择右侧前胸壁,常规消毒、铺巾,1%利多卡因局部麻醉,将17G同轴套管针在CT引导下逐步进针穿刺入肺内达右肺门肿物旁,拔出针芯,插入18G半自动活检枪,推出切割槽后复扫CT,同时采用PET/CT融合软件将术中CT图与PET序列融合,位置满意后击发活检取材。活检取材满意后拔出穿刺针,复扫CT示针道见少量出血,右侧胸腔见中等量气胸及皮下气肿,患者稍感胸闷,予行右侧胸腔闭式引流术(图2-3-18B~D)。

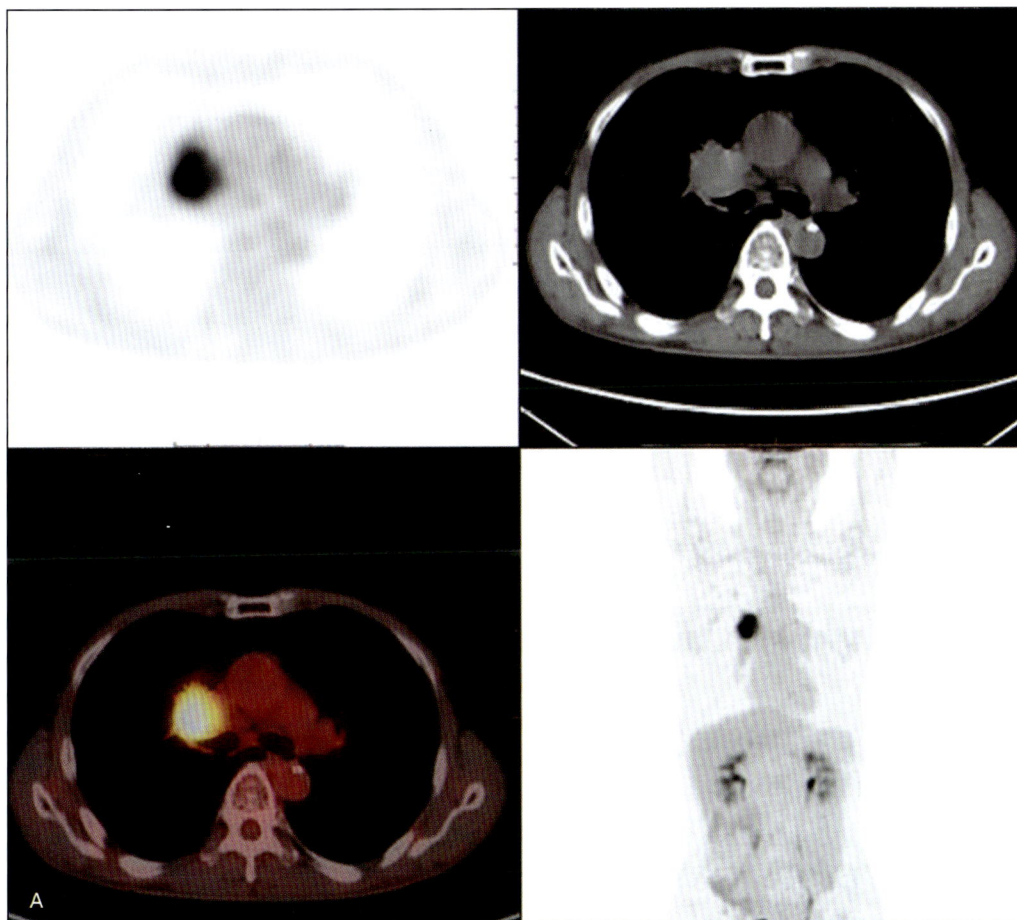

A

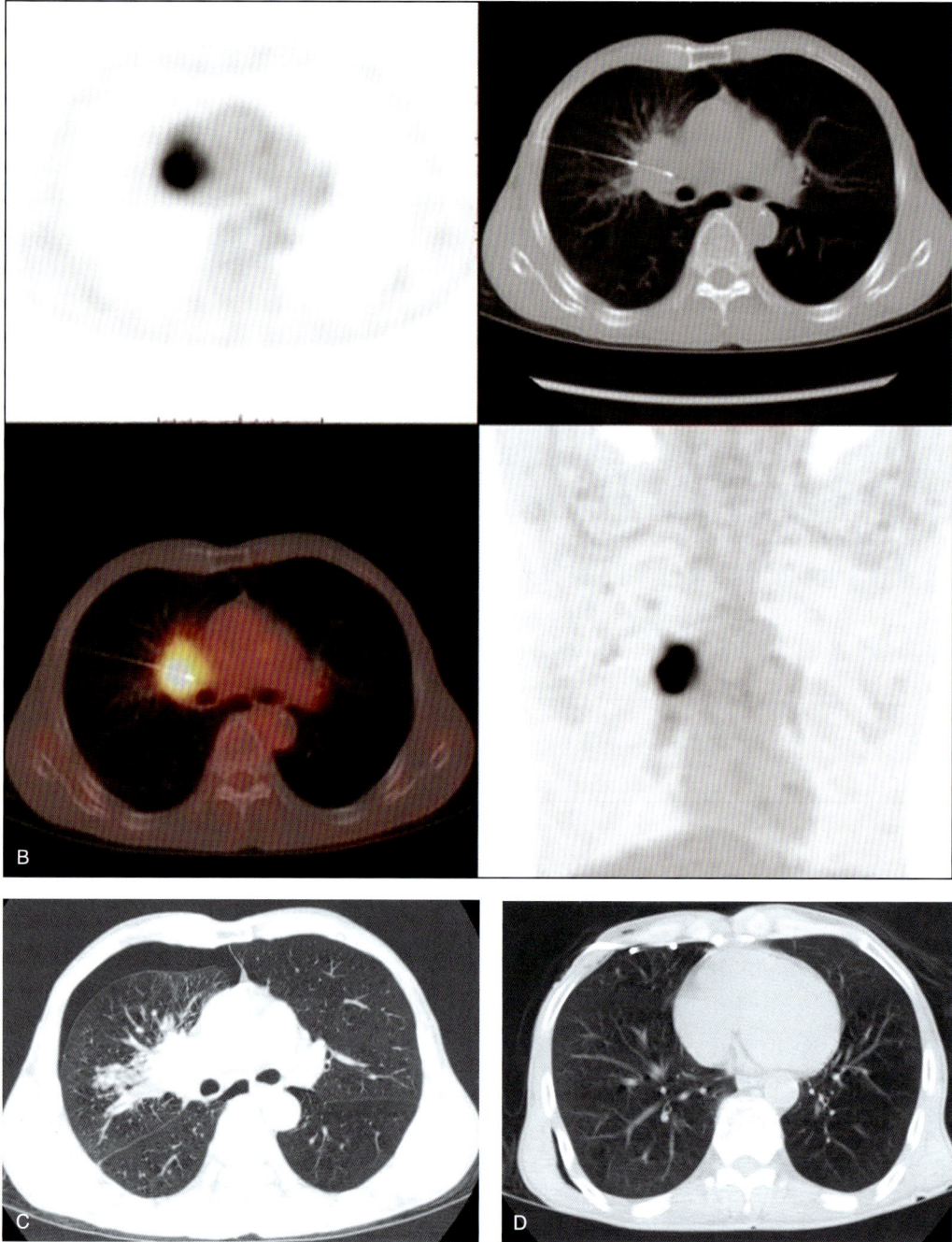

图 2-3-18   PET/CT 引导下右肺门肿物穿刺活检
A. 术前 PET/CT；B. PET/CT 引导穿刺；C~D. 术后图像

≫   **病理结果：右肺门肿物示恶性上皮性肿瘤，倾向低分化鳞状细胞癌。**

【点评】

1. 病灶的特殊性   该病灶位于右肺门，包绕邻近血管及支气管，合并明显肺气肿，穿刺活检致气胸、出血风险高，需尽量减少穿刺活检次数。

2. 应对策略及穿刺技巧   该病例采用 PET/CT 机融合软件将术中 CT 穿刺图像与 PET 序列融合，可清楚显示活检针与 PET 高代谢病灶的关系，可进一步提高活检的有效性及病理阳性率，减少活检次数，实现精准活检。

八、胸部多发病变穿刺活检

(一)概述

临床诊疗过程中影像学检查常发现胸部存在多发病变,病变大小、形态、部位不同,病变性质可为同源性或多源性,需根据影像学征象、实验室检查、临床表现等情况进行具体分析,以进一步评估多发病变的性质,指导下一步诊疗决策。

(二)穿刺要点

胸部多发病变考虑为同源性病变时,穿刺活检选择相对安全、有代表性靶病灶即可。影像及临床提示存在多源性病变可能,需明确病变性质或肿瘤分期以指导临床治疗决策时,常需分别行多发病灶穿刺活检明确诊断,实现精准诊疗。

(三)典型病例

病例 32 女性,23 岁,纵隔及左肺上叶病变穿刺活检

【术前计划】术前胸部 CT 增强:左肺上叶后段见一实性小结节,边缘稍毛糙,直径约 1.0cm。纵隔及双侧肺门见多发肿大淋巴结,部分融合成团,密度尚均,增强扫描呈轻 - 中度强化。诊断上需进一步明确左肺上叶后段结节及纵隔、肺门淋巴结肿大的性质,以指导临床进一步治疗。拟同步行纵隔肿大淋巴结及左肺上叶结节穿刺活检术。穿刺体位取仰卧位,采用同轴半自动活检装置(图 2-3-19A)。

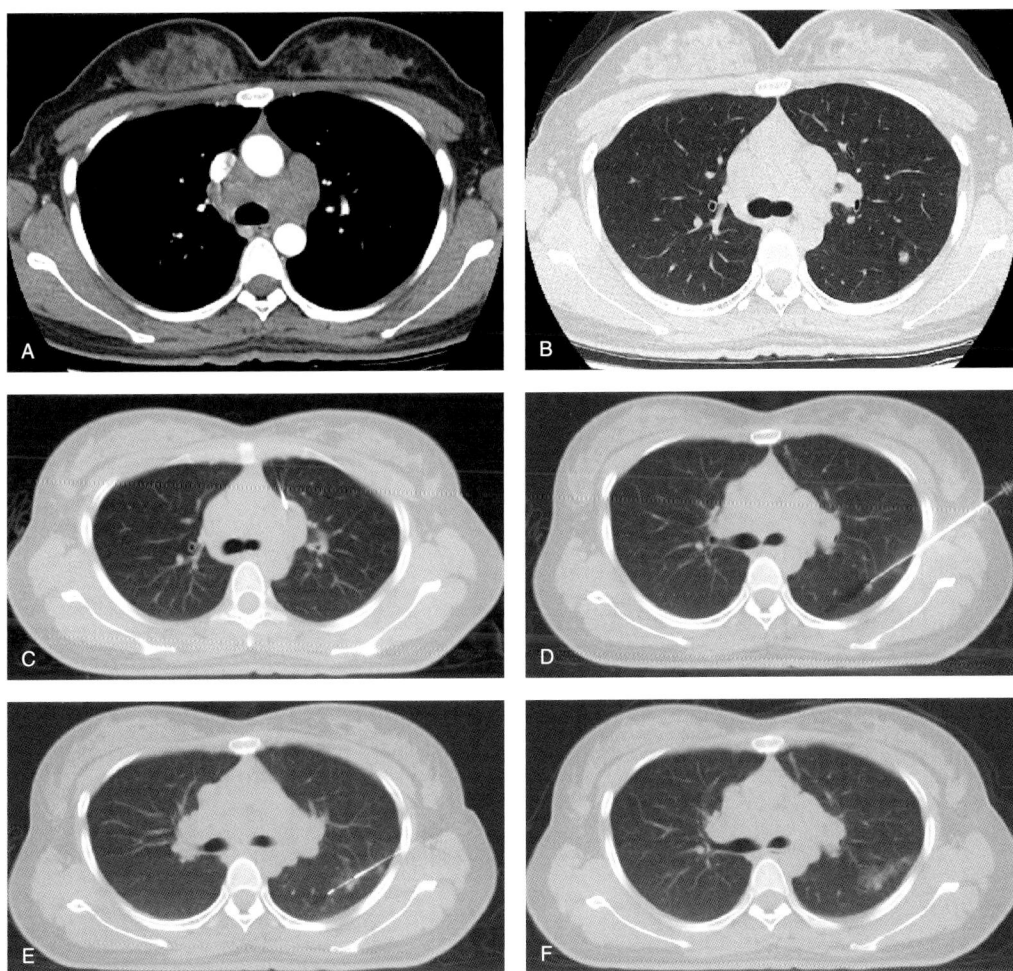

图 2-3-19　纵隔及左肺上叶病变穿刺活检
A~B. 术前胸部 CT 增强;C~F. CT 引导下纵隔及左肺上叶病变穿刺活检术

【操作过程】患者取仰卧位,穿刺点分别选择左侧胸骨旁和左侧胸壁腋后线,胸骨旁进针需注意辨别内乳动静脉。常规消毒、铺巾,1% 利多卡因局部麻醉,分别以 17G 同轴套管针在 CT 引导下逐步进针分别达纵隔 5 区肿大淋巴结和左肺上叶后段结节旁,推出切割槽后复扫 CT 观察切割槽与病灶及邻近血管的关系,位置满意后击发活检取材。活检取材满意后拔出穿刺针,复扫 CT 示针道见少量出血,未见明显气胸、咯血等并发症(图 2-3-19B~F)。

(1)穿刺病理结果:纵隔肿物穿刺活检示镜下见肉芽肿性结节,特殊染色未见明确病原菌,不除外为肿瘤引起的肉芽肿。左上肺结节穿刺活检组织示浸润性癌,符合浸润性肺腺癌,腺泡型,伴个别微乳头形成。

(2)外科手术病理报告:左上肺叶及肿物示浸润性腺癌(腺泡型占 90%,贴壁型占 10%),肿物最大径 1.0cm,侵及周围肺组织,紧邻肺被膜。左肺门下淋巴结 + 第 7 组、10 组、12 组淋巴结 + 支气管淋巴结取材未见转移癌,查见类上皮细胞增生呈结节状,内可见多核巨细胞围绕,无干酪样坏死,周围淋巴细胞浸润,考虑结节病。

【点评】

1. 病灶的特殊性　该患者就诊时同时发现纵隔、双肺门多组淋巴结肿大及左肺上叶后段实性小结节,从影像诊断上需考虑多源性病变可能,但未能排除左上肺癌伴纵隔淋巴结转移或多源性恶性肿瘤可能,需进一步明确病理诊断以指导下一步诊疗。

2. 应对策略及穿刺技巧　该患者胸部多发病变的性质对于临床的诊疗策略及患者的预后至关重要,故同时行 CT 引导下纵隔肿大淋巴结和左肺上叶结节穿刺活检,穿刺病理结果与最终外科手术病理结果符合,避免临床诊疗上的错误决策,延误患者的诊治。

第三章
CT 引导经皮纵隔病变穿刺活检术

第一节　经肺入路纵隔病变穿刺活检术

一、概述

纵隔是左、右纵隔胸膜之间全部器官、结构和结缔组织的总称。纵隔前界为胸骨和肋软骨内面,后界为脊柱胸段,两侧为纵隔胸膜,上为胸廓上口,下为膈肌。纵隔可按四分法以胸骨角至第 4 胸椎体下缘的水平为界分为上纵隔和下纵隔,其中下纵隔又以心包的前、后壁为界分为前、中、后纵隔。原发性纵隔肿瘤较常见的有胸腺瘤、淋巴瘤、畸胎瘤及神经源性肿瘤等;继发性纵隔肿瘤最常见的为转移瘤。临床上纵隔病变的活检主要包括纵隔镜、超声支气管镜活检及影像引导下经皮穿刺活检。纵隔镜取材丰富、准确性高,但存在需全麻、创伤相对大、费用高等不足。超声支气管镜对于邻近气道的纵隔病变活检具有较大的优势,但存在细针取材样本相对少,纵隔内远离气道部位存在活检"盲区"等不足。CT 引导下经皮穿刺活检术也是一种有效的纵隔病变活检方式,能够直观、准确辨别纵隔解剖,基本无活检盲区,对于气道旁的高危部位病变可作为超声支气管镜活检的有效补充手段。

二、穿刺要点

（一）CT 引导下经皮穿刺纵隔病变活检

术前需常规行胸部 CT 平扫＋增强扫描,明确纵隔病变的部位、大小、血供及是否存在坏死,同时进一步区分病灶与周围心脏、大血管的解剖关系,初步制定穿刺活检计划及可能出现并发症的应急预案。必要时可行术中胸部增强 CT 扫描引导穿刺,以更好显示穿刺针道与纵隔病变、邻近血管的空间关系,利于术者更好地避开邻近重要结构及病灶坏死区域,提高穿刺活检的阳性率及安全性。

（二）穿刺器械

推荐使用同轴半自动活检装置,在推出切割槽过程中能让术者感受不同组织特性带来的手感差异。穿刺体位根据纵隔病灶的位置可采用仰卧、俯卧或侧卧,穿刺方法采用步进式进针,同轴针穿刺到位后,插入活检枪活检时可根据病灶大小及活检风险选择直接击发活检或推开切割槽后再次扫描,必要时可行薄层扫描或三维重建以更好地观察活检枪切割槽与病灶、周边血管及气管的空间关系后再击发活检取材。

（三）经皮纵隔穿刺

入路的选择灵活多样,经肺入路是最为直接的入路,但是受呼吸运动影响相对大,存在出现气胸、咯血等经肺穿刺相关并发症概率。因此经肺穿刺入路尽可能做好术前呼吸训练,使患者在同一呼吸时相屏气。在穿刺路径的设计上尽可能避开肺气肿、肺大疱、肺内感染及肺内富血管区等部位。穿刺过程中应注意避免内乳动静脉及肋间动静脉损伤,针道尽量选择肺内乏血管区进针,同时穿刺针尖尽量避免直接指向心脏或大血管,以减少严重并发症的发生。

三、典型病例

病例 33　男性,62 岁,经肺入路纵隔 4L 区肿大淋巴结穿刺活检

【术前计划】活检前胸部 CT 平扫+增强:左肺门区及纵隔内见多发肿大淋巴结,大者位于纵隔 4L 区,大小约 3.1cm×3.0cm,增强扫描呈轻-中度强化。患者取仰卧位,穿刺点定位于左前胸壁,穿刺路径选择经肺入路穿刺纵隔 4L 区肿大淋巴结,靶皮距约 8.2cm,拟使用同轴半自动活检装置(图 3-1-1A~C)。

【操作过程】患者取仰卧位,标记皮肤进针点,消毒、铺巾,1% 利多卡因局部麻醉,以 17G 同轴套管针行胸膜外定位,在 CT 引导下逐步经肺进针约 8.2cm 达纵隔 4L 区肿大淋巴结外缘,拔出针芯,插入 18G 半自动活检针,推出切割槽不击发,再次复扫 CT,位置满意后击发取材。活检取材满意后拔出穿刺针,复扫胸部 CT 提示针道见小片状出血,未见气胸、纵隔及胸腔出血等并发症(图 3-1-1D~J)。

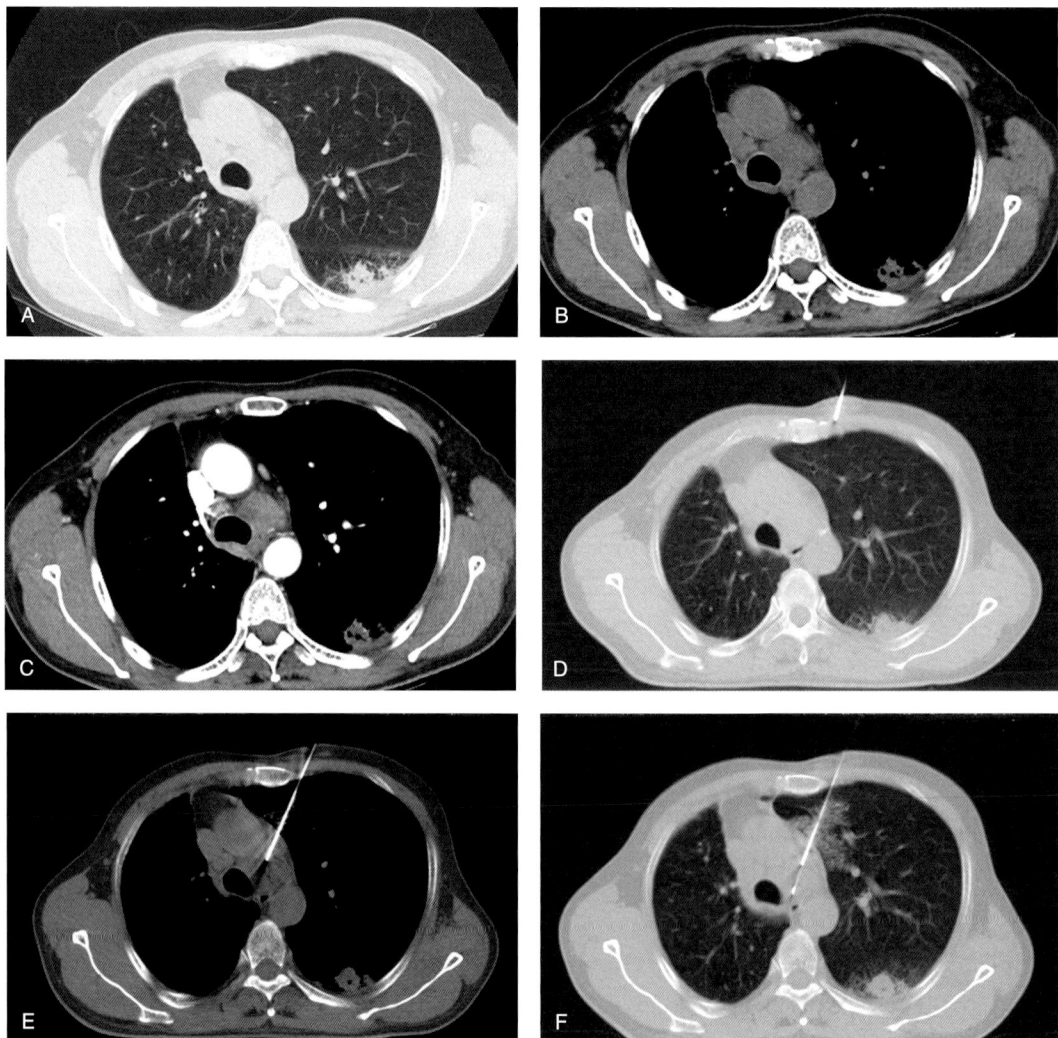

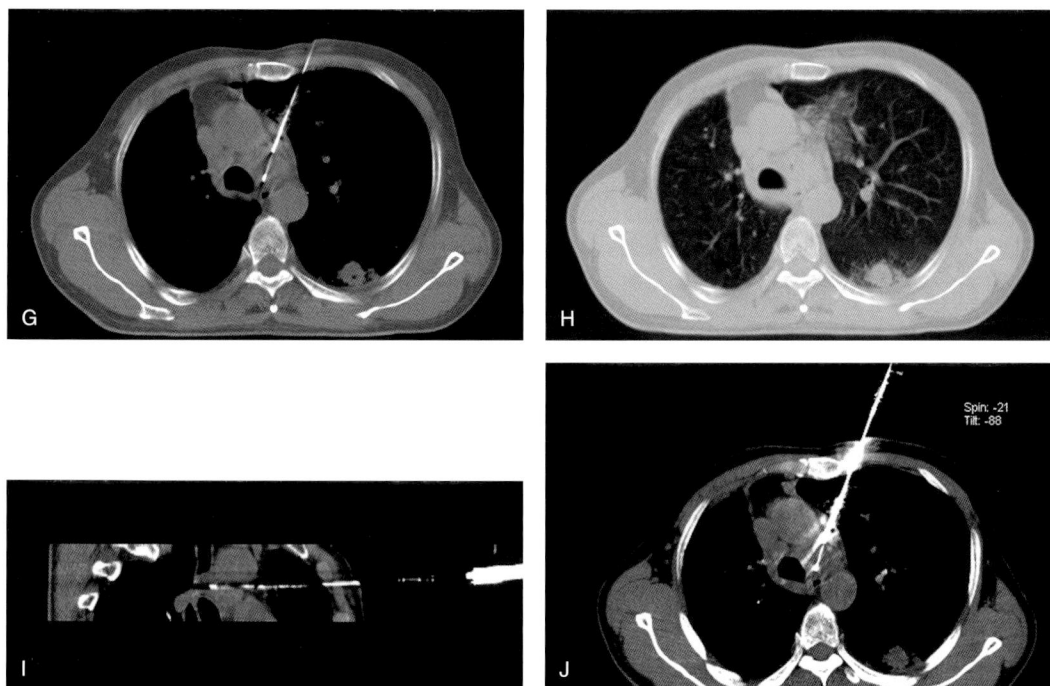

图 3-1-1　经肺入路纵隔 4L 区肿大淋巴结穿刺活检
A~C. 术前胸部 CT 平扫 + 增强; D~H. 穿刺活检过程; I~J. CT 三维重建

> **病理结果: 纵隔肿物穿刺活检组织符合小细胞癌。**

【点评】

1. 病灶的特殊性　老年男性,纵隔 4L 区淋巴结肿大,血供中等,病灶前方为升主动脉,内侧为气管,后方为降主动脉、食管,外侧为肺组织及部分左肺动脉,穿刺空间小,穿刺活检可能损伤大动脉致大出血,甚至死亡等严重并发症。

2. 应对策略及穿刺技巧　本病例采用经肺入路,先采用同轴针固定于左胸壁皮肤,胸膜外定好角度后,沿胸骨左旁避开内乳动静脉后逐步进针穿刺入肺。经肺建立穿刺通道后,拔出针芯,插入 18G 半自动活检针达纵隔 4L 肿大淋巴结内活检,活检前再次扫描确认切割槽与病灶、大血管及气管的空间关系。该病例对术者纵隔解剖要求较高,穿刺入路的合理设计及术中穿刺技巧的实施是实现该病例成功活检的关键。

病例 34　男性,69 岁,胸骨旁经肺入路纵隔 4R 区肿大淋巴结穿刺活检

【术前计划】活检前胸部 CT 平扫 + 增强: 中纵隔内见多发肿大淋巴结,部分融合,上腔静脉为病灶所包绕、侵犯,大者位于 4R 区,短径约 3.3cm,增强扫描见不均匀强化。外院 EBUS 检查病理不明确。穿刺路径拟行胸骨旁经肺入路活检纵隔 4R 病变活检。患者取仰卧位,穿刺点定位于前胸壁胸骨旁皮肤,靶皮距约 8.5cm,建立穿刺通道后拟使用半自动活检装置(图 3-1-2A~C)。

【操作过程】患者取仰卧位,标记皮肤进针点,消毒、铺巾,1% 利多卡因局部麻醉,CT 引导下以 17G 同轴套管针经前胸壁胸骨旁逐步穿刺进针,期间多次扫描,确定针道方向位于主动脉及上腔静脉间隙后采用“钝针技术”缓慢钝性分离主动脉 - 上腔静脉间隙,穿刺到位后,再插入 18G 半自动活检针达 4R 区淋巴结病灶,推出活检针切割槽不击发,再次复扫 CT,位置满意后击发取材。活检取材满意后拔出穿刺针,复扫全胸部 CT 未见明显气胸、出血等并发症(图 3-1-2D~J)。

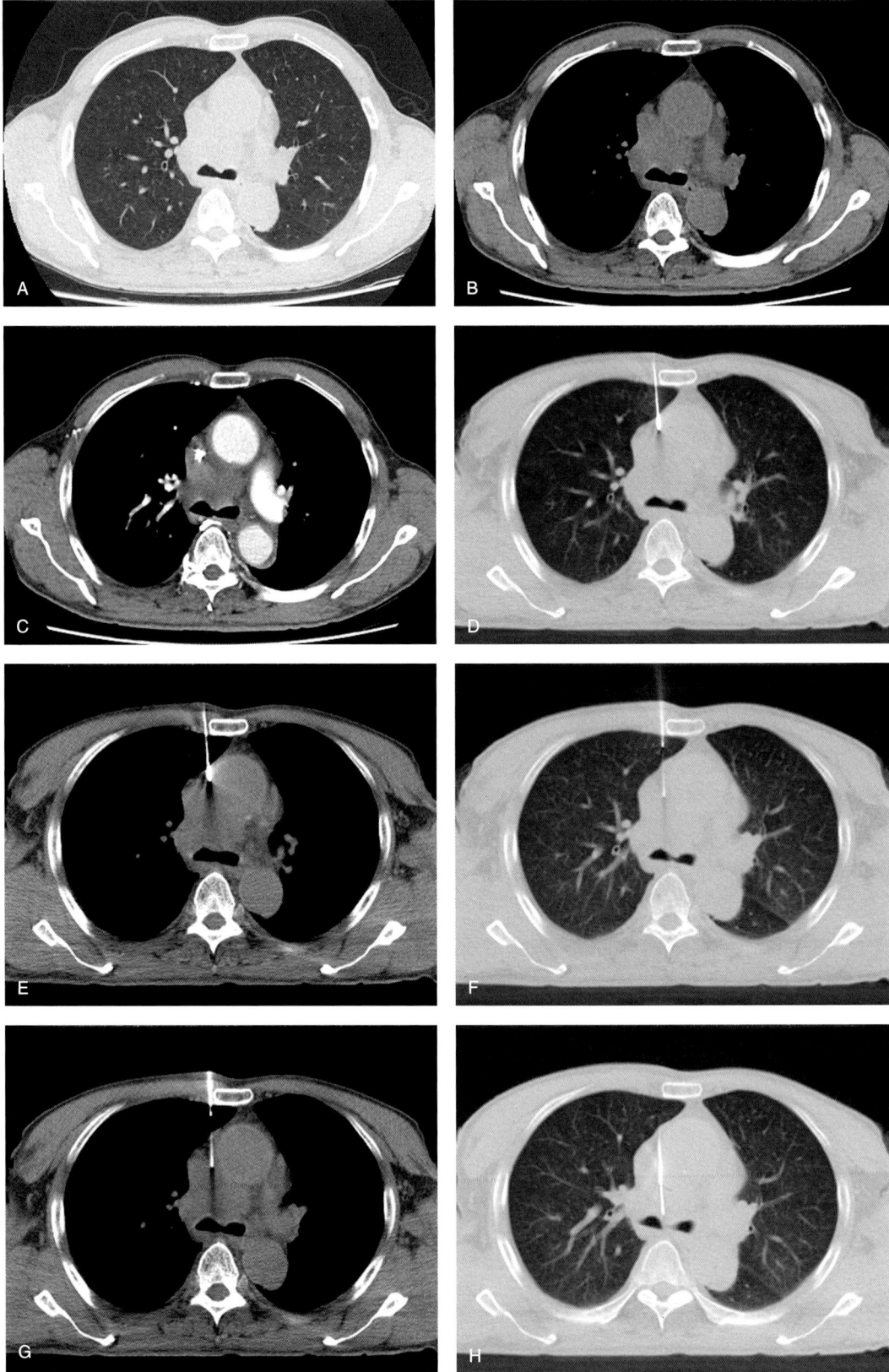

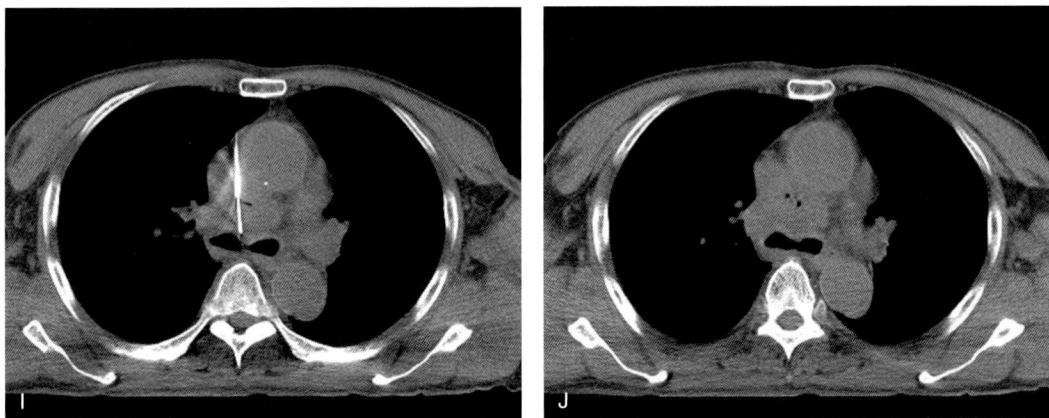

图 3-1-2　经肺入路纵隔 4R 区肿大淋巴结穿刺活检
A~C. 术前 CT 增强；D~J. 穿刺活检过程

≫　**病理结果：纵隔淋巴结穿刺活检组织考虑为恶性上皮性肿瘤，肺腺癌转移。**

【点评】

1. 病灶的特殊性　老年男性，中纵隔多发淋巴结肿大，大者位于 4R 区，外院 EBUS 活检病理不明确。该病灶位置特殊，前方为升主动脉、上腔静脉，双侧为肺门血管，后方为食管、气管、胸主动脉及胸椎等重要结构遮挡，无明确常规穿刺入路，穿刺活检可能存在内乳动静脉、主动脉、上腔静脉、气管等重要结构损伤致纵隔大出血、血胸、咯血等严重并发症。

2. 应对策略及穿刺技巧　本病例穿刺路径设计尤其关键。穿刺路径采用胸骨旁经主动脉及上腔静脉间隙入路活检纵隔 4R 区病变，先采用同轴套管针固定于胸骨旁皮肤避开内乳动静脉，经肺穿刺逐步进针至纵隔主动脉 - 上腔静脉间隙前方，顺血管间隙方向行"钝针技术"分离。"钝针技术"指同轴套管针穿刺邻近危险部位时，拔出或回退锐利的同轴针芯，采用相对圆钝的外套管或插入配套钝性的同轴针芯顺势缓慢捻针、进针，减少及避免邻近重要脏器的损伤，一般多用于狭小的大血管间隙及肠间隙等位置穿刺。该病例穿刺期间重复 CT 扫描确保穿刺针进针角度及深度准确，确保同轴套管针精准地穿过上腔静脉与主动脉间隙。活检取材时同轴套管针前端需越过大血管后壁后再行活检取材，同时需密切关注穿刺深度，以确保活检的安全性，避免因操作过程的误差导致穿刺针深度的变化。该病例对纵隔解剖、穿刺器械的选择及穿刺技巧要求极高，难度极大，需具备丰富纵隔穿刺经验的医师才能完成。

病例 35　男性，71 岁，经肺入路纵隔 6 区肿大淋巴结穿刺活检

【术前计划】活检前胸部 CT 平扫＋增强：纵隔 6 区见一肿大淋巴结，大小约 3.3cm×2.6cm，增强扫描病灶中央坏死，边缘呈不均匀强化。穿刺路径拟行前入路胸骨旁经肺平行主动脉弓穿刺活检。患者取仰卧位，穿刺点定位于胸骨旁皮肤，靶皮距约 6.6cm，建立穿刺通道后拟使用半自动活检装置（图 3-1-3A~C）。

【操作过程】患者取仰卧位，标记皮肤进针点，消毒、铺巾，1% 利多卡因局部麻醉，以 17G 同轴套管针在 CT 引导下紧贴胸骨旁经肺逐步进针约 6.6cm 达纵隔 6 区淋巴结病灶内，拔出针芯，插入 18G 半自动活检针达病灶内活检。活检取材满意后拔出穿刺针，复扫全胸部 CT 未见明显气胸、出血等并发症（图 3-1-3D~G）。

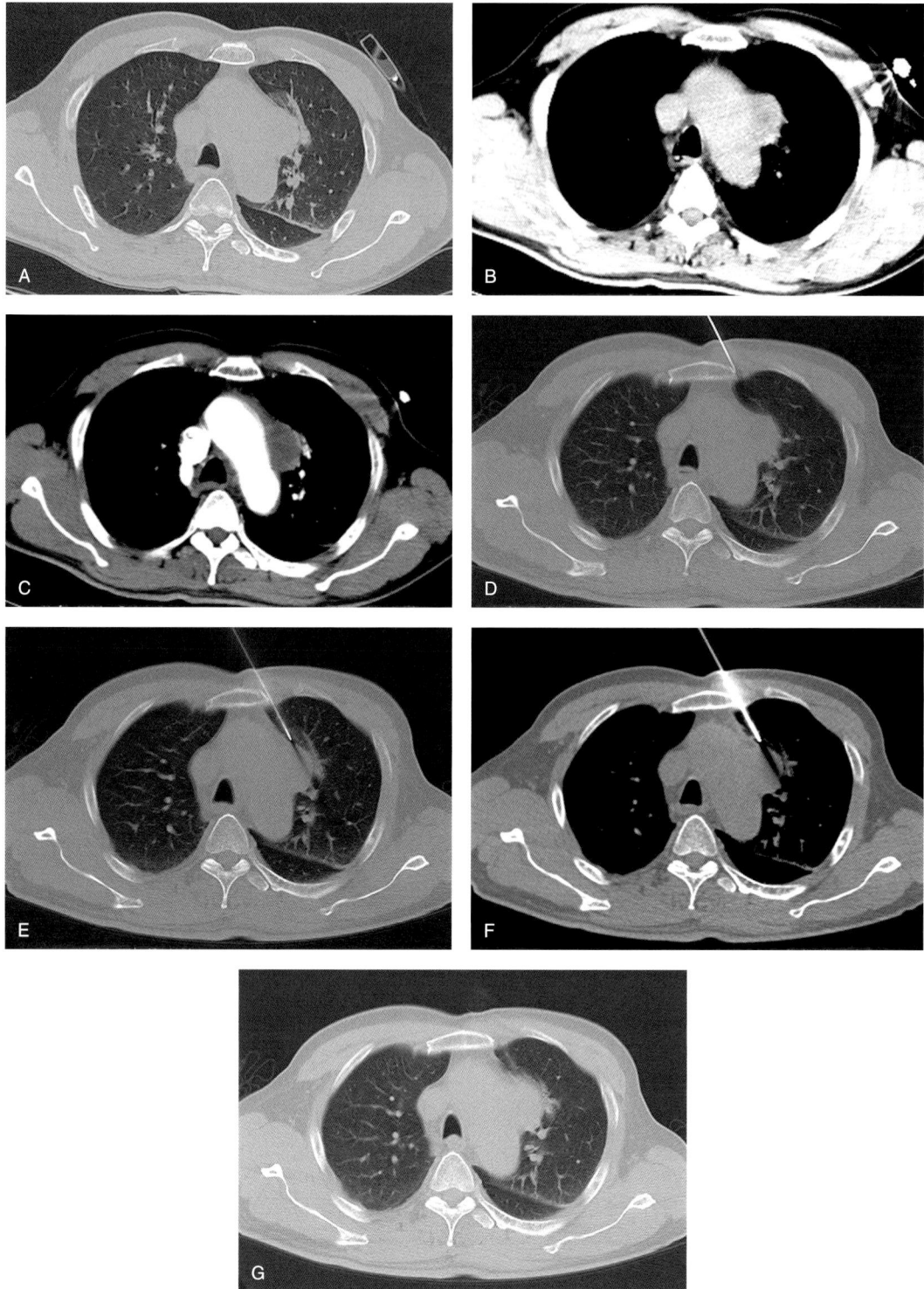

图 3-1-3   经肺纵隔 6 区肿大淋巴结穿刺活检
A~C. 术前 CT 平扫 + 增强；D~G. 穿刺活检过程

> **病理结果：纵隔淋巴结穿刺活检组织符合低分化鳞状细胞癌。**

【点评】

1. 病灶的特殊性　老年男性,纵隔 6 区淋巴结肿大,增强扫描病灶中央坏死,边缘呈不均匀强化。纵隔 6 区肿大淋巴结病灶前方为胸骨和内乳动静脉,内侧为主动脉弓,下方为肺动脉,外侧为肺组织。

穿刺活检存在内乳动脉、主动脉、肺门血管损伤致咯血、血气胸、纵隔血肿等严重并发症。

2. 应对策略及穿刺技巧 本病例采用胸骨旁经肺平行主动脉弓进针路径,先采用同轴套管针固定于胸骨旁皮肤,经胸骨与内乳动静脉间隙逐步进针至纵隔 6 区病灶旁,重复 CT 扫描确保穿刺针进针角度及深度准确,确保穿刺针与主动脉弓平行,活检病灶外缘避开中央坏死组织,同时要避免损伤肺门区血管及气管。

病例 36 女性,60 岁,经肺纵隔 7 区肿大淋巴结穿刺活检

【术前计划】术前胸部 CT 平扫 + 增强:纵隔见多发肿大淋巴结,大者位于 7 区及 10 区,大者大小约 2.6cm×2.3cm,增强扫描呈不均匀强化。拟行纵隔 7 区肿大淋巴结穿刺活检。穿刺入路拟选择后入路经右肺进针穿刺活检。患者取俯卧位,穿刺点定位于右侧胸椎旁皮肤,靶皮距约 9.6cm,建立穿刺通道后拟使用半自动活检装置(图 3-1-4A~D)。

【操作过程】患者取俯卧位,穿刺点体表标记,常规消毒、铺巾、局麻后,以 17G 同轴套管针在 CT 引导下逐步进针约 9.6cm 达纵隔 7 区肿大淋巴结病灶旁,拔出针芯,插入 18G 半自动活检针达病灶内,推出活检针切割槽不击发,再次扫描观察切割槽与病灶及血管、支气管的空间关系,位置满意后击发取材。活检取材满意后拔出穿刺针,复扫全胸部 CT 可见针道少许出血,未见气胸、血胸等并发症(图 3-1-4E~H)。

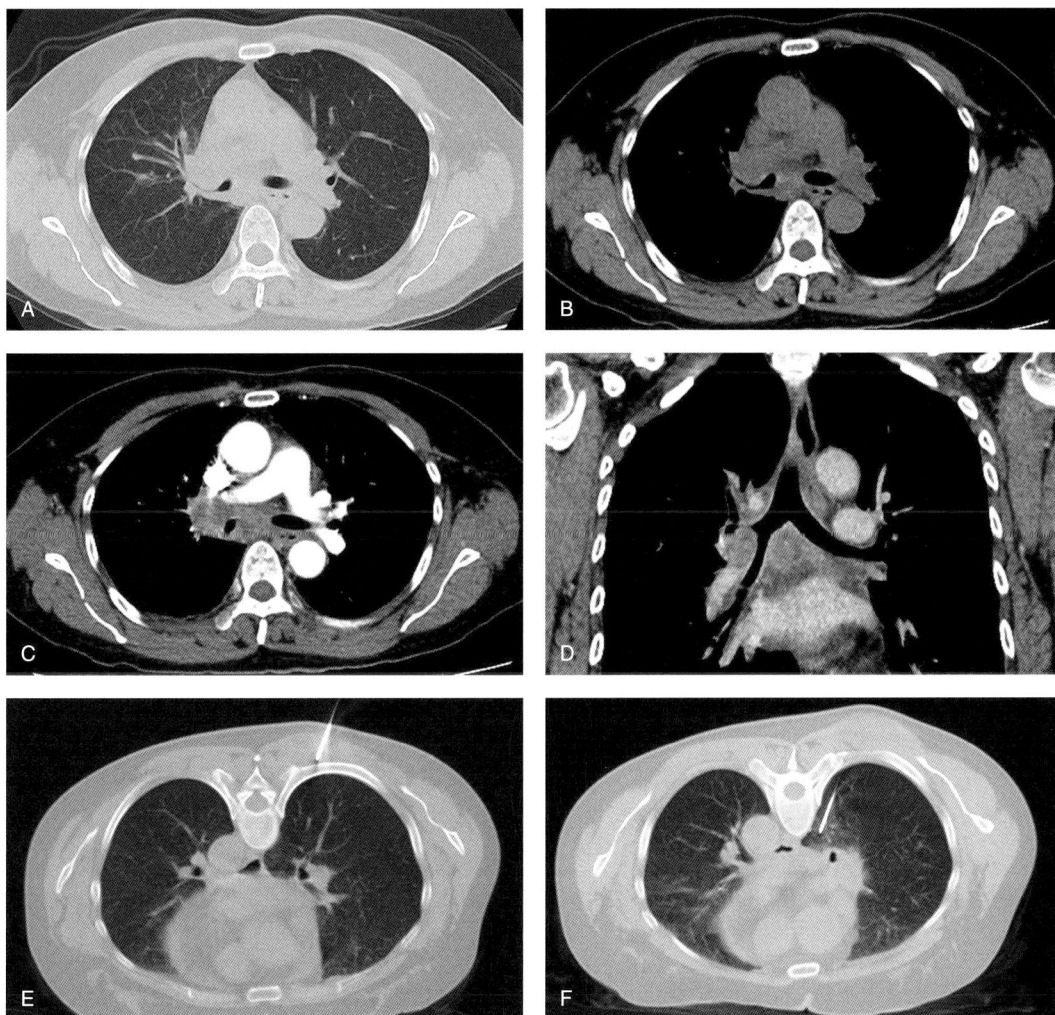

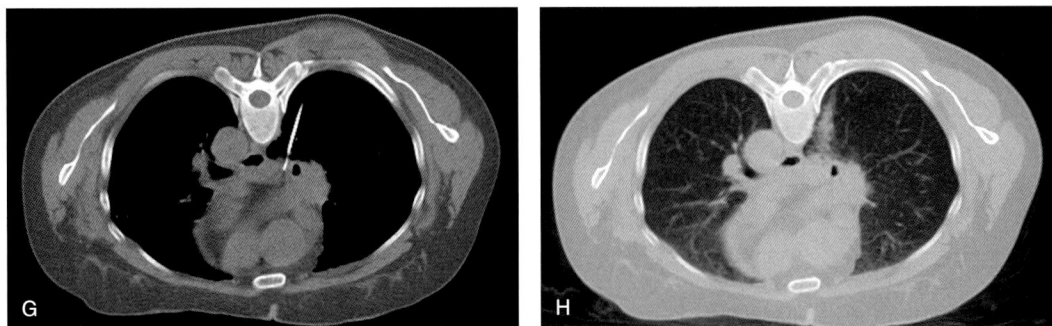

图3-1-4　经肺纵隔7区肿大淋巴结穿刺活检

A~D.术前胸部CT平扫+增强；E~H.穿刺活检过程

> **病理结果：纵隔淋巴结穿刺活检组织考虑转移性腺癌。**

【点评】

1. 病灶的特殊性　老年女性，纵隔见多发肿大淋巴结，以7区及10区为主，10区病变肺门血管、气管包绕，穿刺风险大，选择7区肿大淋巴结作为穿刺靶病灶。纵隔7区肿大淋巴病灶前方为肺动、静脉，内侧为食管和胸主动脉，外侧为肺门血管及气管，后方为胸椎和右肺组织，穿刺活检存在气胸、血胸、咯血、心包出血等并发症可能。

2. 应对策略及穿刺技巧　本病例采用胸椎旁经肺入路，由下一肋骨的上缘进针，必要时可行薄层扫描（1~2mm）更好地显示肋间血管以减少肋间血管穿刺损伤，重复CT扫描确保同轴套管针进针角度及深度准确，经肺建立穿刺通道后，拔出针芯，插入18G半自动活检针达病灶内活检，活检时需根据病灶大小选择合适的切割活检深度，避免损伤前方的心包。

第二节　非经肺入路纵隔病变穿刺活检术

纵隔解剖结构复杂，病灶常为心脏、大血管、肺、骨等组织遮挡，穿刺路径有限。对于严重肺气肿、肺大疱、常规经肺入路血管较丰富易出血、部分呼吸运动无法配合及无常规进针路径的患者，设计穿刺路径时，在保证安全、有效的前提下可优先考虑非经肺入路行纵隔病变穿刺活检。与经肺入路相比，非经肺入路穿刺损伤相对小，但是有时候操作较烦琐，需要一定技巧。

非经肺入路纵隔病变穿刺活检通常可采用经胸骨上、胸骨旁、盐水窗、经胸骨、经椎旁、经椎体、经椎间盘及人工气胸后经胸膜腔等穿刺入路达到活检目的。非经肺入路穿刺活检同样存在心脏、大血管、气管损伤等风险，严重者可导致胸腔大出血、大咯血、心脏压塞甚至窒息、死亡等并发症。同时一些特殊部位如心膈角、心包的病变，受呼吸运动及心脏搏动影响，穿刺活检风险大，对术者穿刺经验及技巧要求极高，行此类穿刺时术者需熟练掌握心包出血、心脏压塞等少见并发症的处理。掌握纵隔解剖、合理设计穿刺入路、胆大心细的操作实践是做好经皮纵隔病变穿刺活检的重要条件。

一、胸骨上入路纵隔病变穿刺活检术

（一）概述

胸骨上入路适用于上纵隔肿物的穿刺活检。上纵隔有胸腺、左、右头臂静脉、上腔静脉、主动脉弓及其三大分支、气管及食管等重要组织。

（二）穿刺要点

经胸骨上入路穿刺活检常取仰卧位,部分穿刺路径为非轴位倾斜进针,设计入路穿刺时需要有较强的三维空间想象能力或利用计算机三维重建软件,对穿刺路径的设计及术中引导起着重要作用。

（三）典型病例

病例 37 男性,66 岁,纵隔 1R 区肿大淋巴结穿刺活检

【术前计划】活检前颈部 CT 平扫＋增强:纵隔 1R 区见肿大淋巴结,范围约 2.6cm×2.3cm,呈不均匀环形强化,内可见坏死区。穿刺路径拟经颈外侧入路进针活检。患者取仰卧位,穿刺点定位于右锁骨上颈外侧皮肤,靶皮距约 2.2cm,拟使用同轴半自动活检装置（图 3-2-1A~C）。

【操作过程】患者取仰卧位,标记皮肤进针点,消毒、铺巾,1% 利多卡因局部麻醉,以 17G 同轴套管针在 CT 引导下逐步进针约 2.2cm 达纵隔 1R 区肿大淋巴结病灶内,拔出针芯,插入 18G 半自动活检针活检取材。取材满意后拔出穿刺针,复扫 CT 未见出血等并发症（图 3-2-1D~F）。

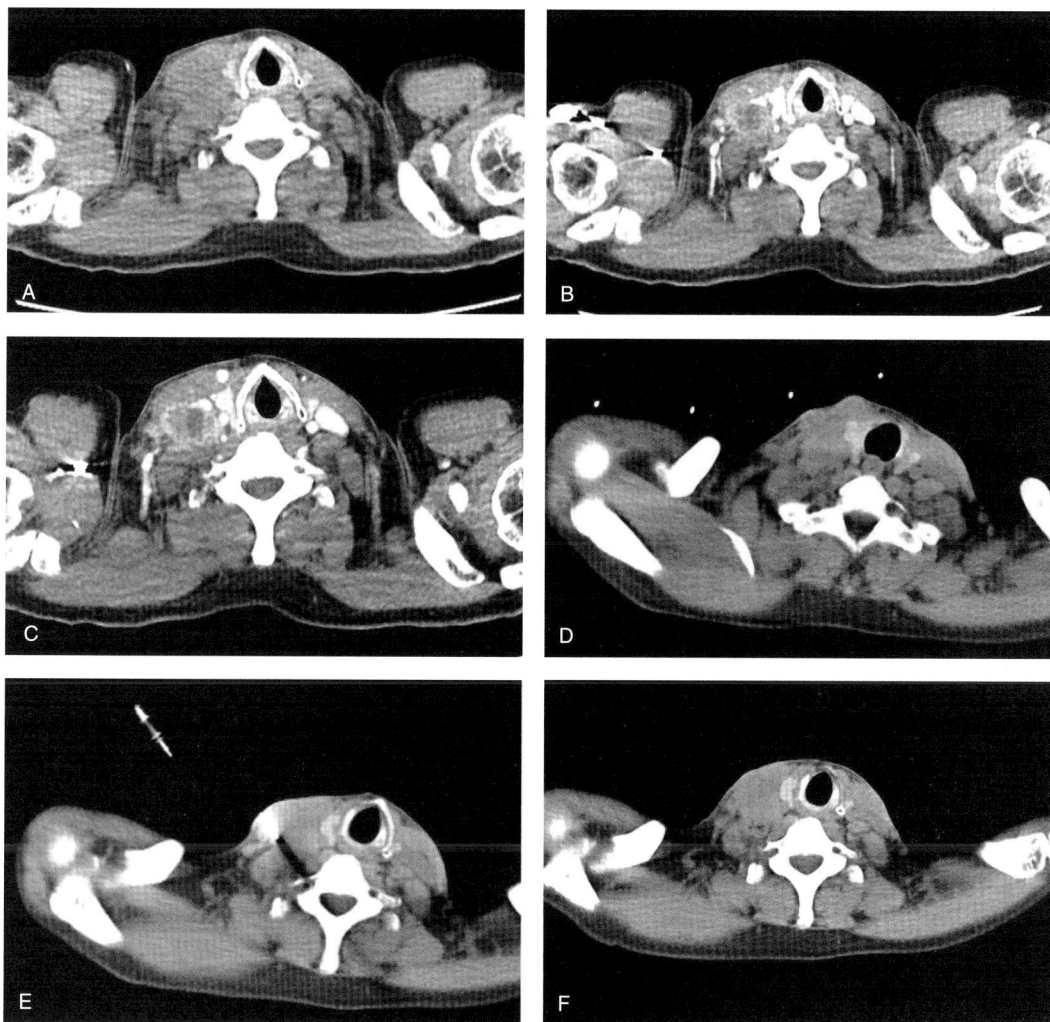

图 3-2-1 纵隔 1R 区肿大淋巴结穿刺活检
A~C. 术前 CT 平扫＋增强；D~F. 穿刺活检过程

> **病理结果：右锁骨上淋巴结穿刺活检组织符合转移性肺腺癌。**

【点评】

1. 病灶的特殊性　纵隔1R区肿大淋巴结，部分融合，内强化不均匀，可见无强化坏死区。纵隔1R区淋巴结前方为颈总动静脉，内侧为甲状腺右叶及气管，穿刺活检存在血管、气管损伤风险。

2. 应对策略及穿刺技巧　本病例采用经颈外侧入路避开前方的大血管，先以同轴针固定于颈外部皮下软组织，逐步进针避开右颈总动静脉达病灶外周强化区域活检。该病例需对颈根部CT解剖，尤其是血管解剖较为熟悉，同时需注意取材肿瘤活性区域。

病例 38　男性，56岁，经胸骨上入路纵隔2R区肿大淋巴结穿刺活检

【术前计划】活检前胸部CT平扫＋增强：纵隔2R区见肿大淋巴结，大小约1.6cm×1.5cm，增强呈不均匀环形强化，病灶中央坏死。已行EBUS活检提示病理取材少。穿刺路径拟采用非经肺胸骨上倾斜入路进针活检。患者取仰卧位，穿刺点定位于胸骨上方甲状腺前方皮肤，靶皮距约4.7cm，穿刺路径自头侧向足侧倾斜入路进针，同轴套管针建立穿刺通道后拟使用半自动活检装置（图3-2-2A～D）。

【操作过程】患者取仰卧位，标记皮肤进针点，消毒、铺巾，1%利多卡因局部麻醉，以17G同轴套管针在CT引导下自头侧向足侧斜行进针，多次扫描保证进针方向及角度准确，同轴针突破皮下组织达血管间隙后，采用"钝针技术"，回退锐利的同轴套管针针芯，以相对圆钝的同轴外套管钝性分离进针，逐步越过头臂干、头臂静脉，达纵隔2R区肿大淋巴结内，拔出针芯，插入18G半自动活检针，推出活检针切割槽不击发，复扫CT，位置满意后击发取材。活检取材满意后拔出穿刺针，复扫胸部CT未见气胸、出血等并发症（图3-2-2E～J）。

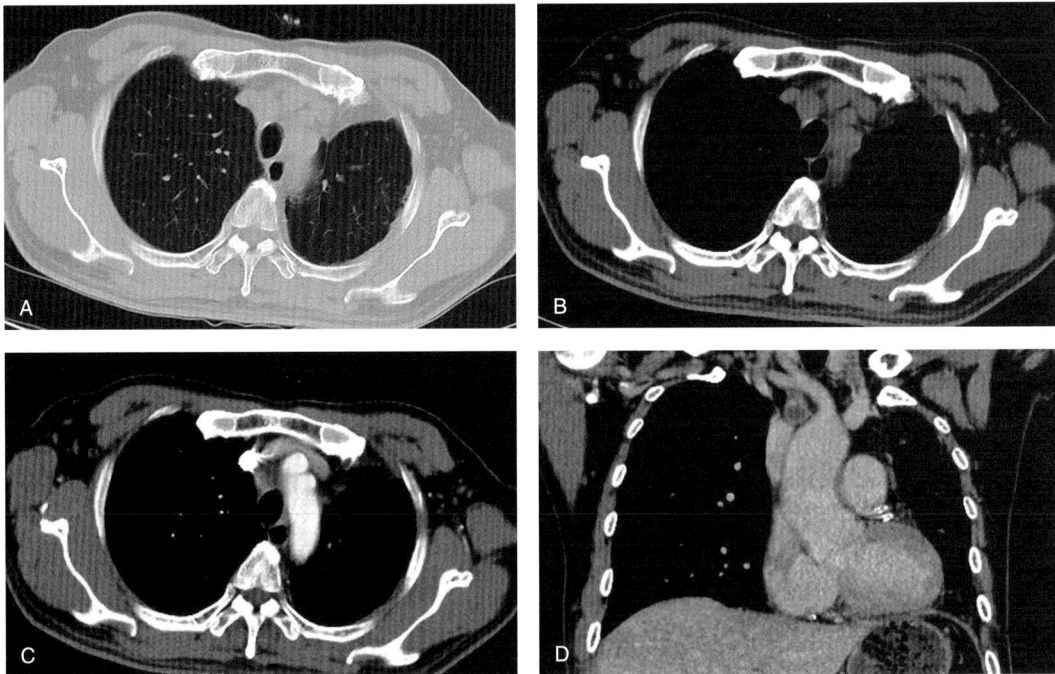

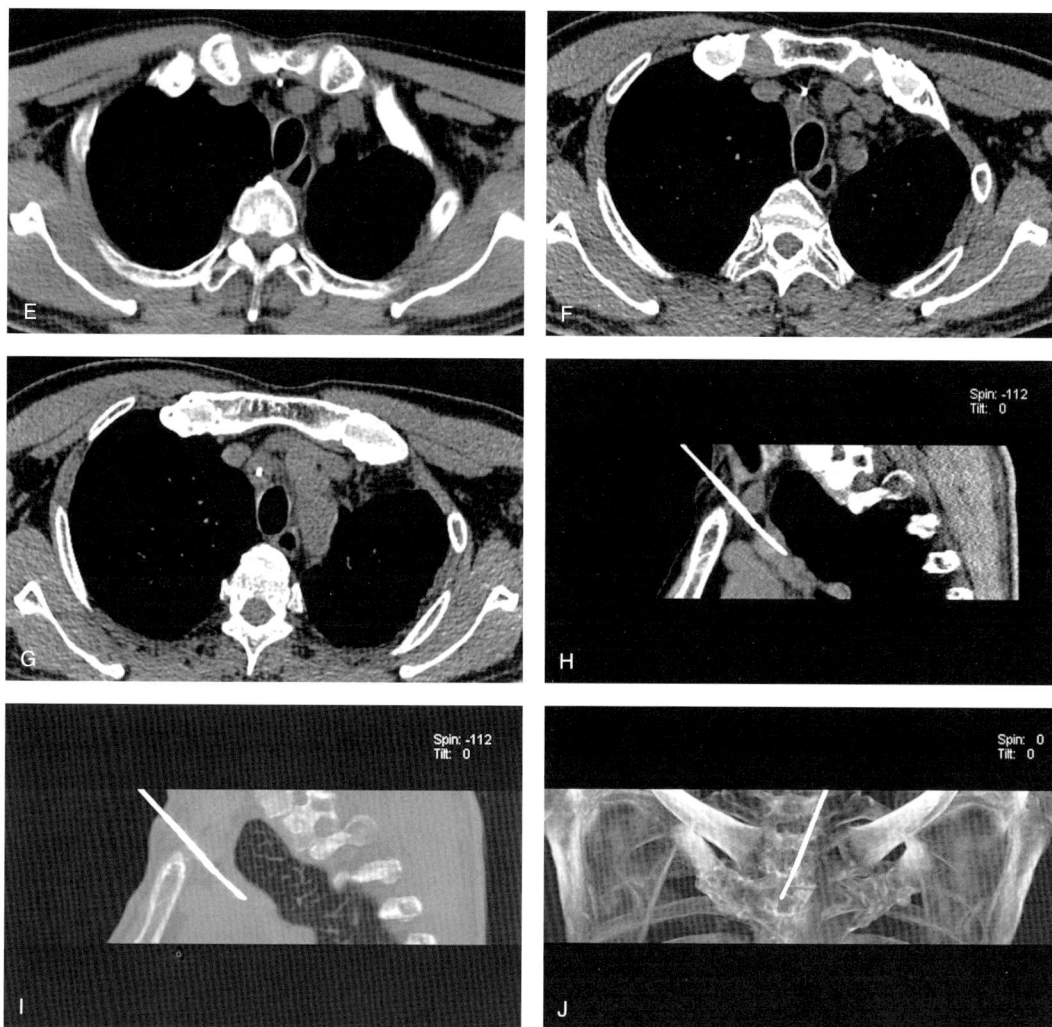

图 3-2-2　经胸骨上入路纵隔 2R 区肿大淋巴结穿刺活检
A~D. 术前 CT 增强；E~G. 穿刺活检过程；H~J. 三维重建

> **病理结果：纵隔淋巴结穿刺活检组织符合转移性腺癌，考虑肺来源。**

【点评】

1. 病灶的特殊性　中年男性，纵隔 2R 区肿大淋巴结，增强呈不均匀环形强化，EBUS 活检提示病理取材少。纵隔 2R 区肿大淋巴结前方为胸骨和左头臂静脉，外侧为右头臂静脉，上方为头臂干，内侧为主动脉弓，后方为气管，右后方为肺组织，病灶位置深在，周边血管包绕，轴位进针路径似乎只有右后方过肺长入路进针或经胸骨钻孔进针活检，穿刺活检存在气胸、血胸及大血管损伤等风险。

2. 应对策略及穿刺技巧　本病例采用非经肺胸骨上倾斜入路进针活检，该入路为非轴位进针，入路设计较难，设计入路时可凭经验和三维空间想象能力选择头足侧的倾斜角度和皮肤进针点，有条件的可利用三维重建软件或导航系统更加合理地设计穿刺路径，必要时可行术中增强扫描更好地显示血管解剖。穿刺时采用同轴套管针的"钝针技术"逐步捻针分离血管间隙，多次重复 CT 扫描确保进针角度及深度准确，避开路径上大血管。建立活检通道后，采用半自动活检针达病灶内活检，由于病灶小于 2cm 伴中央坏死，需严格把控活检针的深度及角度，不必完全推出切割槽，尽量取材病灶边缘活性部分。推开切割槽后需再次复扫 CT，以兼顾活检的有效性及安全性，避免严重并发症发生。本病例矢状位重建图像（图 3-2-2H）提示，活检针切割槽推开后位于该病灶后缘，活检路径上无血管。

二、胸骨旁入路纵隔病变穿刺活检术

(一) 概述

胸骨旁入路适用于前纵隔、中纵隔病变的穿刺活检。经胸骨旁入路常取仰卧位,前纵隔的前界为胸骨、肋骨、内乳动、静脉;前纵隔至中纵隔有胸腺或退化胸腺、心包、心脏、出入心脏的大血管根部、奇静脉弓等重要组织。

(二) 穿刺要点

该入路首先要避开内乳动、静脉,穿刺过程中如遇到胸膜外间隙狭小可能过肺穿刺时,可配合使用"盐水窗"——胸膜外注水技术拓宽穿刺入路后再避开正常肺组织后再行穿刺活检,避免经肺穿刺可能导致的并发症。

(三) 典型病例

病例 39 男性,50 岁,经胸骨旁纵隔 3A 区肿物穿刺活检

【术前计划】活检前胸部 CT 平扫 + 增强:右前上纵隔内见一分叶状软组织肿块影,大小约 6.2cm × 4.7cm,增强扫描呈不均匀强化。穿刺路径选择行胸骨旁非经肺进针活检。患者取仰卧位,穿刺点定位于右侧胸骨旁皮肤,靶皮距约 4cm,拟使用同轴半自动活检装置(图 3-2-3A~B)。

【操作过程】患者取仰卧位,标记皮肤进针点,消毒、铺巾、1% 利多卡因局部麻醉,以 17G 同轴套管针在 CT 引导下经胸骨旁非经肺逐步进针约 4cm 达右前纵隔病灶内,拔出针芯,插入 18G 半自动活检针达病灶内活检。活检取材满意后拔出穿刺针,复扫胸部 CT 未见明显气胸、出血等并发症(图 3-2-3C~F)。

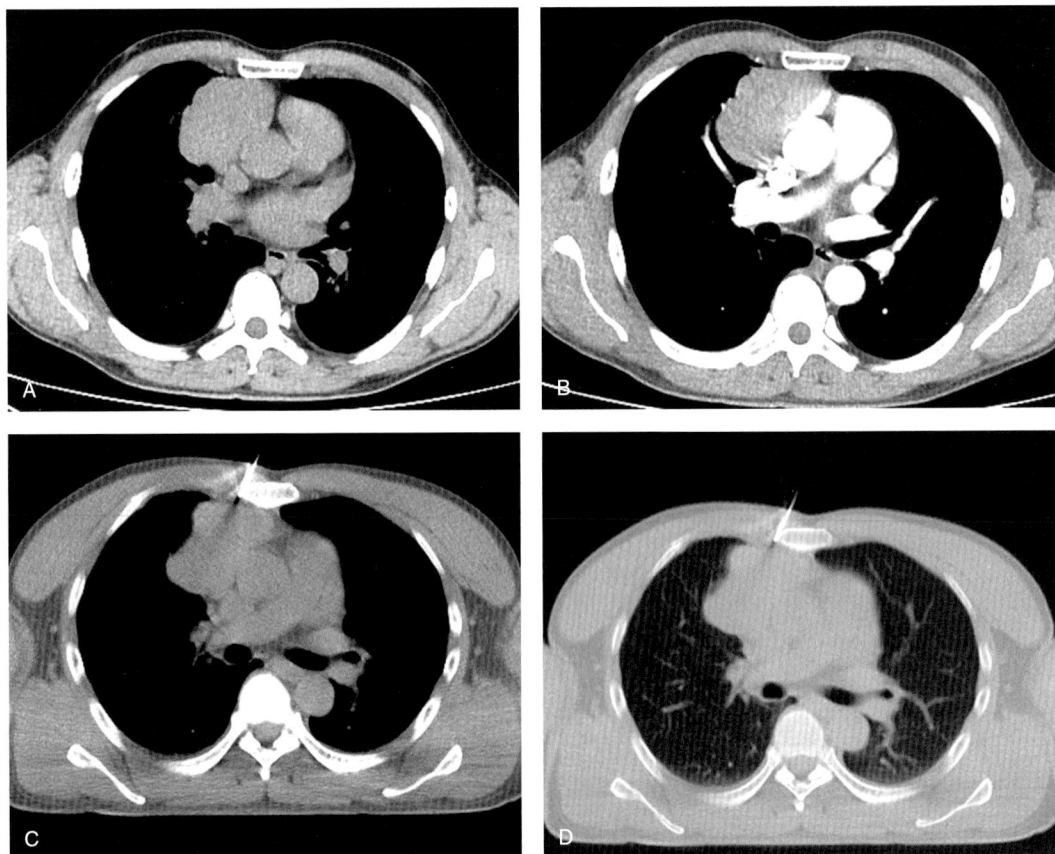

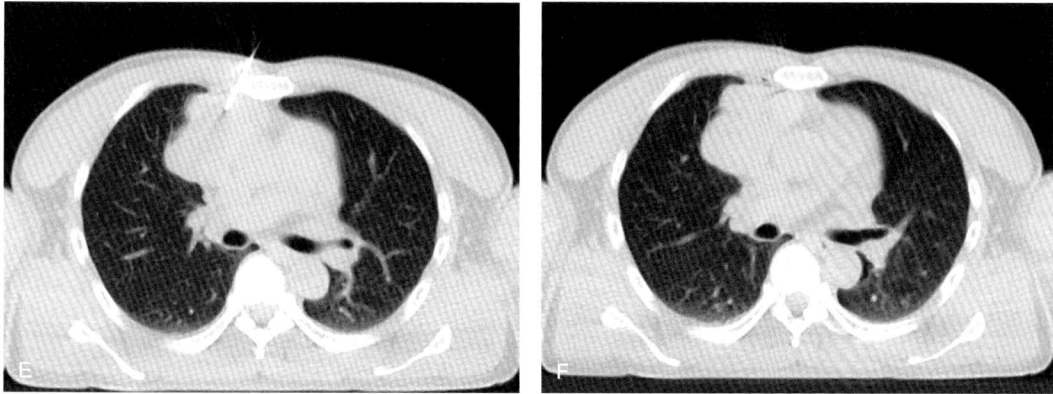

图 3-2-3　经胸骨旁纵隔 3A 区肿物穿刺活检
A~B. 术前 CT 增强；C~F. 穿刺活检过程

>>> **病理结果：纵隔病灶穿刺活检组织示 B3 型胸腺瘤。**

【点评】

1. 病灶的特殊性　中老年男性，纵隔 3A 区一分叶状软组织肿块，病灶前方为胸骨、内乳动静脉，右侧方为正常肺组织，内后方为大血管。穿刺活检存在气胸、内乳动静脉损伤等风险。

2. 应对策略及穿刺技巧　本病例采用胸骨旁非经肺入路，先采用同轴套管针固定于胸骨旁皮肤，紧贴胸骨侧进针以避开内乳动静脉及正常肺组织，沿平行大血管走行方向穿刺进入病灶内活检。内乳动静脉往往位于胸骨旁，距胸骨仅数毫米间隙，需准确分辨该血管走行，穿刺时避免损伤，如该血管紧贴胸骨遮挡穿刺路径，也可以用"盐水窗"技术挤开血管、扩大穿刺通道。

病例 40　男性，47 岁，经胸骨旁纵隔 3A~5 区肿物穿刺活检

【术前计划】活检前胸部 CT 平扫＋增强：前 - 中纵隔偏左侧 3A~5 区见团块状软组织肿块影，密度不均匀，范围约 7.5cm×4.8cm，增强呈不均匀强化。穿刺路径拟行胸骨旁非经肺入路进针活检。患者取仰卧位，穿刺点定位于胸骨旁皮肤，靶皮距约 4.2cm，拟使用同轴半自动活检装置（图 3-2-4A~C）。

【操作过程】患者取仰卧位，标记皮肤进针点，消毒、铺巾、1% 利多卡因局部麻醉，以 17G 同轴套管针在 CT 引导下逐步进针，避开内乳动静脉及含气肺组织后达纵隔病灶内，退出针芯，插入 18G 半自动活检针达纵隔病灶内，推出活检针切割槽不击发，再次复扫 CT，位置满意后击发取材。活检取材满意后拔出穿刺针，复扫胸部 CT 未见明显气胸、出血等并发症（图 3-2-4D~H）。

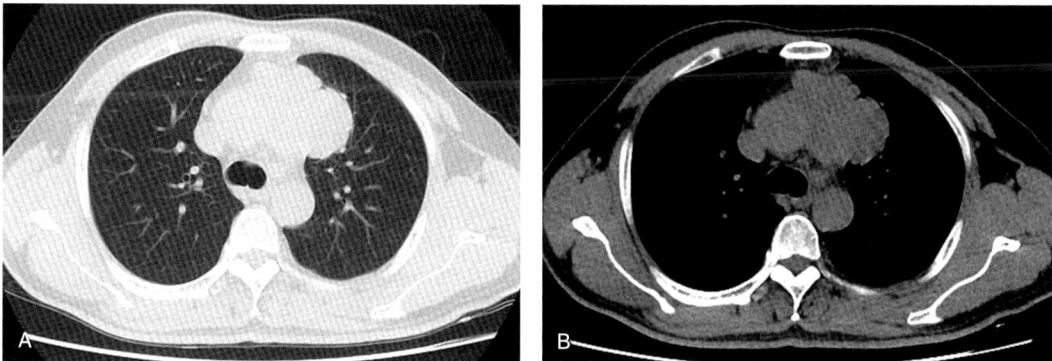

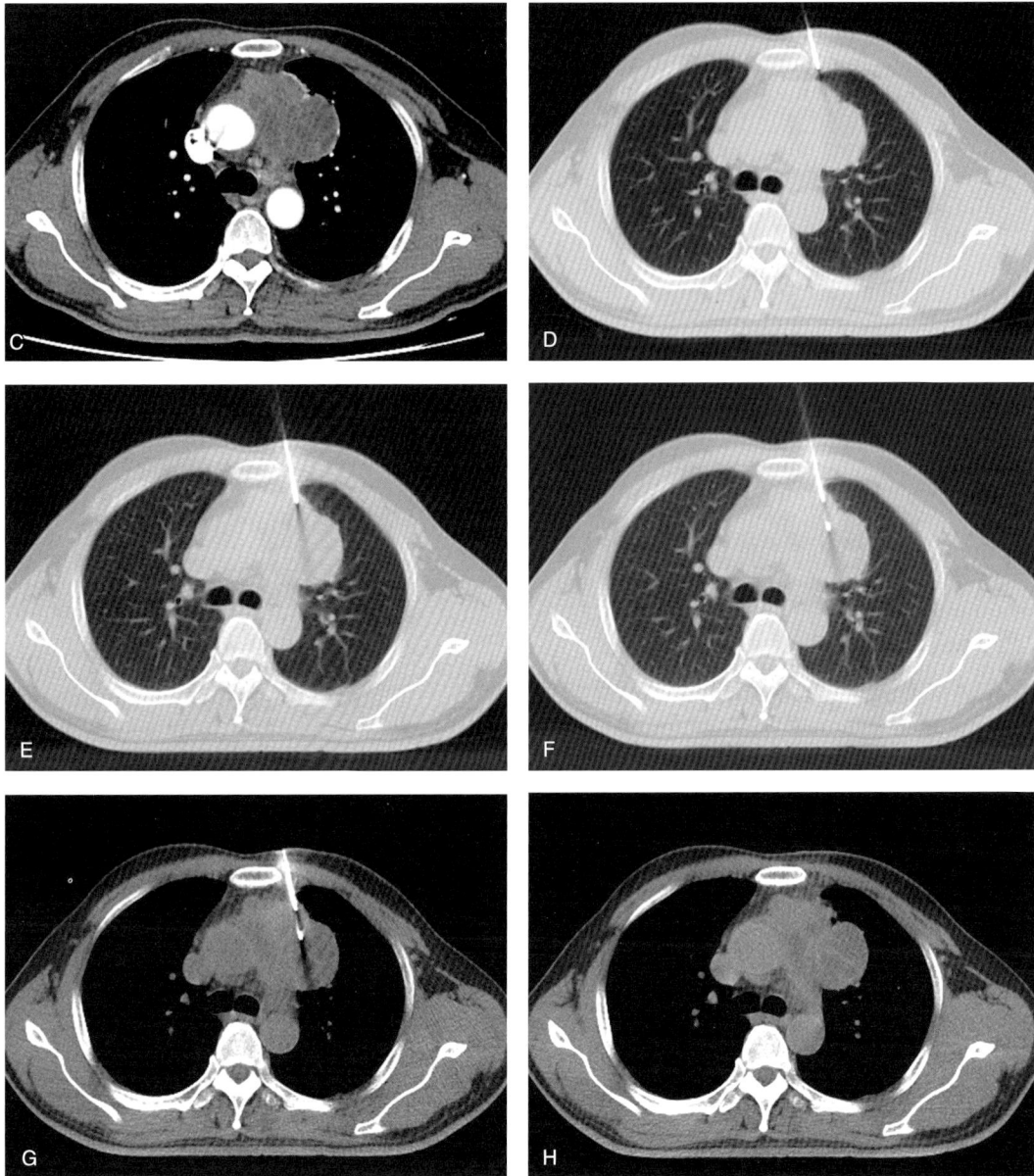

图 3-2-4 经胸骨旁纵隔 3A~5 区肿物穿刺活检
A~C. 术前 CT 增强；D~H. 穿刺活检过程

> **病理结果**：纵隔穿刺活检组织示恶性上皮性肿瘤，非典型类癌可能。

【点评】

1. 病灶的特殊性 患者中年男性，纵隔 3A~5 区团块状软组织肿块，病灶内坏死较多，病灶前方为胸骨、内乳动脉，内侧和后方为主动脉，外侧为肺组织，经肺穿刺简单易行，存在经肺穿刺相关并发症发生概率。非经肺经胸骨旁入路穿刺，穿刺活检存在内乳动静脉损伤的风险。同时该病灶较大伴大量坏死，活检时应结合增强图像，避免活检坏死组织。

2. 应对策略及穿刺技巧 本病例采用胸骨旁非经肺入路，经穿刺点皮肤逐步进针，紧贴胸骨外侧避开内乳动静脉及外侧含气肺组织，进入活检靶区。建立穿刺通道后，拔出针芯，插入 18G 半自动活检针，推出切割槽后扫描，与术前增强扫描图像对照，确认活检组织为强化的肿瘤活性部分，以提高活检病理的阳性率。

病例 41 女性,32 岁,经胸骨旁纵隔 6 区肿物穿刺活检

【术前计划】活检前胸部 CT 平扫 + 增强:前纵隔 6 区占位,大小约 2.4cm×1.6cm,增强呈轻度强化。穿刺路径拟行非经肺胸骨旁进针活检。患者取仰卧位,穿刺点定位于左侧胸骨旁皮肤,靶皮距约 5.9cm,拟使用同轴半自动活检装置(图 3-2-5A~C)。

【操作过程】患者取仰卧位,标记皮肤进针点,消毒、铺巾、1% 利多卡因局部麻醉,以 17G 同轴套管针在 CT 引导下经胸骨旁平行主动脉弓走行方向逐步进针约 5.9cm 达前纵隔病灶内,推出活检针切割槽不击发,复扫 CT,位置满意后击发取材。活检取材满意后拔出穿刺针,复扫全胸部 CT 未见明显气胸及出血等并发症(图 3-2-5D~H)。

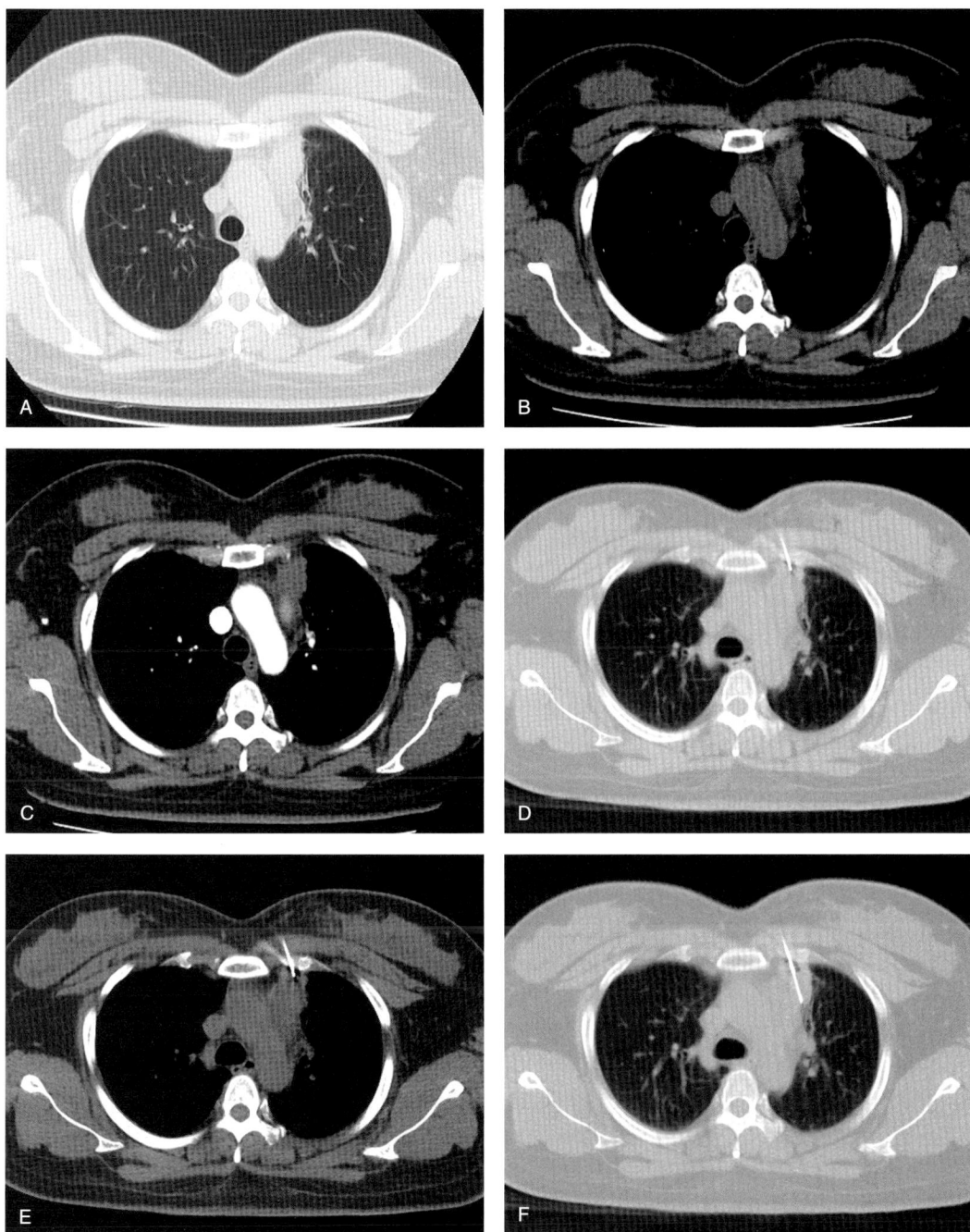

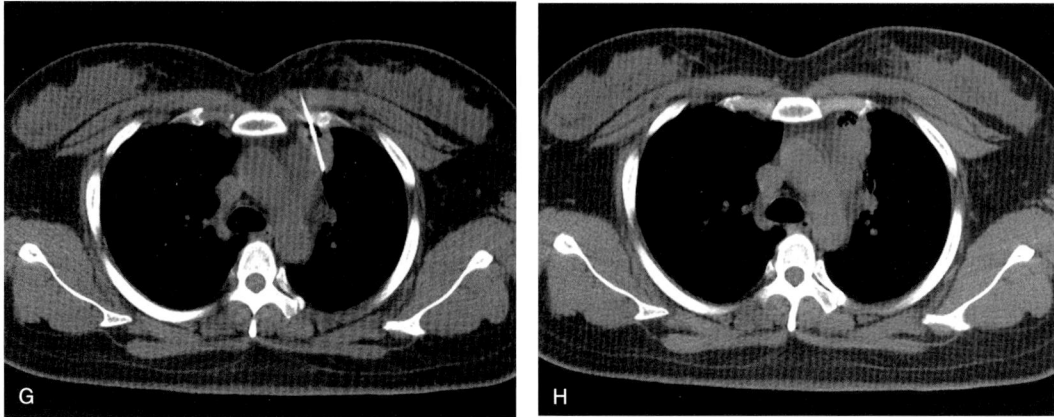

图 3-2-5　经胸骨旁纵隔 6 区肿物穿刺活检
A~C. 术前 CT 增强；D~H. 穿刺活检过程

> **病理结果：纵隔穿刺活检组织示肉芽肿性炎症。**

【点评】

1. 病灶的特殊性　年轻女性，前纵隔 6 区占位，大小约 2.4cm×1.6cm，增强扫描呈轻度强化。病灶前方为胸骨和内乳动静脉，内侧为主动脉弓，下方为肺动脉，外侧为肺组织。穿刺活检存在内乳动静脉以及主动脉、肺动脉等大血管损伤概率。

2. 应对策略及穿刺技巧　本病例采用非经肺胸骨旁入路，先采用同轴针固定于胸骨旁皮肤，经内乳动静脉外缘避开含气肺组织，同时平行主动脉弓走行方向逐步进针到达靶病灶后再行活检。

病例 42　男性，73 岁，经胸骨旁"盐水窗"辅助下纵隔 6 区肿大淋巴结穿刺活检

【术前计划】活检前胸部 CT 平扫 + 增强：纵隔内见多组肿大淋巴结，大者位于 6 区，范围约 3.3cm×1.8cm，增强扫描呈中度强化。穿刺路径拟行经胸骨旁进针活检。患者取仰卧位，穿刺点定位于胸骨左旁皮肤，靶皮距约 4.4cm，拟使用同轴半自动活检装置（图 3-2-6A~C）。

【操作过程】患者取仰卧位，标记皮肤进针点，消毒、铺巾，1% 利多卡因局部麻醉，以 5ml 局麻注射器紧贴胸骨左旁逐步进针约 1.5cm 达左侧胸膜外间隙后，注入生理盐水 20ml 拓宽穿刺通道，改以 17G 同轴套管针在 CT 引导下逐步进针约 4.4cm 经拓宽针道非经肺入路达纵隔病灶前缘，复扫 CT 示同轴套管针针尖邻近主动脉弓，将同轴针尖略向外瓣后推出活检针切割槽不击发，复扫 CT，位置满意后击发取材。活检取材满意后拔出穿刺针，复扫全胸部 CT 未见明显气胸、出血等并发症（图 3-2-6D~I）。

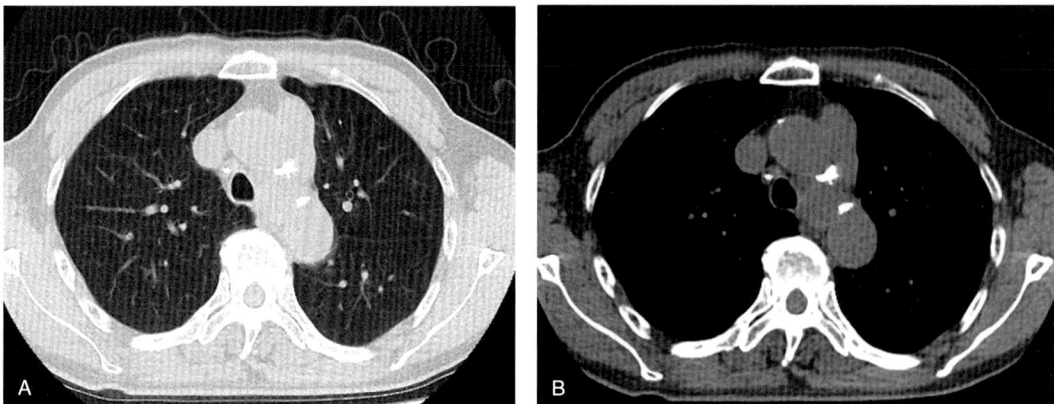

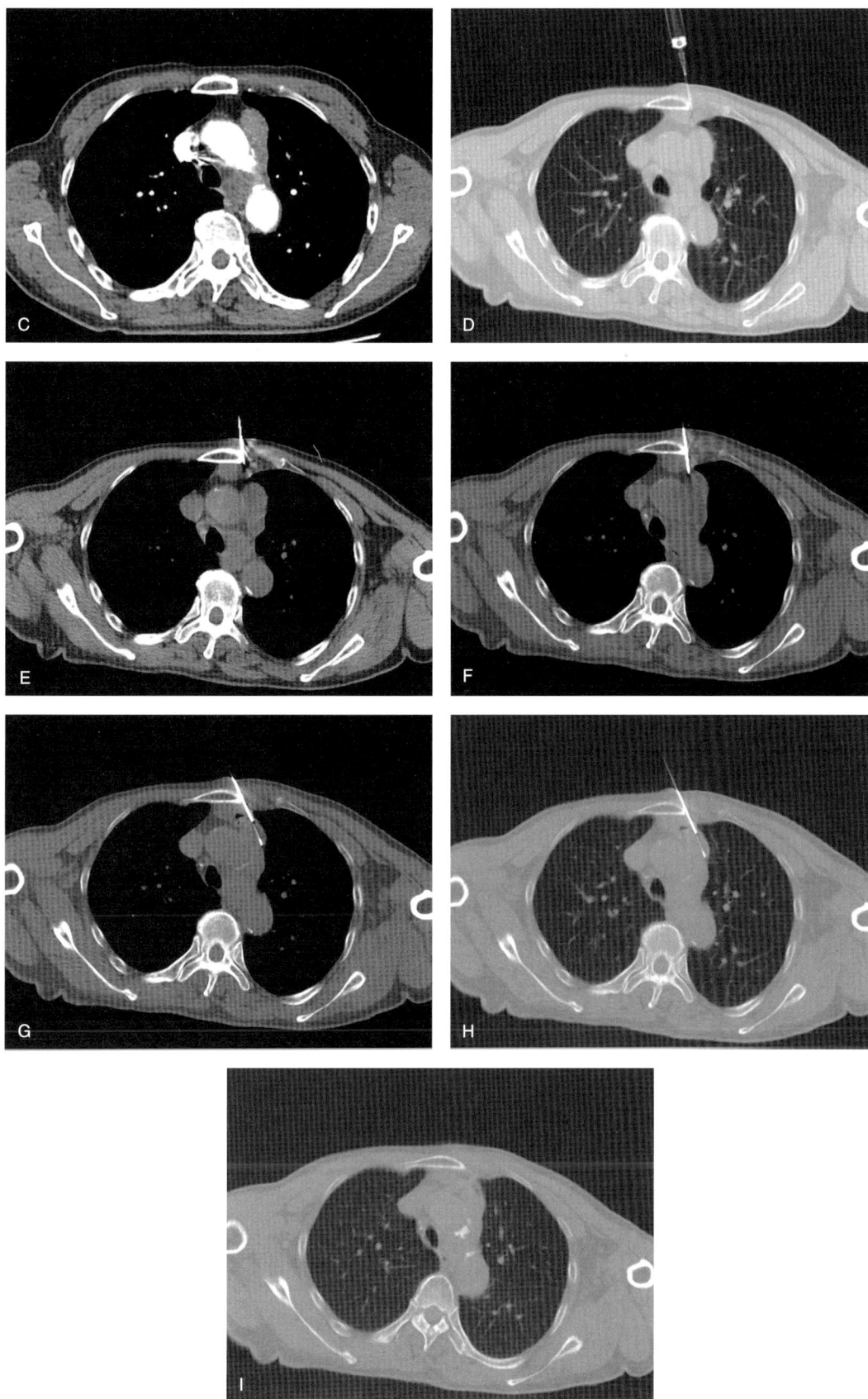

图 3-2-6　经胸骨旁"盐水窗"辅助下纵隔 6 区肿大淋巴结穿刺活检
A~C. 术前胸部 CT 平扫 + 增强；D. "盐水窗"技术辅助；E~I. 穿刺活检过程

> **病理结果：纵隔淋巴结穿刺活检组织符合鳞状细胞癌。**

【点评】

1. 病灶的特殊性　老年男性，纵隔 6 区肿大淋巴结，大小约 3.3cm×1.8cm。病灶前方为胸骨和内乳动静脉，内侧为主动脉弓，下方为肺动脉，外侧为肺组织。穿刺活检存在气胸、血胸、内乳动静脉、主动脉及肺动脉等大血管损伤概率。

2. 应对策略及穿刺技巧　本病例采用非经肺胸骨旁入路，为避开针道前方的含气肺组织，采用"盐水窗"辅助技术。先以 5ml 局麻注射器紧贴胸骨左旁进针达胸膜外间隙，注入生理盐水分离拓宽穿刺通道压缩针道上含气肺组织，复扫针道暴露满意后，再以同轴套管针避开内乳动静脉、肺组织，平行主动脉弓走行方向，逐步进针到达目标病灶内。穿刺到纵隔 6 区病灶前缘后，活检针道邻近主动脉弓，利用同轴套管针易于调整活检角度的优势，适当外掰同轴针尖方向后再推开切割槽后活检。该病例亦可采用经胸骨入路避开正常肺组织进针，但操作较"盐水窗"技术烦琐。本病例联合"盐水窗"辅助技术及同轴套管针优势，取得满意的效果。

三、经椎旁入路纵隔病变穿刺活检术

（一）概述

经椎旁入路通常用于后纵隔肿物的穿刺活检。经椎旁入路常取俯卧位，后纵隔后界为脊柱、后肋、肋间动 / 静脉及神经根等结构。后纵隔有食管、胸主动脉、奇静脉、半奇静脉、副半奇静脉、胸导管等重要组织。经椎旁入路穿刺活检亦存在气胸、血胸、食管、胸导管及大血管损伤等风险，穿刺前需充分评估风险并做好并发症应急预案。

（二）穿刺要点

穿刺进针过程需避免损伤血管、食管等结构，必要时可利用"钝针技术"对危险脏器周边间隙结构进行钝性分离，同时进针过程注意组织间隙走行方向，顺势而为。术中如遇穿刺入路狭窄可配合"盐水窗"辅助技术拓宽安全穿刺通道。

（三）典型病例

病例 43 男性，53 岁，经椎旁"盐水窗"辅助后纵隔 8 区肿物穿刺活检

【术前计划】活检前胸部 CT 平扫 + 增强：食管癌术后，右侧胸腔胃，后纵隔 8 区见团块状软组织肿块，内密度不均，增强呈不均匀强化，中央见坏死区，包绕胸主动脉、肺门血管及右侧胸腔胃，大小范围约 5.2cm×5.3cm。穿刺路径拟行后入路非经肺经椎旁进针活检。患者取俯卧位，穿刺点定位于左侧胸椎旁皮肤，靶皮距约 8.0cm，拟使用同轴半自动活检装置（图 3-2-7A~C）。

【操作过程】患者取俯卧位，标记皮肤进针点，消毒、铺巾、1% 利多卡因局部麻醉，以 17G 同轴套管针在 CT 引导下逐步进针至胸膜外间隙，采用"盐水窗"辅助技术压缩针道上正常肺组织，于胸膜外间隙注入约 20ml 生理盐水拓宽穿刺针道，缓慢进针至胸主动脉与椎体旁间隙，采用"钝针技术"，退出同轴针芯至套管内，缓慢钝性分离进针，避免损伤胸主动脉。当同轴针尖深度超出胸主动脉前壁达纵隔 8 区病灶后，再推出活检针切割槽不击发，再次扫描观察切割槽与病灶及邻近心脏、大血管的空间关系，位置满意后击发取材。活检取材满意后拔出穿刺针，复扫胸部 CT 未见明显气胸、出血、心包损伤等并发症（图 3-2-7D~H）。

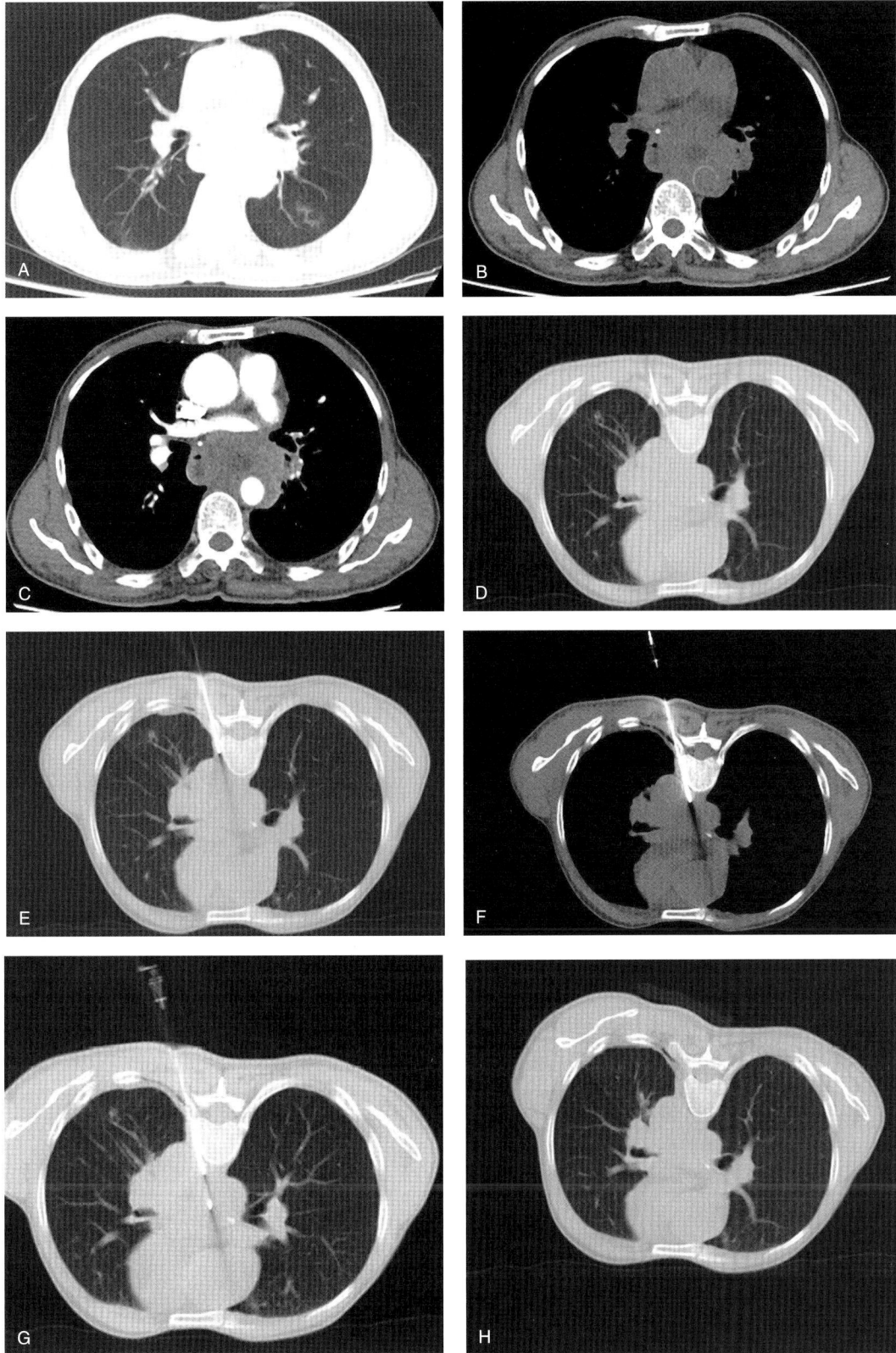

图 3-2-7　经椎旁"盐水窗"辅助后纵隔 8 区肿大淋巴结穿刺活检

A~C. 术前 CT 平扫＋增强；D~H. 穿刺活检过程

>> **病理结果：纵隔肿物穿刺活检组织符合中分化鳞状细胞癌，结合临床病史，考虑食管来源可能性大。**

【点评】

1. 病灶的特殊性 中老年男性，食管癌术后，后纵隔8区肿物，增强后呈不均匀强化。病灶前方为心脏及大血管，后方为胸椎，右侧方为胸腔胃，左侧方为肺门血管，穿刺活检存在胸腔胃损伤、肺部、心脏及大血管损伤概率，无常规的安全进针入路，同时病灶中央坏死，穿刺活检难度大，风险高、阳性率低。

2. 应对策略及穿刺技巧 本病例巧妙的采用经椎旁"盐水窗"技术辅助拓宽非经肺穿刺通道避免损伤正常肺组织，再采用同轴套管针的"钝针技术"钝性分离胸主动脉与胸椎旁间隙避免损伤胸主动脉，同时在同轴套管针深度超过胸主动脉前壁后，严格把控半自动活检枪推针深度后再次扫描，确保安全后进行切割活检，避免前方心脏损伤。该病例对纵隔解剖熟悉程度、穿刺路径设计及穿刺技巧要求较高，巧妙运用"盐水窗"技术和"钝针分离"辅助技术，该病例在纵隔穿刺中需要较强综合应用能力。本例亦可采用经椎体路径活检，但操作更为烦琐。

病例44 女性，67岁，经胸椎旁后纵隔8~9区肿物穿刺活检

【术前计划】活检前胸部CT平扫+增强：后纵隔8~9区见团块状软组织肿块，大小约7.7cm×5.0cm，增强扫描呈较均匀强化。穿刺路径拟行非经肺椎旁进针入路活检。患者取俯卧位，穿刺点定位于胸椎左旁皮肤，靶皮距约5.3cm，拟使用同轴半自动活检装置（图3-2-8A~C）。

【操作过程】患者取俯卧位，标记皮肤进针点，消毒、铺巾，1%利多卡因局部麻醉，以17G同轴套管针在CT引导下沿椎旁逐步进针约5.3cm达后纵隔病灶内，再插入18G半自动活检针击发取材。活检取材满意后拔出穿刺针，复扫全胸部CT未见明显气胸、出血等并发症（图3-2-8D~F）。

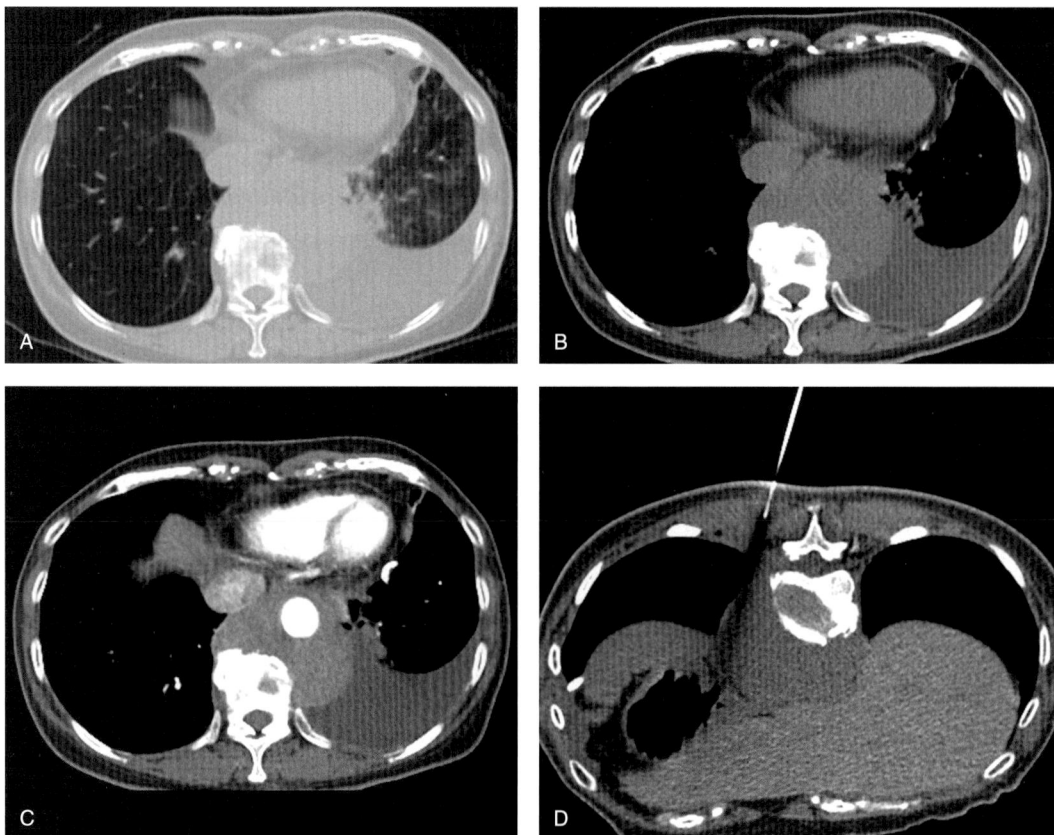

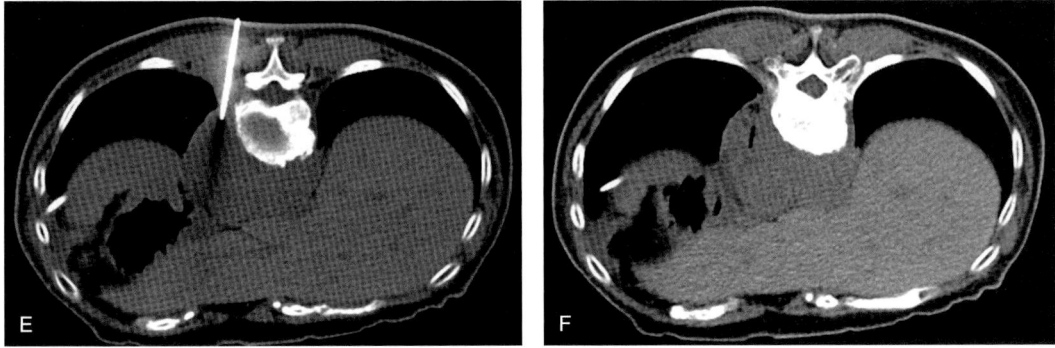

图 3-2-8　经胸椎旁后纵隔 8~9 区肿物穿刺活检
A~C. 术前 CT 增强；D~F. 穿刺活检过程

>> **病理结果：后纵隔肿物穿刺活检组织符合小 B 细胞淋巴瘤。**

【点评】

1. 病灶的特殊性　老年女性，后纵隔 8~9 区肿物，增强呈中度均匀强化。该病灶较大，包绕胸主动脉生长，穿刺时存在大血管损伤、气胸、椎旁神经损伤等风险，穿刺时需注意避开胸主动脉、椎旁神经及正常肺组织进针。

2. 应对策略及穿刺技巧　本病例采用经胸椎旁入路，避开正常肺组织及椎旁神经根进针，穿刺针道避免直接正对胸主动脉，活检时切割槽稍偏肿物外侧进行活检。该病例穿刺难度不大，但需注意辨别重要器官的解剖位置，活检时要把控深度和角度，避免胸主动脉损伤。

病例 45 女性，50 岁，经胸椎旁后纵隔 2L~3P 区病变穿刺活检

【术前计划】活检前胸部 CT 平扫＋增强：中后纵隔 2L~3P 区见不规则软组织密度影，内见斑点状钙化影，大小约 5.3cm×4.6cm，增强扫描病灶强化不明显，食管受压右移。穿刺路径拟行非经肺胸椎旁入路进针活检。患者取俯卧位，穿刺点定位于胸椎左旁皮肤，靶皮距约 8.1cm，拟使用同轴半自动活检装置（图 3-2-9A~D）。

【操作过程】患者取俯卧位，标记皮肤进针点，常规消毒、铺巾，1% 利多卡因局部麻醉，以 17G 同轴套管针在 CT 引导下经胸椎旁逐步进针约 8.1cm 达纵隔病灶内，插入 18G 半自动活检针后推出活检针切割槽不击发，再次扫描观察切割槽与病灶及血管的空间关系，位置满意后击发取材。活检取材满意后拔出穿刺针，复扫全胸部 CT 未见明显气胸、出血等并发症（图 3-2-9E~H）。

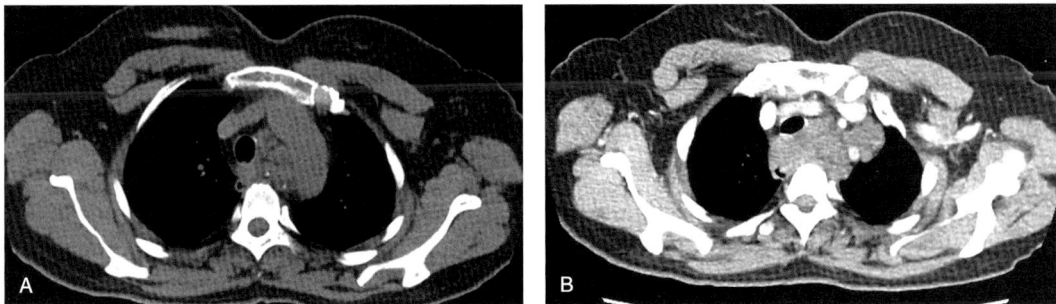

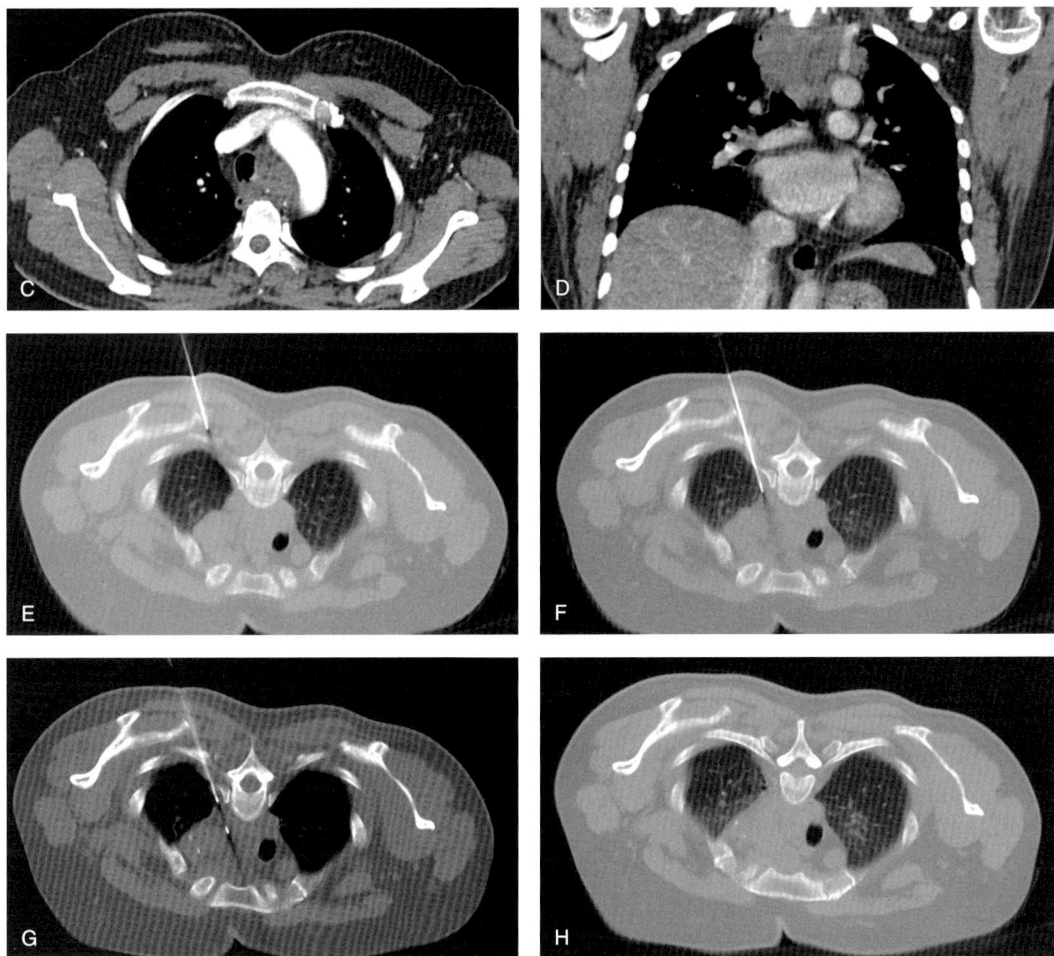

图 3-2-9　经胸椎旁后纵隔 2L~3P 区病变穿刺活检
A~D. 术前 CT 增强；E~H. 穿刺活检过程

> **病理结果：** 后纵隔病变穿刺活检组织镜下查见大小不一、厚薄不均的血管样结构，结合临床及影像学，考虑血管畸形伴血栓形成及玻璃样变。

【点评】

1. 病灶的特殊性　中年女性，中后纵隔 2L~3P 区不规则乏血供软组织病变伴钙化，病灶前方为胸骨、左头臂静脉及主动脉弓，内侧为主动脉弓，后方为胸椎，右侧方为食管及气管遮挡，穿刺活检存在食管、气管损伤及大血管损伤概率。

2. 应对策略及穿刺技巧　本病例采用俯卧经胸椎左旁入路，采用同轴套管针步进式进针方法，避开入路上的正常肺组织、肋间动脉、神经根及大血管，建立同轴穿刺通道后，推开半自动活检针推开切割槽后扫描，确保安全后再进行击发活检。该病例难度较大，操作调整空间较小，对穿刺路径设计及对纵隔穿刺经验要求高。

四、经胸骨入路纵隔病变穿刺活检术

（一）概述

经胸骨入路主要适用于常规穿刺针道受胸骨及大血管等重要组织遮挡的纵隔肿物活检。经胸骨入路关键步骤在于使用骨穿刺针合理建立骨性穿刺通道，通常分为两种方式：第一种是采用骨穿刺针钻孔人工建立骨性通道后退出骨穿刺针（同常规骨活检），再以常规软组织同轴活检装置通过人工骨通道穿刺活检。第二种是直接采用骨活检针作为同轴套管针使用,骨活检针钻破骨质后,再退出骨活检针针芯,通过该穿刺通道插入活检针进行穿刺活检。第一种方式操作相对较烦琐,需以同轴套管针寻找人工建立的骨性通道后再进一步活检操作,用于病灶位置较深,需联合同轴套管针操作技巧或骨活检针长度较长,不适合直接同轴使用的情况;第二种方式操作相对较简单,采用较短的骨活检针作为同轴技术使用,用于纵隔胸骨后或胸椎前方的无其他组织遮挡的病灶活检。

(二)穿刺要点

骨性穿刺通道与软组织通道不同,一旦经胸骨建立骨性穿刺通道后,就无法大幅度调整穿刺角度。因此使用骨活检针建立骨性通道时,要尽可能按照计划的穿刺角度、深度钻孔。胸骨的前后缘都有骨皮质,即将突破胸骨后皮质时手劲适当内收、缓慢突破皮质,避免损伤胸骨后的重要组织而导致严重的并发症。

(三)典型病例

病例 46 男性,62 岁,经胸骨入路纵隔 2R 区肿大淋巴结穿刺活检

【术前计划】活检前胸部 CT 平扫 + 增强:纵隔内见多发肿大淋巴结,大者位于 2R 区,大小约 2.1cm×1.8cm,增强扫描呈较均匀强化。穿刺路径拟行经胸骨入路进针活检。患者取仰卧位,穿刺点定位于胸骨前皮肤,靶皮距约 3.6cm,建立人工骨穿刺通道后拟使用同轴半自动活检装置(图 3-2-10A~C)。

【操作过程】患者取仰卧位,标记皮肤进针点,常规消毒、铺巾,1% 利多卡因局部麻醉,以 9G 骨活检针按计划方向固定于胸骨前缘骨皮质,固定好穿刺角度后,拔出骨活检针针芯,在 CT 引导下逐步进针约 3.6cm 钻破胸骨后缘骨皮质,摇断胸骨骨柱后拔出,再以 17G 同轴套管针在 CT 引导下逐步循建立的人工骨性通道进针达 2R 区淋巴结前方,退出针芯,插入 18G 半自动活检针达 2R 区淋巴结病灶内,推出活检针切割槽不击发,再次扫描观察切割槽与病灶及血管的空间关系,位置满意后击发取材。活检取材满意后拔出穿刺针,复扫全胸部 CT 未见明显气胸、出血等并发症(图 3-2-10D~H)。

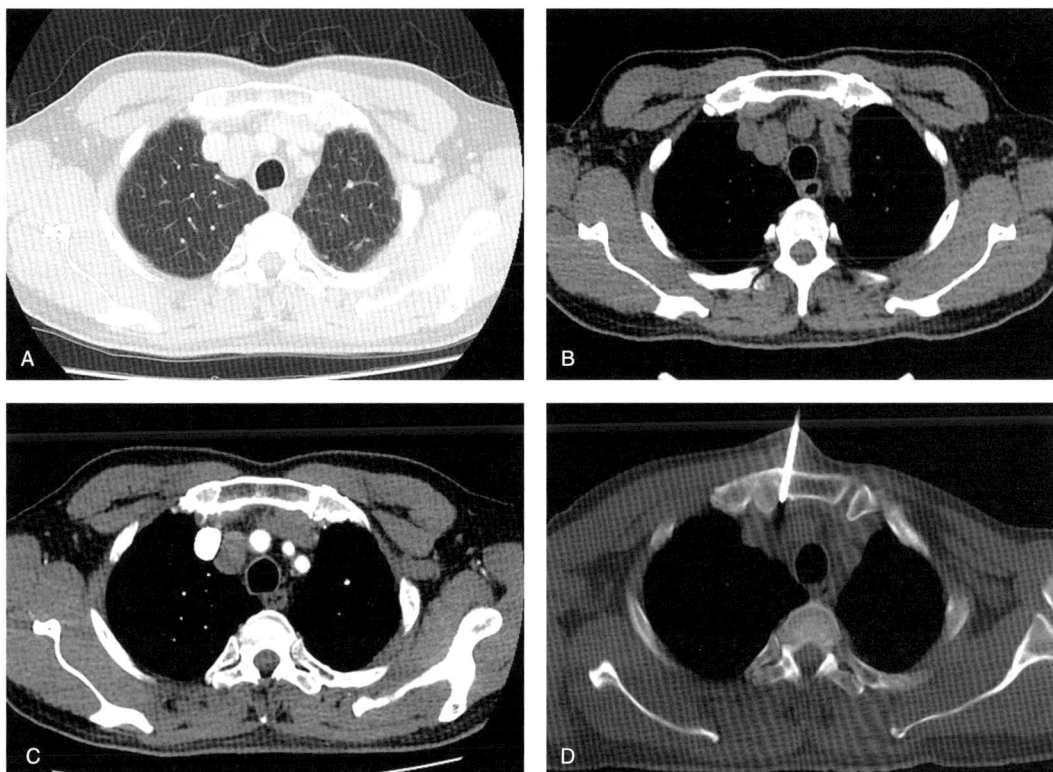

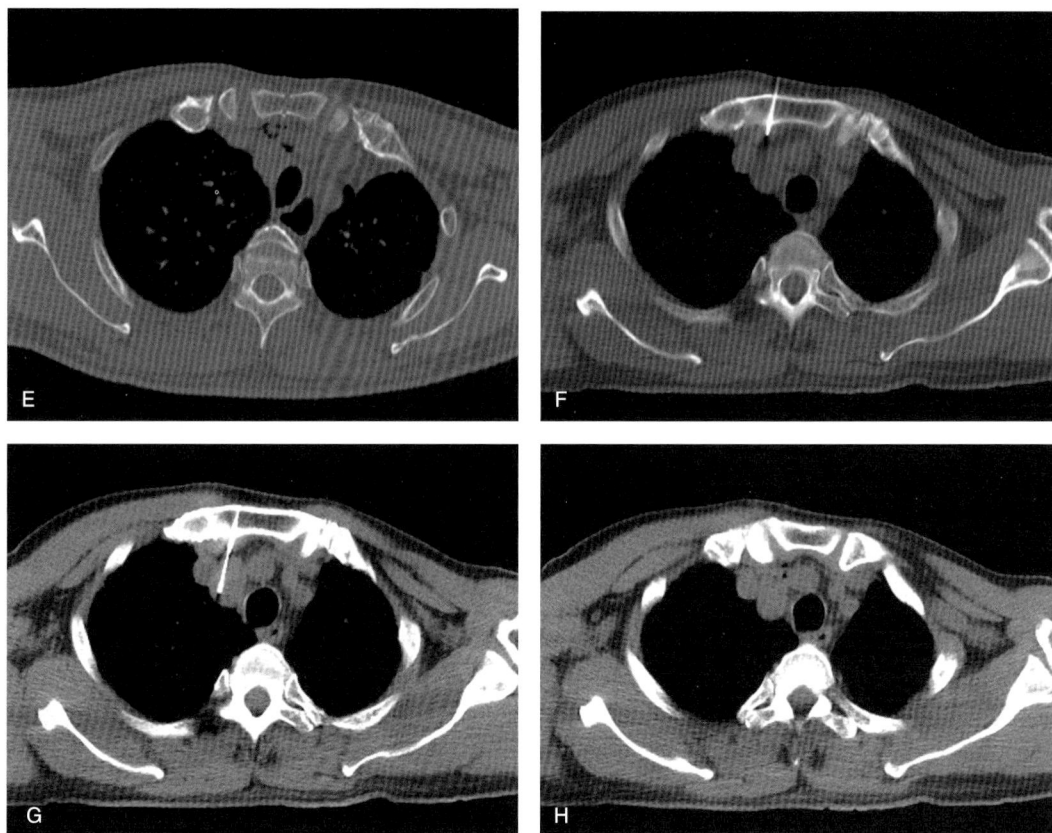

图 3-2-10   经胸骨入路纵隔 2R 区肿大淋巴结穿刺活检
A~C. 术前胸部 CT 平扫 + 增强；D~H. 穿刺活检过程

>> **病理结果：纵隔淋巴结穿刺活检组织查见少量异型细胞，结合免疫组织化学，考虑肺腺癌转移。**

【点评】

1. 病灶的特殊性   老年男性，纵隔 2R 区肿大淋巴结，大小约 2.1cm×1.8cm，病灶前方为胸骨，右前方为头臂静脉，左侧为气管和头臂干，后方为肺和胸椎，常规穿刺路径为后入路经肺穿刺活检。穿刺活检存在气胸、咯血、血胸等风险，穿刺难度较大。

2. 应对策略及穿刺技巧   本病例采用非经肺经胸骨入路，先采用骨活检针经胸骨建立人工骨通道后，再以 17G 同轴套管针在 CT 引导下逐步循人工骨通道进针达 2R 淋巴结前方，再行该病灶活检。需注意操作中同轴套管针穿刺入建立的人工骨通道外口困难时，CT 薄层扫描可较清楚显示骨性通道，引导穿刺的方向。该病例对术者的纵隔解剖及穿刺技巧要求较高，同时需熟练掌握骨活检针和同轴半自动活检装置的配合使用。

病例 47　男性，53 岁，经胸骨纵隔 3A 区病灶穿刺活检

【术前计划】活检前胸部 CT 平扫 + 增强示前纵隔 3A 区占位性病变，大小约 3.0cm×2.0cm，增强扫描呈中等强化。穿刺路径拟行经胸骨非经肺入路进针活检。患者取仰卧位，穿刺点定位于胸骨前皮肤，靶皮距约 3.2cm，建立骨穿刺通道后拟使用同轴半自动活检装置（图 3-2-11A~C）。

【操作过程】患者取仰卧位，标记皮肤进针点，常规消毒、铺巾、1% 利多卡因局部麻醉，以 9G 骨活检针在 CT 引导下平行大血管方向逐步进针约 3.2cm 钻破胸骨后缘骨皮质后拔出，再以 17G 同轴套管针在 CT 引导下循建立的人工骨性通道进针达 3A 区病灶旁，退出针芯，插入 18G 半自动活检针达病灶

内,推出活检针切割槽不击发,再次扫描观察切割槽与病灶及血管的空间关系,位置满意后击发取材。活检取材满意后拔出穿刺针,复扫胸部CT未见明显气胸、出血等并发症(图3-2-11D~J)。

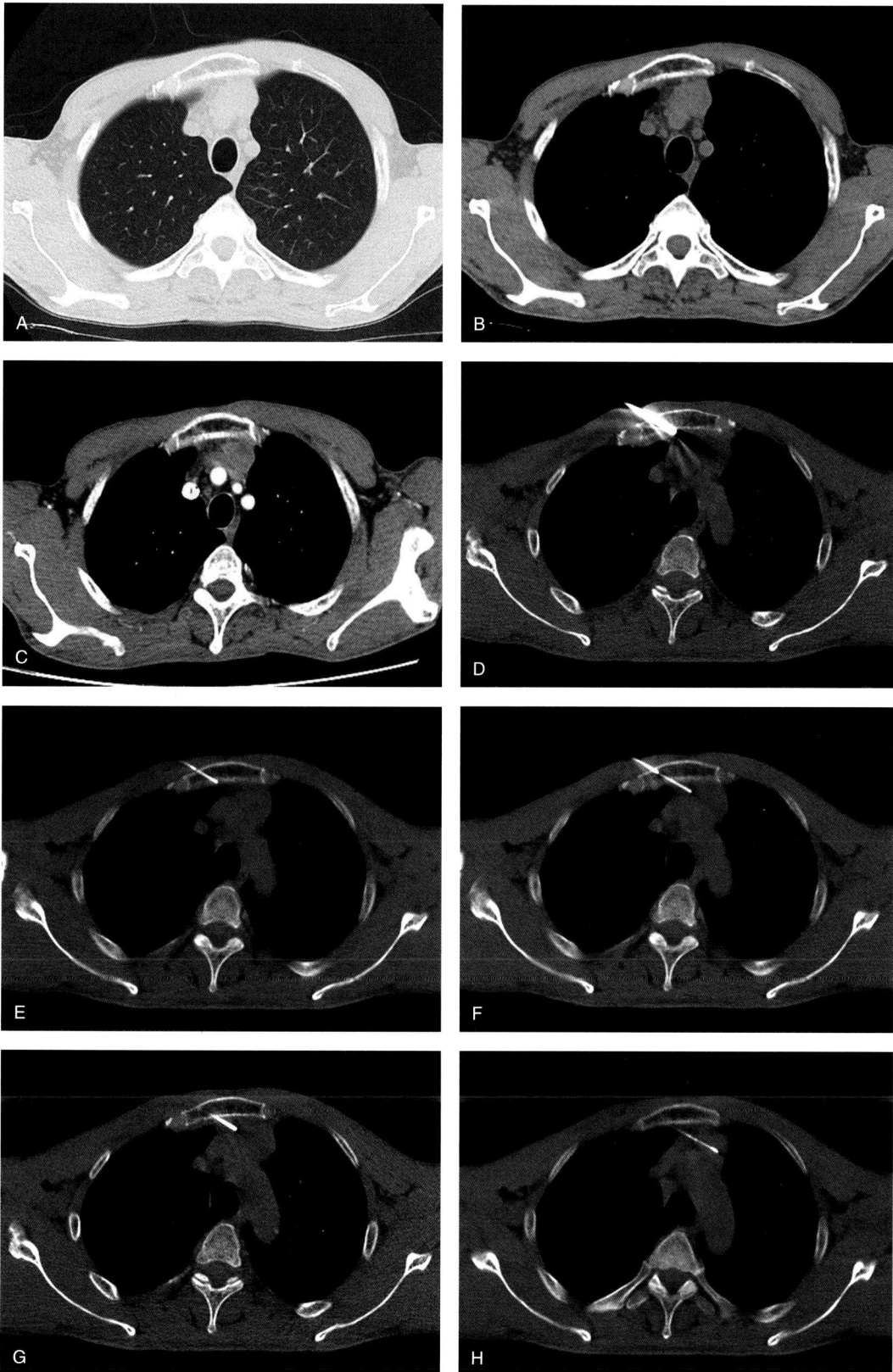

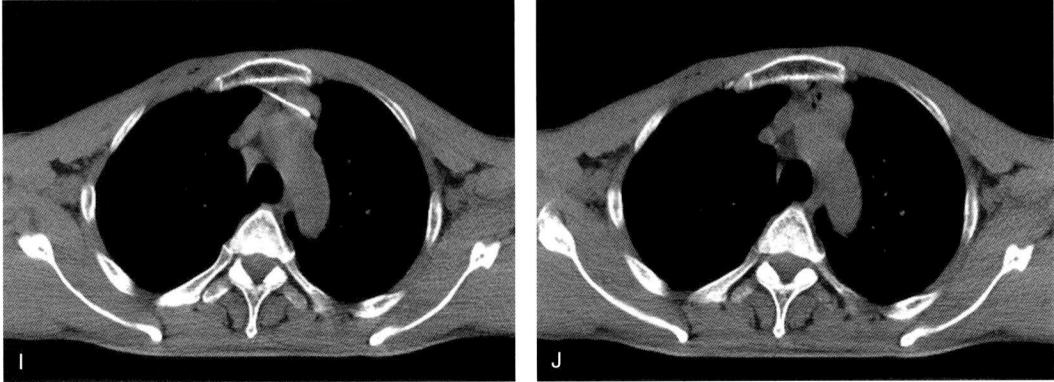

图 3-2-11   经胸骨纵隔 3A 区病灶穿刺活检
A~C. 术前胸部 CT 平扫＋增强；D~J. 穿刺活检过程

≫　**病理结果：纵隔病变穿刺活检组织符合转移性肾细胞癌。**

【点评】

1. 病灶的特殊性　老年男性，前纵隔 3A 区占位，病灶前方为胸骨，内上方为左头臂静脉，后方为主动脉弓三条分支大血管，两侧方为肺组织。常规穿刺入路为胸外侧经肺长入路平行大血管方向穿刺，穿刺针道相对长，存在气胸、咯血及大血管损伤等风险。

2. 应对策略及穿刺技巧　本病例采用经胸骨非经肺入路穿刺，先采用骨活检针固定于胸骨前皮质后，拔出骨活检针芯，逐步缓慢进针，重复 CT 扫描确保骨活检针进针角度及深度准确，钻透胸骨后皮质时需控制好力度，避免用力过猛损伤胸骨后方的重要结构。经胸骨建立人工骨通道后，再以 17G 同轴套管针在 CT 引导下逐步循人工骨通道进针，辅助以"钝针技术"进针达纵隔 3A 病变内活检；选择的活检针方向与大血管走行平行，不易损伤血管。该病例对术者的纵隔解剖及穿刺技巧要求较高，必要时可行术中增强扫描进一步显示血管解剖，同时术者需熟练掌握骨活检针和同轴半自动活检装置的配合使用。

病例 48　男性，72 岁，经胸骨纵隔 5 区淋巴结穿刺活检

【术前计划】活检前胸部 CT 平扫＋增强：左肺门、纵隔内见多发淋巴结影，部分肿大，大者位于 5 区，大小约 3.1cm×1.7cm，增强扫描可见轻度强化。穿刺路径拟行经胸骨非经肺入路进针活检。患者取仰卧位，穿刺点定位于胸骨前方皮肤，靶皮距约 6.9cm，建立骨穿刺通道后拟使用同轴半自动活检装置（图 3-2-12A~C）。

【操作过程】患者取仰卧位，标记皮肤进针点，1% 利多卡因局部麻醉，以 11G 骨活检针在 CT 引导下平行升主动脉方向逐步进针建立骨穿刺针道后，摇断骨柱退出骨活检针，再以 17G 同轴套管针沿建立的骨性通道穿刺达前纵隔，将同轴套管针尖回退入针管内，采用"钝性分离"技术逐步进针达纵隔 5 区病灶前缘，拔出针芯，插入 18G 半自动活检针，推出活检针切割槽不击发，再次扫描观察切割槽与病灶及血管的空间关系，位置满意后击发取材。活检取材满意后拔出穿刺针，复扫全胸部 CT 示针道未见明显出血，胸腔未见明显气胸、出血等并发症（图 3-2-12D~H）。

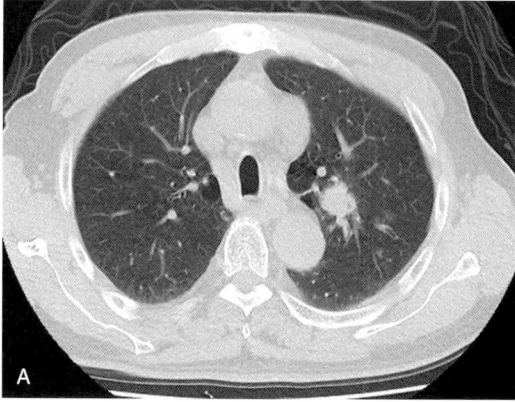

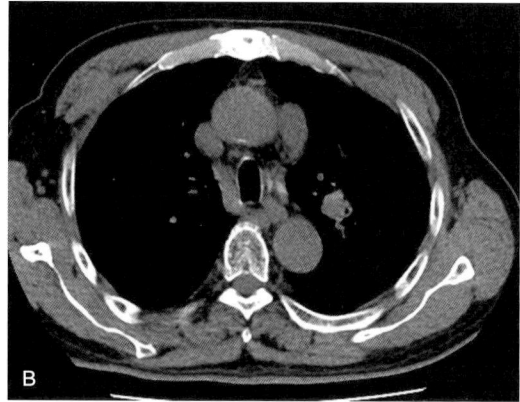

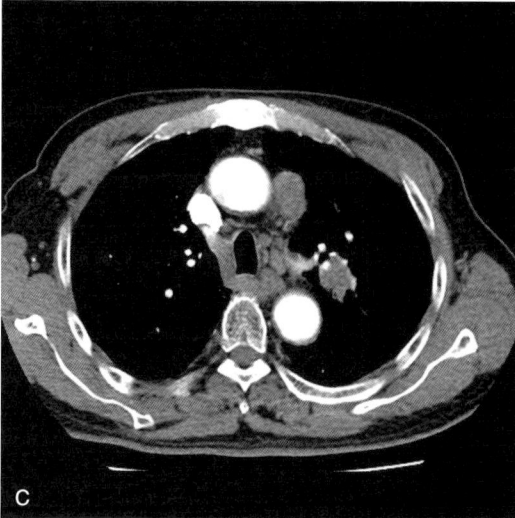

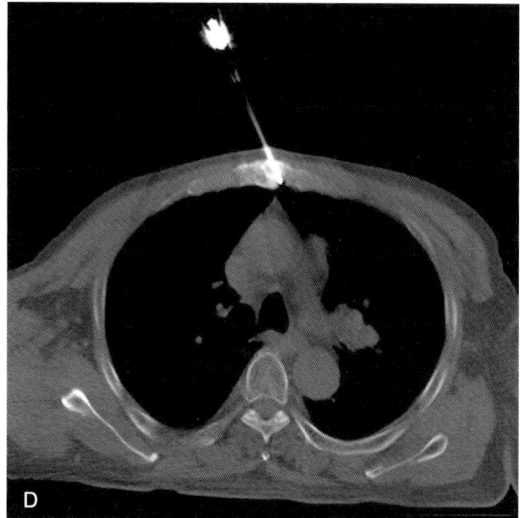

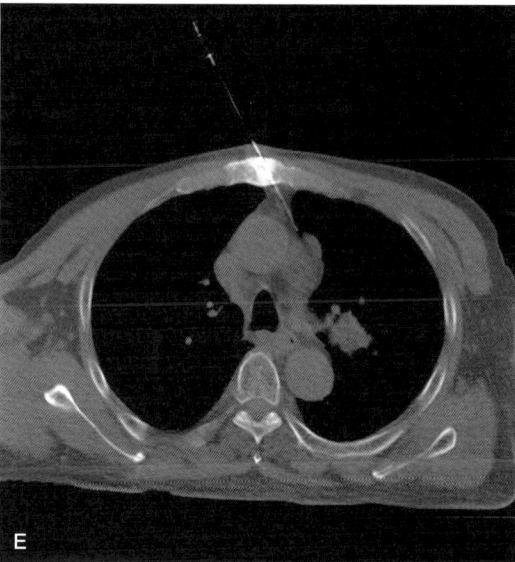

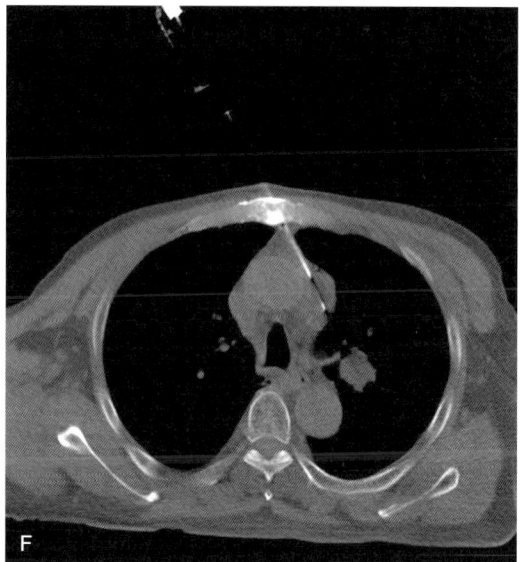

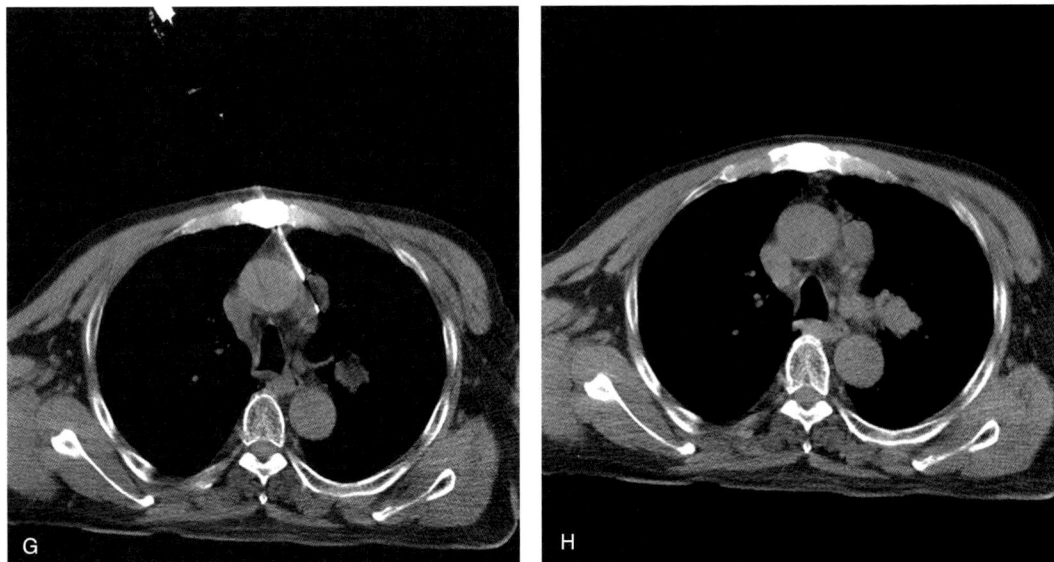

图 3-2-12   经胸骨纵隔 5 区淋巴结穿刺活检
A~C. 术前 CT 增强；D. 建立骨性通道过程；E~H. 穿刺过程

➤➤   **病理结果**：纵隔淋巴结穿刺活检组织符合鳞状细胞癌。

【点评】

1. 病灶的特殊性   老年男性，纵隔 5 区肿大淋巴结，大小约 3.1cm×1.7cm，血供中等，病灶紧贴升主动脉，且病灶前方为肋软骨遮挡，无常规平行主动脉穿刺入路，穿刺活检存在大动脉损伤致大出血等严重并发症概率。

2. 应对策略及穿刺技巧   本病例采用经胸骨平行升主动脉入路，先采用骨活检针固定于胸骨前皮质后，拔出骨活检针针芯，逐步进针。由于穿刺通道较窄，需要重复 CT 扫描确保骨活检针进针角度及深度准确，钻透胸骨后皮质时需控制好力度，避免用力过猛损伤胸骨后方的重要结构。建立骨穿刺通道后，再以 17G 同轴套管针经骨通道逐步进针达病灶内活检。由于主动脉部分遮挡在病灶前方，采用同轴套管针钝性分离纵隔间隙组织，抵达病灶前缘后再行活检较为安全。

五、经胸椎入路纵隔病变穿刺活检术

(一) 概述

经胸椎入路适用于少数后纵隔肿物的穿刺活检。当后纵隔病灶位于椎体前方，无合适、安全的穿刺入路时可考虑经胸椎入路建立通道后活检。经胸椎入路纵隔病变穿刺活检应用较少，设计穿刺路径时需确保椎前无重要血管及结构遮挡。穿刺器械使用方法与经胸骨入路纵隔穿刺活检相仿。脊柱的稳定性由骨性结构、关节、韧带、肌肉等构成，经胸椎入路纵隔病变穿刺活检由于人工骨性通道较细，一般不影响脊柱的稳定性。

(二) 穿刺要点

经胸椎入路建立骨性通道时，需在 CT 引导下以骨穿刺针按预定穿刺角度经胸椎椎弓根逐步进针建立骨性通道，进针过程多次扫描，确认进针深度及角度的准确性，避免损伤相应节段的神经根和脊髓。当骨穿刺针将突破胸椎前缘皮质时手劲适当内收、缓慢突破皮质，避免损伤胸椎前方重要组织而导致严重的并发症。

（三）典型病例

病例 49　男性,51 岁,经胸椎入路后纵隔 8 区肿大淋巴结穿刺活检

【术前计划】活检前胸部 CT 平扫 + 增强:后纵隔 8 区见一肿大淋巴结,大小约 4.4cm×3.3cm,增强扫描呈明显不均匀强化,食管受压右移。拟行经胸椎入路进针活检。患者取俯卧位,穿刺点定位于胸椎后方皮肤,靶皮距约 8.5cm,拟采用骨活检针建立同轴通道后使用半自动活检装置(图 3-2-13A~C)。

【操作过程】患者取俯卧位,标记皮肤进针点,常规消毒、铺巾,1% 利多卡因局部麻醉,以 13G 骨活检针在 CT 引导下经胸椎左侧椎弓根逐步进针穿透椎体前缘皮质后,拔出骨活检针芯,通过骨活检针外套管同轴插入 18G 半自动活检针达纵隔 8 区肿大淋巴结内,推出活检针切割槽不击发,再次扫描观察切割槽与病灶及血管的空间关系,位置满意后击发取材。活检取材满意后拔出穿刺针,复扫全胸部 CT 未见明显气胸、出血等并发症(图 3-2-13D~I)。

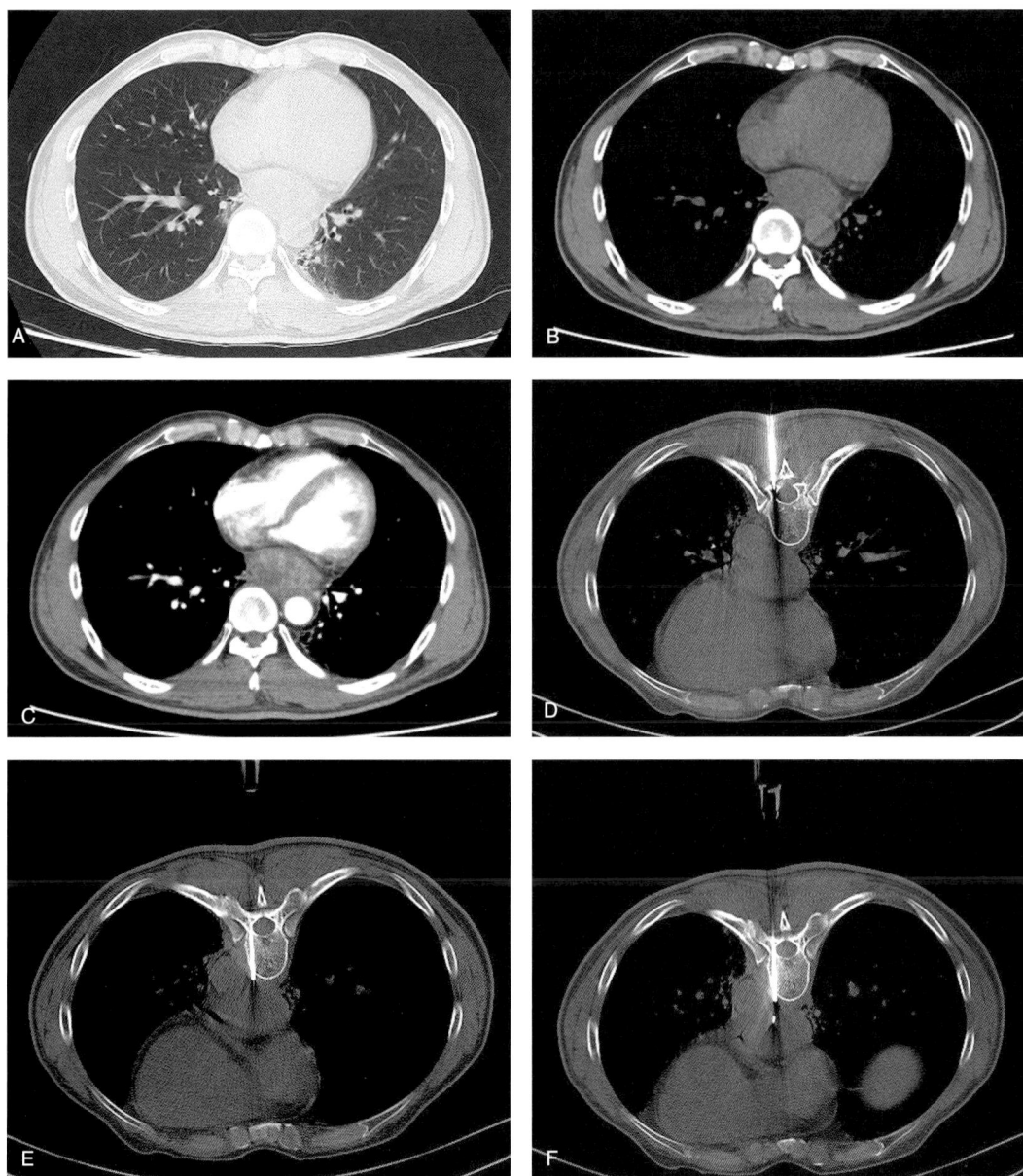

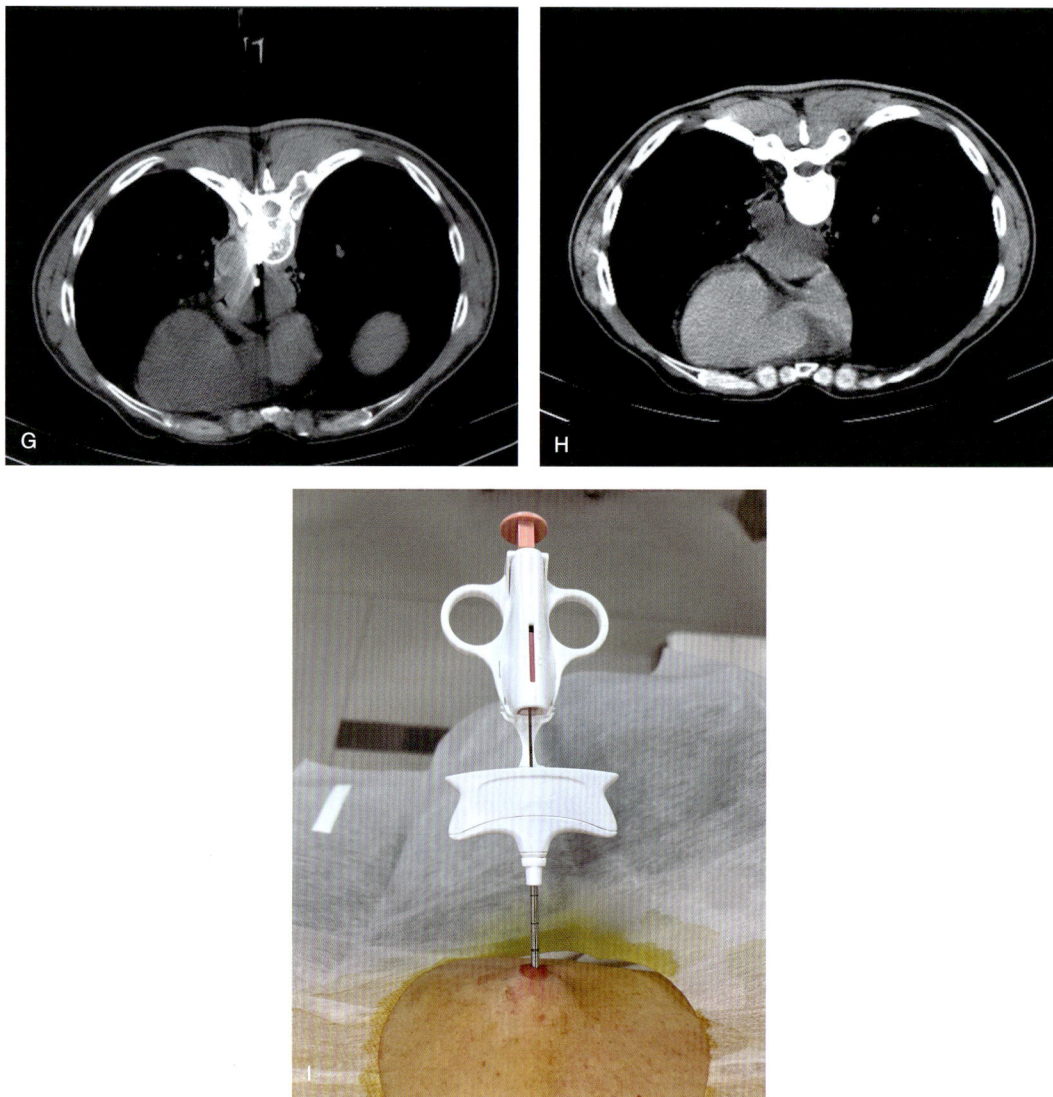

图 3-2-13　经胸椎入路后纵隔 8 区肿大淋巴结穿刺活检
A~C. 术前 CT 增强；D~E. 建立骨性通道过程；F~I. 活检过程

病理结果：纵隔淋巴结穿刺活检组织符合转移性腺癌。

【点评】

1. 病灶的特殊性　老年男性,后纵隔 8 区一肿大淋巴结,病灶前方为心脏,双侧为下肺门血管及食管,后方被胸椎及主动脉遮挡,无常规穿刺入路,穿刺活检存在肺门血管、大动脉损伤致咯血、大出血等严重并发症概率。

2. 应对策略及穿刺技巧　本病例采用经胸椎入路行纵隔 8 区肿大淋巴结活检,采用 13G 骨活检针作为同轴针使用,经胸椎椎弓根进行穿刺,穿刺角度需避开胸主动脉,钻透胸椎前皮质时需控制好力度,钻透胸椎前皮质后拔出骨穿刺针芯,再插入 18G 半自动活检针达病灶内活检。该病例对进针入路设计及穿刺技巧要求较高,使用前需匹配好骨活检针与半自动活检针的长度问题,严格控制半自动活检针的活检深度,避免损伤前方的心脏。也需要注意避免经过食管,必要时可以插胃管指示食管位置。

六、经胸膜腔入路纵隔病变穿刺活检术

(一) 概述

经胸膜腔入路适用于经肺入路穿刺存在较大风险或不适合反复经肺穿刺的纵隔病灶,常需先行人工气胸后再经胸膜腔穿刺,操作上较常规经肺穿刺入路复杂,耗时多,穿刺技巧要求高。但该方法创伤小,不经过脏胸膜及肺组织穿刺,大大降低气胸及肺出血的概率,同时减少了因呼吸运动导致的针道偏移。值得注意的是胸膜粘连为人工气胸的相对禁忌证。

(二) 穿刺要点

制造人工气胸时穿刺点应选在仰卧位患侧膈顶水平胸膜腔最高点,以小斜面细针逐步穿刺入胸膜腔,轻推注射器感知胸膜腔负压,先注入少量过滤空气(20ml),复扫 CT 确认局部少量人工气胸形成后再经细针或放置引流管注入 300~1 000ml 左右过滤空气完成人工气胸制作。人工气胸完成后,由于气体较肺组织轻,总是漂浮于胸膜腔的高处,通过体位调整为患侧卧位,选择性地压缩拟穿刺针道上的肺组织,暴露穿刺路径,减少气体使用量,增加患者耐受性。然后在 CT 引导下经胸膜腔穿刺完成纵隔病变活检,术后经胸腔抽出等量气体。

(三) 典型病例

病例 50　女性,62 岁,人工气胸辅助纵隔 2R 区肿大淋巴结穿刺活检

【术前计划】活检前胸部 CT 扫描示纵隔 2R 区肿大淋巴结,大小约 1.6cm×1.5cm,PET/CT 呈明显高代谢病灶,SUV 值达 9.5。拟非经肺行人工气胸辅助经胸膜腔入路进针活检。患者先取仰卧位,先制造人工气胸后再取右侧卧位,靶皮距约 10cm,建立人工气胸穿刺通道后拟使用同轴半自动活检装置(图 3-2-14A~C)。

【操作过程】患者取仰卧位,标记皮肤进针点,常规消毒、铺巾,1% 利多卡因局部麻醉,选择右膈顶部胸膜腔最高点作为人工气胸制造点,以 5ml 注射器在 CT 引导下进针达右侧胸膜腔内,先注入 20ml 过滤空气,CT 扫描确认少量人工气胸形成,针尖位于胸膜腔内,再注入 400ml 过滤空气。人工气胸完成后,调整患者体位为右侧卧位,选择性压缩穿刺针道上肺组织。CT 引导下再以 17G 同轴套管针于右侧后胸壁逐步进针约 10cm 达纵隔 2R 区肿大淋巴结内,推出活检针切割槽不击发,再次扫描观察切割槽与病灶及血管的空间关系,位置满意后击发,取材。活检取材满意后抽出等量气体。术后扫描,可见极少量气体残留于胸膜腔内,未见明显出血等并发症(图 3-2-14D~I)。

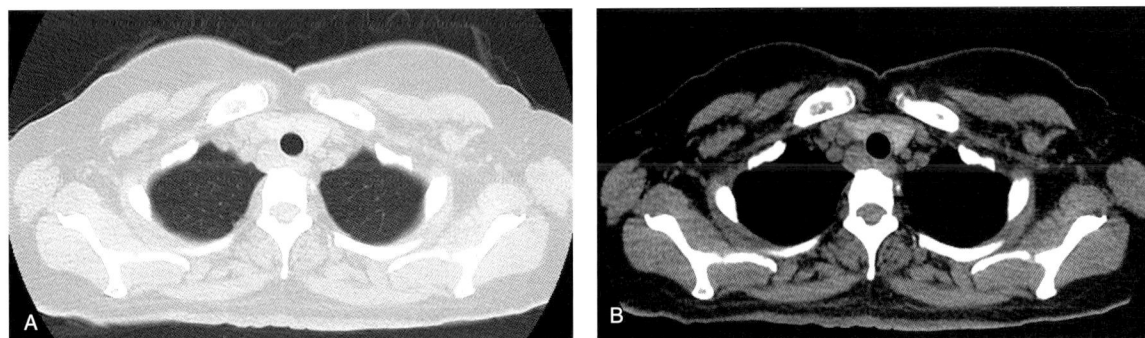

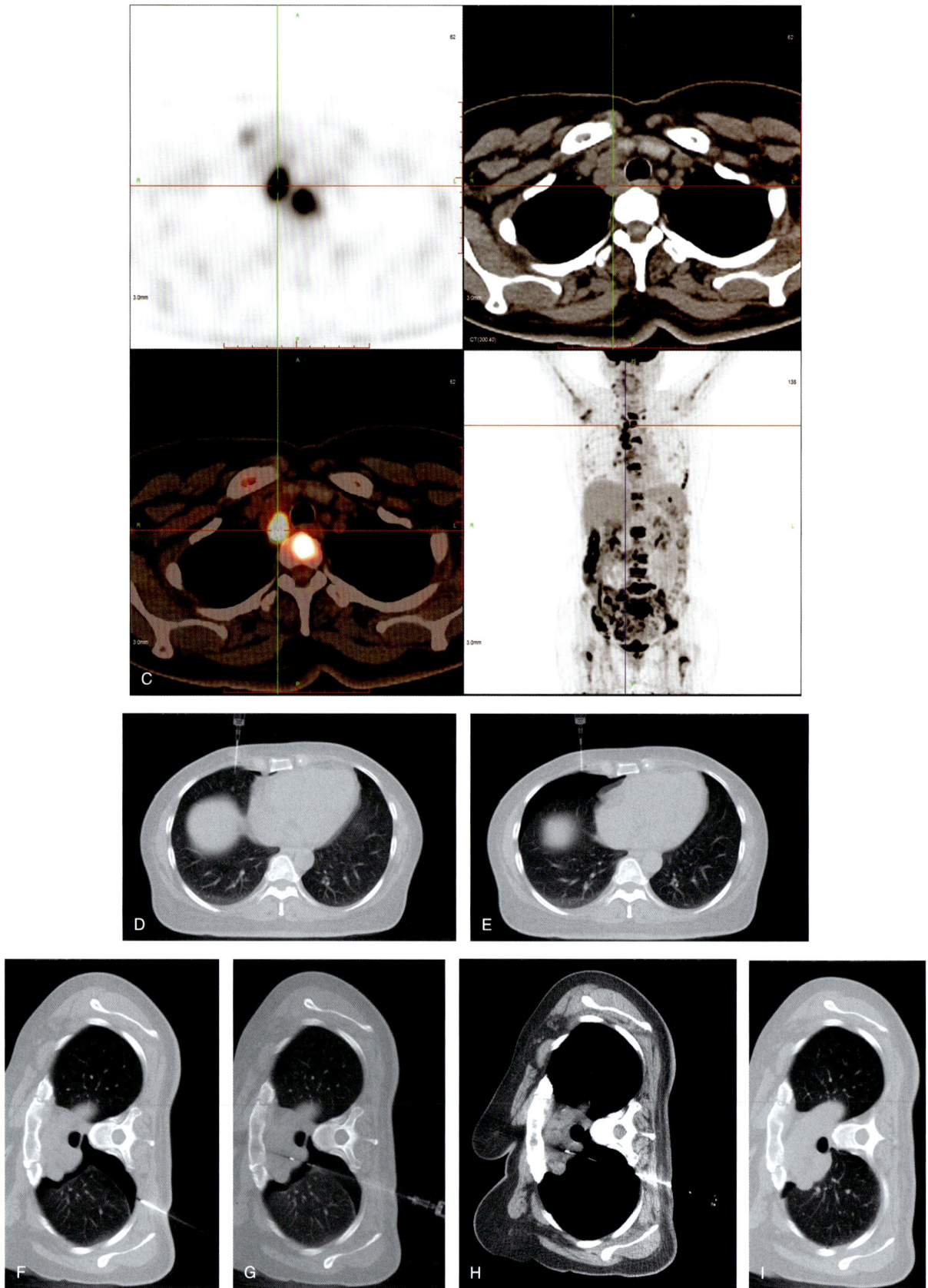

图 3-2-14　人工气胸辅助纵隔 2R 区肿大淋巴结穿刺活检

A~C. 术前 CT 及 PET/CT; D~E. 建立人工气胸过程; F~I. 活检过程

➤ **病理结果：纵隔穿刺活检组织考虑为 EBV 阳性的弥漫大 B 细胞淋巴瘤。**

【点评】

1. 病灶的特殊性 老年女性，纵隔 2R 区淋巴结肿大，病灶前方为甲状腺和头臂干，外侧为右头臂静脉，内侧为气管，后方为肺组织，常规穿刺入路为后入路经肺穿刺活检，该入路针道较长、过肺组织较多，存在气胸、血胸及大血管损伤等风险。

2. 应对策略及穿刺技巧 本病例采用人工气胸辅助经胸膜腔入路进针活检。先于仰卧位右膈顶胸膜腔最高点处制造人工气胸，完成后体位调整为患侧卧位，选择性压缩穿刺针道上肺组织，减少气体的用量，同时避免肺组织损伤及呼吸运动在穿刺中的影响，保证穿刺的精确度，完成活检后通过同轴套管针抽出等量气体，复张压缩的肺组织。

病例 51 **男性，52 岁，人工气胸辅助纵隔 4R 区肿大淋巴结穿刺活检**

【术前计划】活检前外院胸部 CT 示纵隔 4R 区肿大淋巴结，部分融合，范围约 2.4cm×2.0cm。外院行 EBUS 活检病理不明确，穿刺路径拟行人工气胸辅助前入路经胸膜腔进针活检。患者先取仰卧位，标记点定于右前下胸壁，制造人工气胸，靶皮距约 9.0cm，建立人工气胸穿刺通道后拟使用同轴半自动活检装置（图 3-2-15A~B）。

【操作过程】患者取仰卧位，标记皮肤进针点，常规消毒、铺巾，1% 利多卡因局部麻醉，以 5ml 注射器在 CT 引导下达右侧胸膜腔内，注入 20ml 过滤空气，CT 扫描确认少量人工气胸形成，针尖位于胸膜腔内，再注入 400ml 过滤空气。再次扫描见穿刺针道上肺组织为人工气胸所压缩，CT 引导下以 17G 同轴针于右侧胸骨旁经胸膜腔逐步进针，同轴针达主动脉及上腔静脉间隙前，回退同轴针针芯，采用"钝针技术"缓慢钝性分离该间隙，待同轴针安全越过大血管后壁后，拔出针芯，再插入 18G 半自动活检枪达 4R 区病灶内，先推出活检针切割槽不击发，再次扫描观察切割槽与病灶及血管、支气管的空间关系，位置满意后击发取材。活检取材满意后经同轴套管针抽出等量气体。术后扫描，可见少量气体残留于胸膜腔内，未见明显出血等并发症（图 3-2-15C~J）。

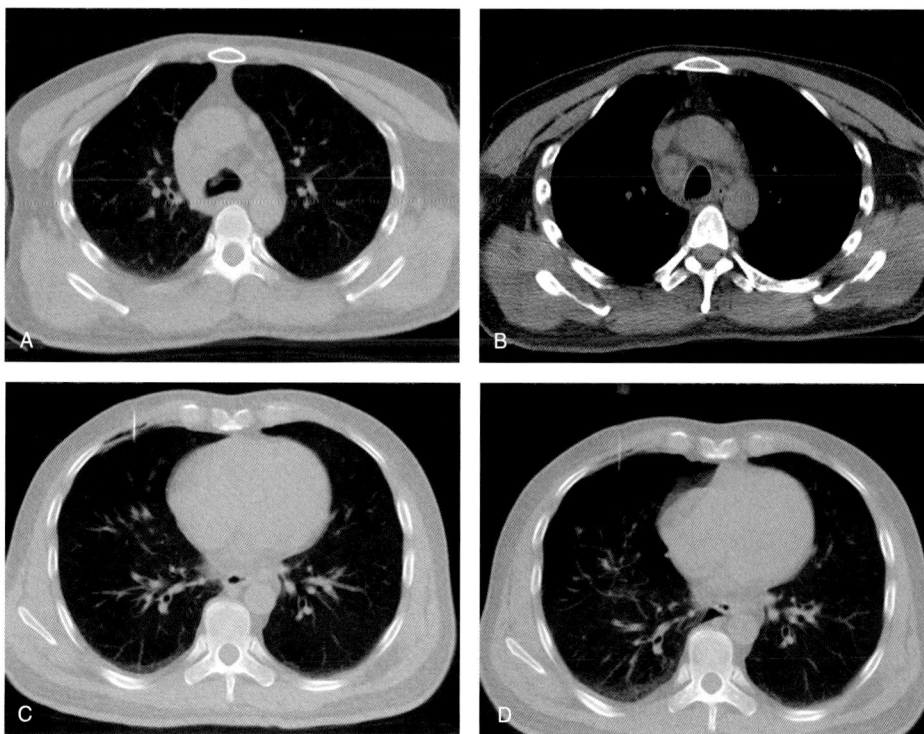

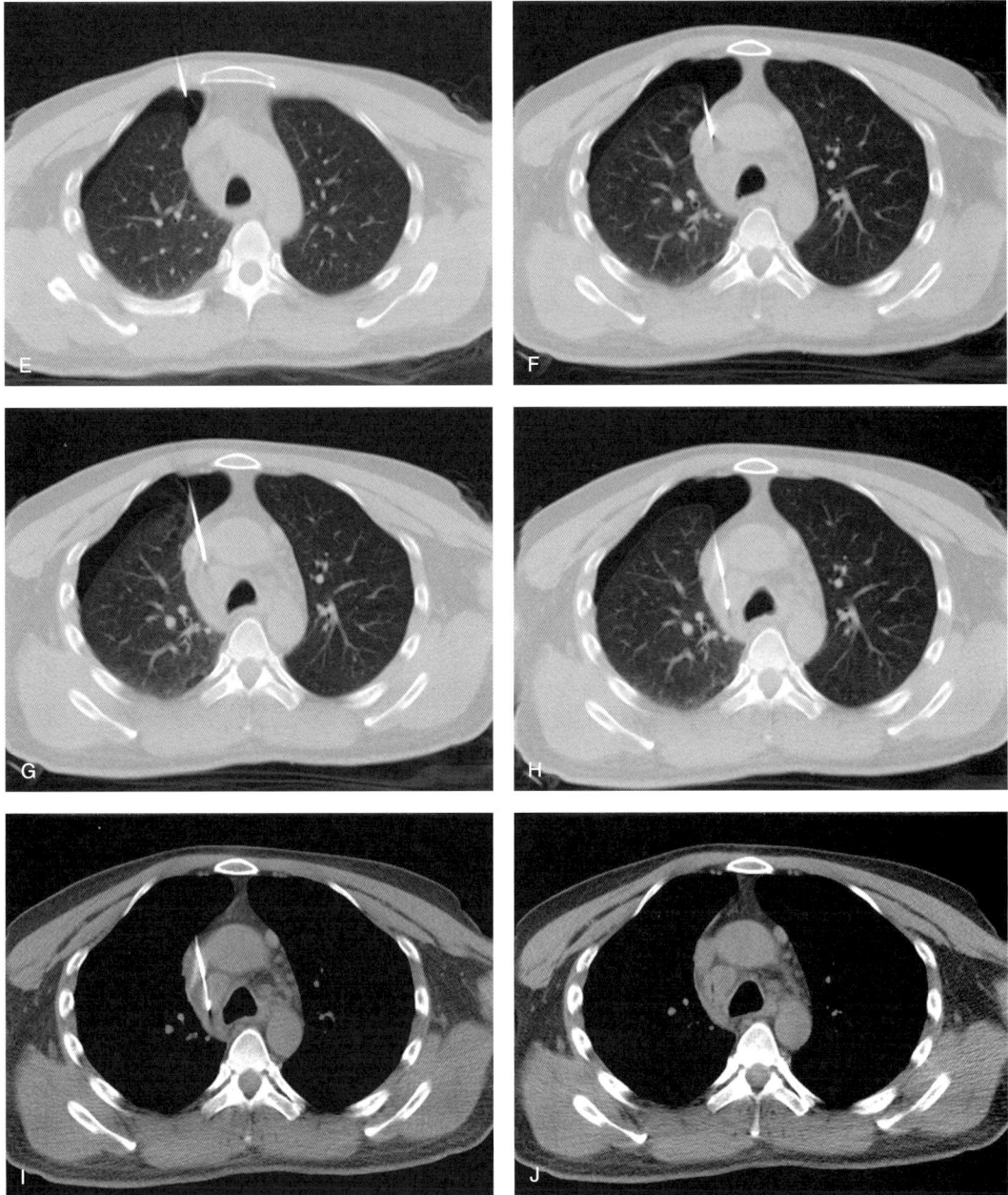

图 3-2-15   人工气胸辅助纵隔 4R 区肿大淋巴结穿刺活检
A~B. 术前 CT；C~D. 建立人工气胸过程；E~J. 穿刺活检过程

病理结果：纵隔穿刺活检组织示肉芽肿性炎伴坏死及伴多量嗜酸性粒细胞浸润。

【点评】

1. 病灶的特殊性   中老年男性，纵隔 4R 区肿大淋巴结，部分融合，范围约 2.4cm×2.0cm，曾行 EBUS 活检病理不明确。该病灶前方为上腔静脉、升主动脉，外侧为肺门血管，内侧为气管，后方为肺组织及奇静脉弓，常规经皮穿刺入路为后入路经肺穿刺，操作相对简单，但存在需反复穿刺肺部，同时穿刺时需避开奇静脉弓，存在气胸、血胸及大血管损伤的风险。

2. 应对策略及穿刺技巧   本病例采用人工气胸辅助经胸骨旁进针入路活检。先常规制造人工气胸后，再次 CT 扫描发现仰卧位可充分压缩穿刺入路上肺组织，予行前入路胸膜腔穿刺进针。在经过上腔静脉与升主动脉间隙时予同轴针"钝针技术"钝性分离该间隙，越过两者间隙后再插入 18G 半自动活检针达病灶内活检。钝性分离时应注意穿刺针方向与血管间隙走行一致,缓慢进针,如遇阻力,需稍调整方向捻针前进、不可强行突破,否则亦可能损伤大血管。该病例同时采用人工气胸辅助技术及同轴针钝性分离大血管间隙进行操作,对术者综合穿刺技巧及器械应用能力要求极高,穿刺难度大,风险高,需纵隔穿刺经验极其丰富的术者方可灵活应用。部分同轴针配有圆钝针芯,钝性分离时更为理想。

病例 52 女性,30岁,人工气胸辅助中纵隔5区淋巴结穿刺活检

【术前计划】活检前外院 PET/CT 提示纵隔及双肺门多发肿大淋巴结,呈高代谢,大者位于纵隔5区,大小约 1.8cm×1.7cm,考虑肿瘤转移可能。右乳腺癌术后病史。为明确诊断,拟行人工气胸辅助经胸膜腔入路进针活检。患者取仰卧位,穿刺点定位于左侧胸骨旁皮肤,靶皮距约 7.4cm,建立人工气胸穿刺通道后拟使用同轴半自动活检装置(图 3-2-16A~B)。

【操作过程】患者取仰卧位,标记皮肤进针点,常规消毒、铺巾,1% 利多卡因局部麻醉,以 5ml 注射器在 CT 引导下达左侧胸膜腔内,注入 20ml 过滤空气,CT 扫描确认少量人工气胸形成,针尖位于胸膜腔内,再注入约 600ml 过滤空气。仰卧 CT 扫描可见穿刺针道上肺组织压缩良好,再以 17G 同轴针于胸骨左旁避开内乳动静脉后经胸膜腔逐步进针约 7.4cm,达纵隔5区肿大淋巴结前缘,推出活检针切割槽不击发,再次扫描观察切割槽与病灶及血管的空间关系,位置满意后击发取材。活检取材满意后经同轴针抽出等量气体。术后扫描,可见极少量气体残留于胸膜腔内,未见明显出血等并发症(图 3-2-16C~H)。

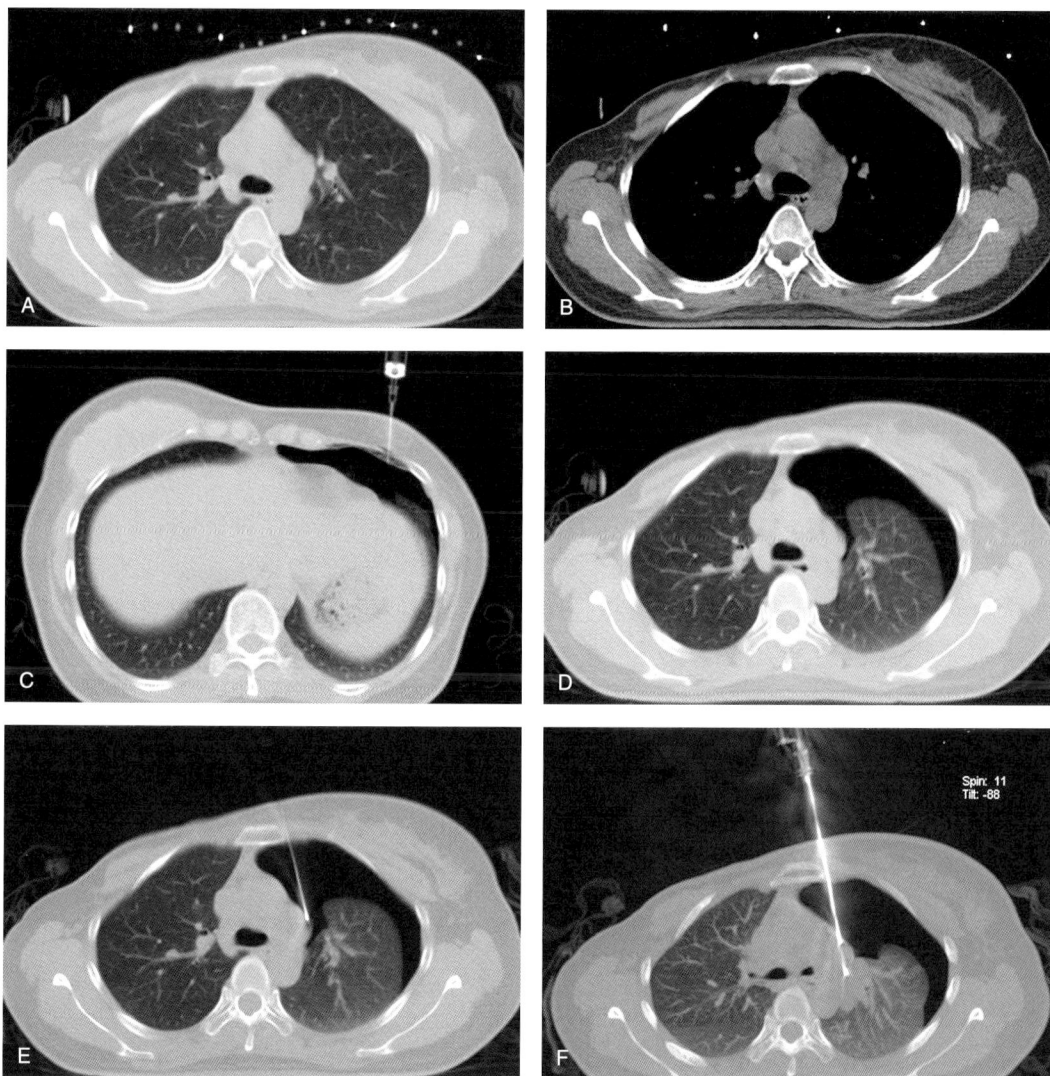

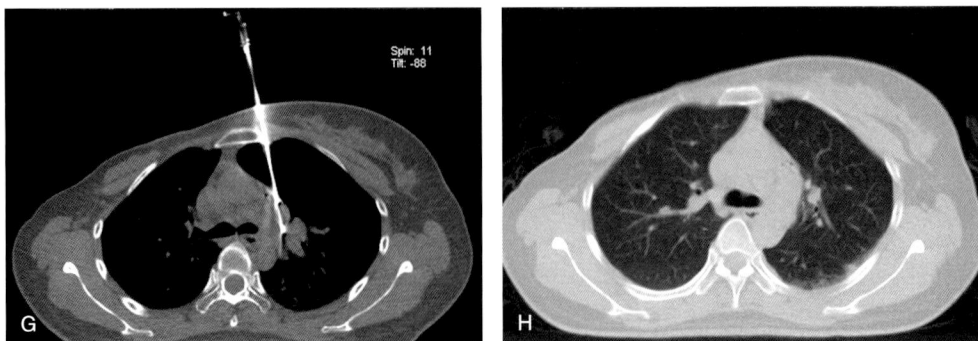

图 3-2-16　人工气胸辅助中纵隔 5 区淋巴结穿刺活检
A~B. 术前 CT; C~D. 建立人工气胸过程; E~H. 穿刺过程

> **病理结果:纵隔穿刺活检组织符合结节病。**

【点评】

1. 病灶的特殊性　年轻女性,纵隔及双肺门多发肿大淋巴结,PET/CT 呈高代谢,大者位于纵隔 5 区,其前方为肺组织和升主动脉,后方为降主动脉,内侧为气管、支气管,外侧为肺门区。穿刺活检存在气胸、咯血及大血管损伤等风险。

2. 应对策略及穿刺技巧　本病例采用人工气胸辅助经胸膜腔入路进针活检。先完成左侧人工气胸后,合理地压缩穿刺针道上肺组织,避免肺组织损伤及呼吸运动在穿刺中的影响,进一步保证穿刺的精确度,建立同轴穿刺通道后,再插入 18G 半自动活检针达病灶内多次活检,保障取材量满足病理要求。术后经同轴针抽出等量气体使肺复张。

病例 53　女性,56 岁,人工气胸辅助纵隔 7 区淋巴结穿刺活检

【术前计划】活检前胸部 CT 示纵隔 7 区见肿大淋巴结,大小约 3.5cm×3.0cm,内密度不均。拟行人工气胸辅助经胸膜腔入路进针活检。患者先取仰卧位,制造人工气胸后取右侧卧位,靶皮距约 9.6cm,人工气胸穿刺通道建立后拟使用同轴半自动活检装置(图 3-2-17A~B)。

【操作过程】患者取仰卧位,标记皮肤进针点,常规消毒、铺巾,1% 利多卡因局部麻醉,以 5ml 注射器在 CT 引导下达右侧胸膜腔内,注入 20ml 过滤空气,CT 扫描确认少量人工气胸形成,针尖位于胸膜腔内,再注入 480ml 过滤空气完成人工气胸。再调整患者体位为右侧卧位,选择性压缩穿刺针道上肺组织。再以 17G 同轴针于右侧后胸壁进针,在 CT 引导下经胸膜腔逐步进针约 9.6cm 达纵隔 7 区淋巴结病灶内,推出活检针切割槽不击发,再次扫描观察切割槽与病灶及血管的空间关系,位置满意后击发,微调同轴针角度多点取材。活检取材满意后抽出等量气体。术后扫描,可见少量气体残留于胸膜腔内,未见明显出血等并发症(图 3-2-17C~H)。

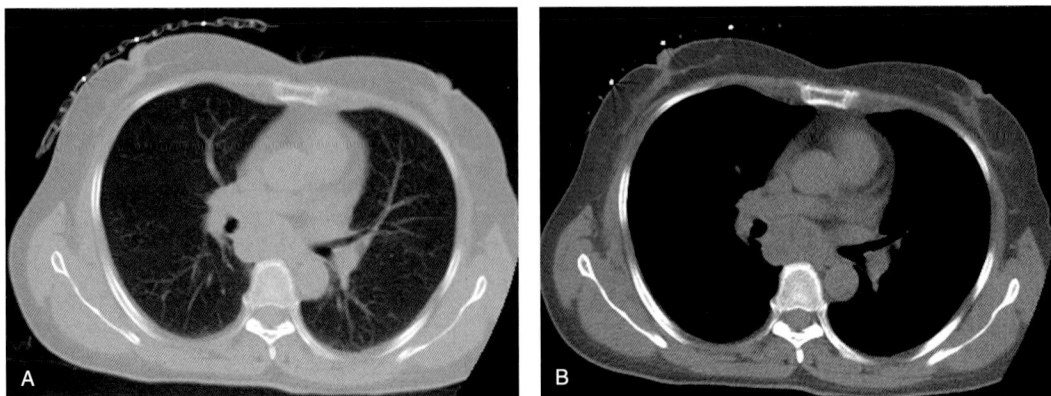

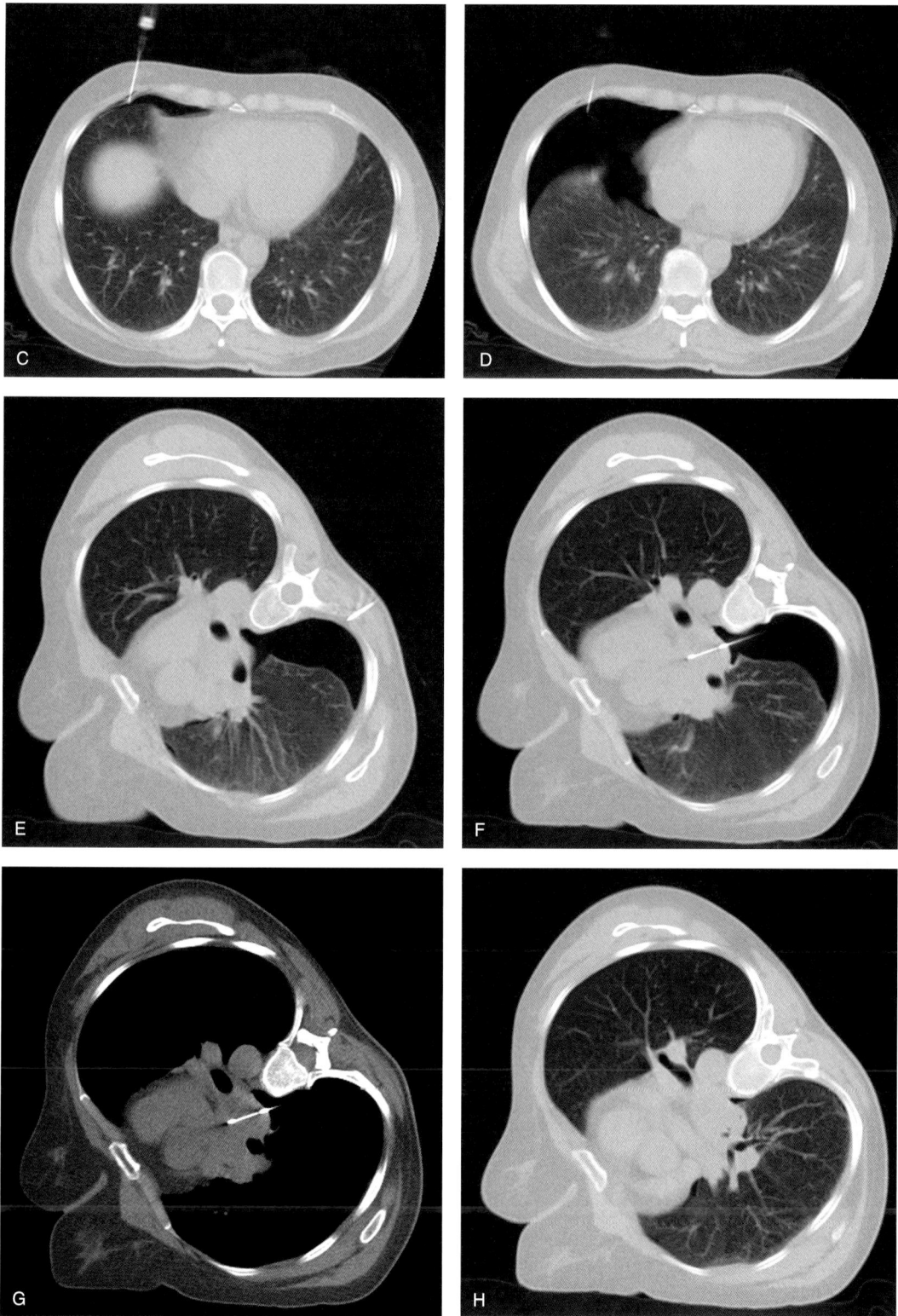

图 3-2-17　人工气胸辅助纵隔 7 区淋巴结穿刺活检
A~B. 术前 CT；C~D. 建立人工气胸过程；E~H. 穿刺过程

病理结果：后纵隔穿刺活检组织示鳞状细胞癌伴大片坏死，符合宫颈来源。

【点评】

1. 病灶的特殊性　中老年女性,活检前胸部CT示纵隔7区见肿大淋巴结,7区淋巴结位于后纵隔,病灶前方为肺动脉及心脏,外侧为肺门血管及气管,内侧为食管及胸主动脉,后方为胸椎及肺组织,常规经皮穿刺入路为后入路经肺穿刺活检,该经肺入路存在气胸、血胸及咯血等风险。

2. 应对策略及穿刺技巧　本病例采用人工气胸辅助经胸膜腔入路进针活检。术前评估无明显胸腔粘连后,先完成右侧人工气胸,改变体位使人工气胸合理地压缩穿刺针道上肺组织,减少气体用量,同时避免肺组织损伤及呼吸运动在穿刺中的影响,同时建立同轴穿刺通道后,对靶病灶内行多点、多针活检满足病理需求。

七、心包区病变穿刺活检术

(一) 概述

心包病变或毗邻心包病变需明确病理时,CT引导下经皮穿刺活检具有较大的挑战,穿刺活检存在心包、心脏损伤致血胸、心包出血等风险,严重者可导致心脏压塞、大出血、失血性休克,甚至死亡等严重并发症。

(二) 穿刺要点

穿刺器械推荐使用同轴半自动活检装置,穿刺入路尽可能平行心脏及大血管切线位,采用步进式进针策略,同轴套管针穿刺到位后,插入半自动活检枪活检时可根据病灶大小及活检风险选择直接击发活检或推开切割槽后再次扫描,需兼顾活检的安全性及有效性。

(三) 典型病例

病例 54　男性,30岁,右侧心膈角区心包旁肿大淋巴结穿刺活检

【术前计划】活检前胸部CT平扫＋增强:肝癌术后,右侧心膈角区心包旁肿大淋巴结,大小约2.3cm×2.0cm,增强扫描呈较均匀强化。穿刺路径拟行经肺平行病灶长轴入路进针活检。患者取仰卧位,穿刺点定位于右前胸壁皮肤,靶皮距约8.9cm,建立同轴穿刺通道后拟使用半自动活检装置(图3-2-18A~D)。

【操作过程】患者取仰卧位,标记皮肤进针点,常规消毒、铺巾,1%利多卡因局部麻醉,以17G同轴针在CT引导下经肺逐步进针约8.9cm达右心膈角淋巴结病灶内,拔出针芯,插入18G半自动活检针达右心膈角淋巴结病灶内,推出活检针切割槽不击发,再次扫描观察切割槽与病灶及心脏的空间关系,位置满意后击发取材。活检取材满意后拔出穿刺针,复扫全胸部CT未见明显气胸、出血等并发症(图3-2-18E~H)。

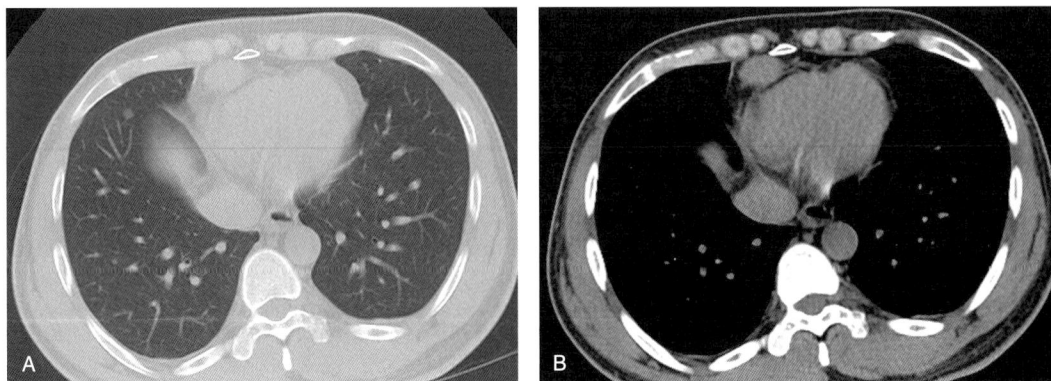

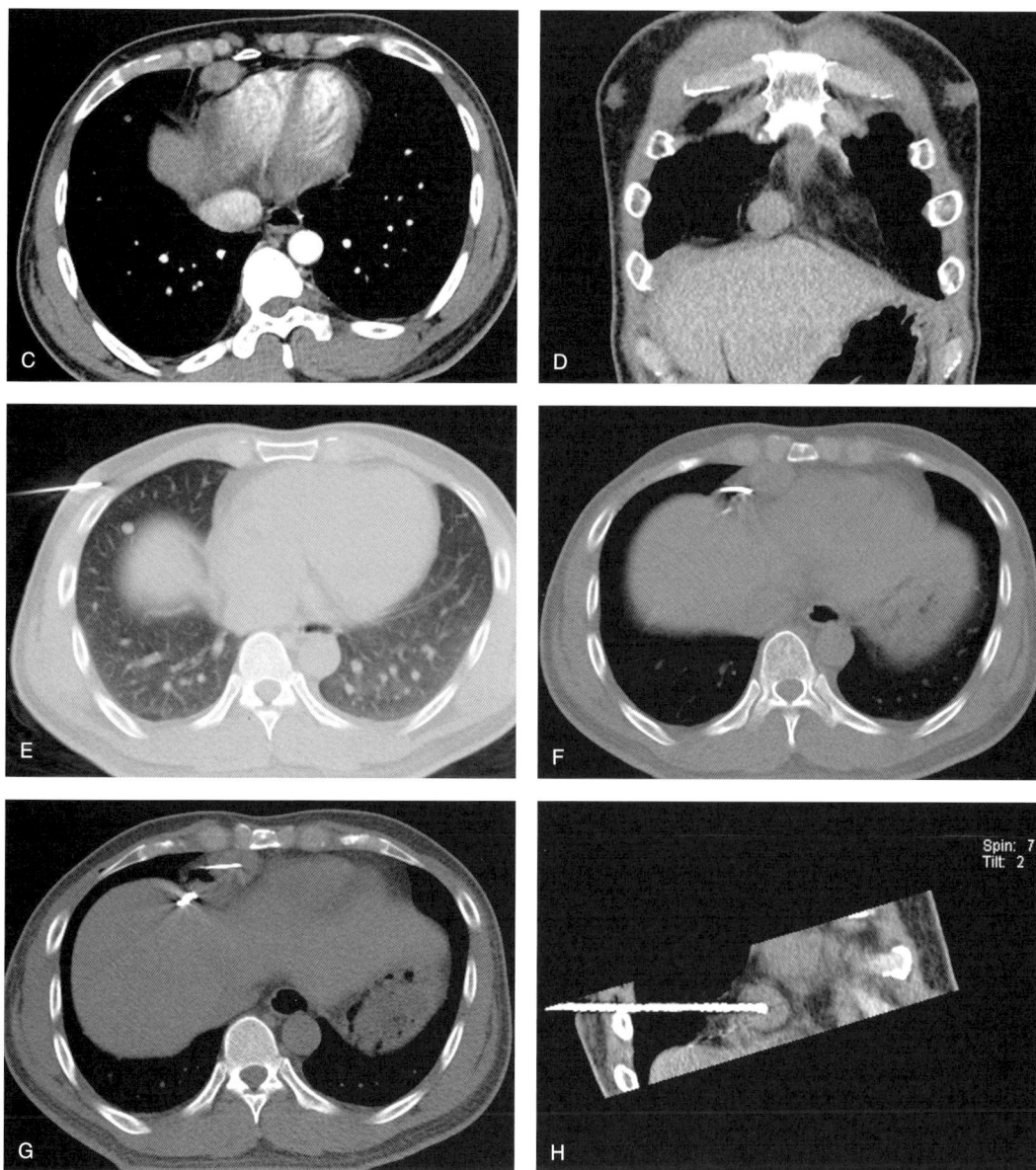

图 3-2-18　右侧心膈角区肿大淋巴结穿刺活检
A~D. 术前 CT；E~G. 穿刺过程；H. 三维重建

> **病理结果：右心膈角穿刺活检组织考虑转移性肝细胞癌。**

【点评】

1. 病灶的特殊性　青年男性，肝癌术后，右侧心膈角肿大淋巴结穿刺活检，病灶前方为内乳动静脉分支、剑突、肋软骨，内、后方为心脏，外侧为肺组织。病灶近膈面，受呼吸运动及心脏搏动影响大，操作不当可致心包及心脏损伤致心脏压塞、大量血胸等并发症，穿刺难度大，风险高。

2. 应对策略及穿刺技巧　本病例综合考虑后采用经肺平行病灶长轴入路，避免活检针对准心脏，先采用同轴针固定于右胸壁皮下，严格呼吸训练，嘱患者平静呼气末屏气，进针时保持同一呼吸时相。经肺建立穿刺通道后，拔出针芯，插入 18G 半自动活检针达病灶内活检，同时推开切割槽时需注意心脏搏动的传导及病灶的移位问题，需严格把控穿刺深度。该病例对穿刺路径的设计、穿刺过程呼吸时相的把控要求高，并且术者应掌握急性心包出血、填塞等并发症的处理。

第四章
CT 引导经皮胸膜及胸部骨病变穿刺活检术

一、概述

胸膜是衬覆于胸壁内面、膈上面、纵隔两侧面和肺脏表面的一层浆膜,一般将被覆于胸壁内面、纵隔两侧面、膈上面及上突于颈根部的胸膜称为壁胸膜,被覆于肺脏表面的胸膜称为脏胸膜,两层之间的密闭间隙称胸膜腔。根据胸膜壁层的位置可分胸膜顶、肋胸膜、膈胸膜和纵隔胸膜四部分。胸膜常见占位性病变包括:

（一）胸膜感染性病变

如胸膜结核、细菌性胸膜炎等。

（二）胸膜肿瘤

良性肿瘤如良性胸膜间皮瘤、胸膜纤维瘤等,恶性肿瘤包括胸膜转移癌、恶性胸膜间皮瘤及胸膜淋巴瘤等。胸膜占位性病变诊断主要依赖病理组织检查,胸膜病变病理主要通过外科手术、内科胸腔镜及经皮穿刺活检途径。外科手术及内科胸腔镜对于胸膜病变显示直观,取材相对较丰富,对于较小的胸膜病变可做出全面的病理诊断,但存在创伤相对大、手术时间长、费用高等不足。影像引导下经皮胸膜病变穿刺活检定位精准,创伤小,对于影像可见的胸膜病变常能取得有效病理组织,是外科手术及内科胸腔镜活检的有效补充手段。本节主要介绍 CT 引导经皮胸膜病变穿刺活检。

二、穿刺要点

（一）术前胸部影像的准确评估

穿刺前 2 周内需完善胸部 CT 平扫 + 增强以更好地显示胸膜病变的部位、大小、数目、形态、血供及局部解剖关系,对较小胸膜病灶则需薄层 CT 扫描以更好显示,术前增强扫描可以进一步鉴别胸水、肺不张及胸膜病变,以明确活检的靶病灶,同时还可以明确胸膜病灶与邻近肋间血管的关系,提高活检阳性率,同时减少因肋间血管损伤引起的胸腔出血等并发症。

（二）穿刺体位的选择

根据胸膜病变部位的不同,可选择仰卧、俯卧或侧卧位,尽可能选择患者舒适的体位保持不动,尤其是仰卧或俯卧位较为理想。对于年老体弱者穿刺体位较难固定者,可使用真空垫或其他物品协助固定体位。

（三）穿刺路径规划

胸膜病变多数沿着胸膜方向生长,穿刺入路设计尽可能顺着病灶长轴(大多与胸膜呈切线位),易于取得足够多的组织标本。尽量避免上一肋骨下缘进针以减少肋间血管及神经损伤概率。同时根据术前增强影像,避开病灶坏死区取材以提高活检阳性率。如患者伴有大量胸腔积液则建议术前胸腔置管酌情引流减轻症状,可减少因大量胸腔积液对穿刺活检的干扰。

三、典型病例

病例 55　女性,67 岁,右侧胸膜弥漫性病变穿刺活检

【术前计划】术前胸部 CT 平扫 + 增强提示右侧胸膜弥漫性增厚,最厚处约 2.3cm,增强扫描呈不均匀强化。拟行右侧胸膜病变穿刺活检。穿刺体位取仰卧位,穿刺点定位于右前胸壁皮肤,靶皮距 5.5cm,采用同轴半自动活检装置(图 4-1-1A~C)。

【操作过程】患者仰卧位,先行 CT 定位平扫,体表标记,常规消毒、铺巾、局麻后,以 17G 同轴套管针在 CT 引导下逐步进针约 5.5cm 达右侧胸膜病变内,拔出针芯,插入 18G 半自动活检针达病灶内活检。活检满意后拔针,术后扫描,未见明显气胸、出血等并发症(图 4-1-1D~F)。

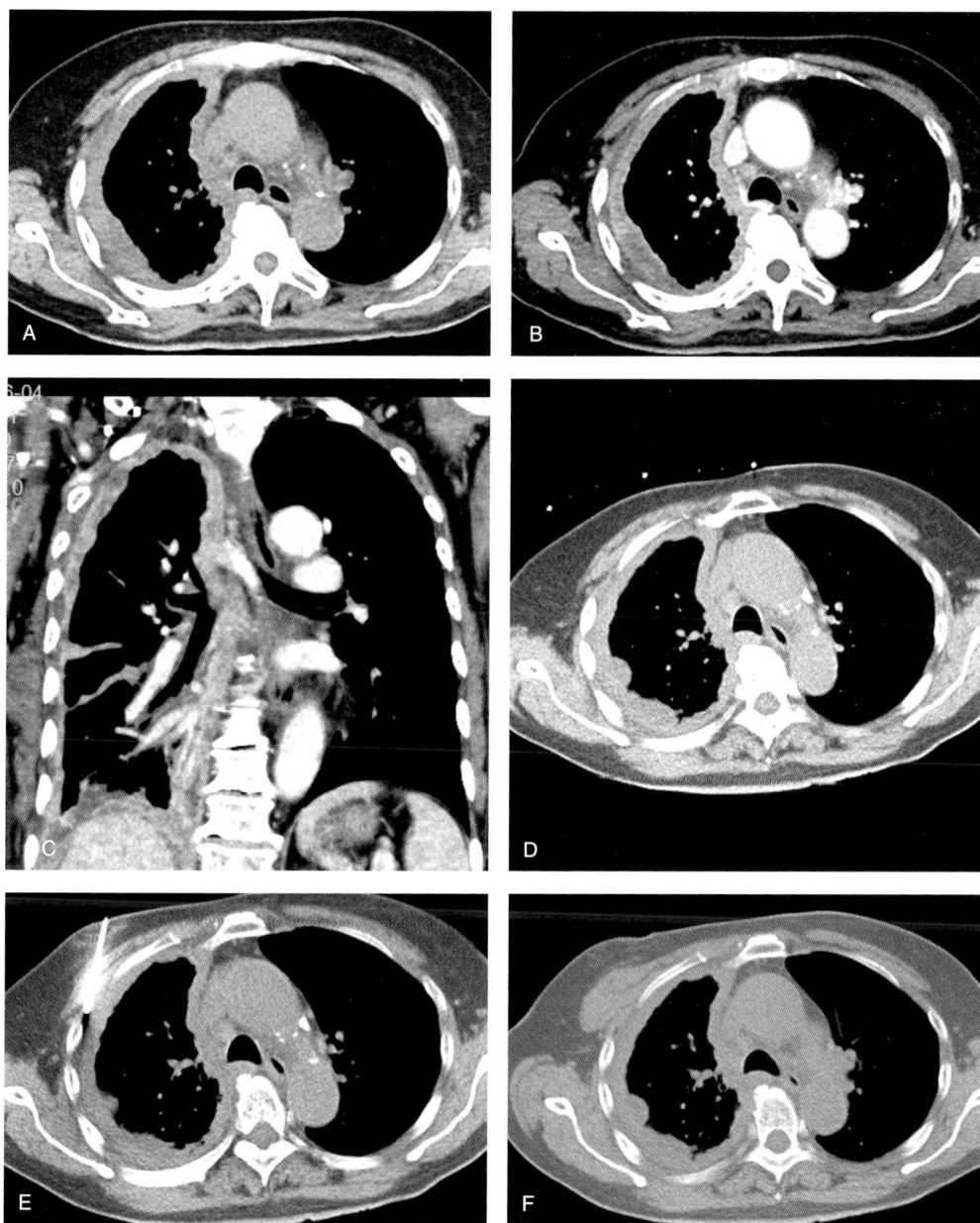

图 4-1-1　右侧胸膜弥漫性病变穿刺活检
A~C. 术前胸部 CT 平扫 + 增强;D~F. 穿刺活检过程

> **病理结果：右侧胸膜活检组织考虑浸润性肺腺癌胸膜转移。**

【点评】

1. 病灶的特殊性 老年女性，右侧胸膜不规则增厚伴不均匀强化及部分坏死，边缘毛糙，穿刺活检存在气胸、取材少等问题。

2. 应对策略及穿刺技巧 本病例穿刺路径采用平行胸膜病变长轴进针，不经过含气肺组织穿刺，同时避开病变坏死区活检，采用同轴技术多次、多点取材，取材满意，无并发症。

病例 56 男性，72 岁，左侧胸膜病变穿刺活检

【术前计划】术前胸部 CT 平扫 + 增强提示左肺下叶条片状密度增高影伴左后胸膜局限性增厚，境界尚清，边缘毛糙，增强扫描呈轻度强化。拟行左侧胸膜病变穿刺活检，穿刺路径采用与增厚胸膜呈切线位平行进针。穿刺体位取俯卧位，穿刺点定位于右后背部皮肤，靶皮距 4.0cm，采用同轴半自动活检装置。（图 4-1-2A~C）。

【操作过程】患者俯卧位，先行 CT 定位平扫，体表标记，常规消毒、铺巾、局麻后，以 17G 同轴套管针在 CT 引导下逐步进针约 4.0cm 达左侧增厚胸膜病变内，拔出针芯，插入 18G 半自动活检针达病灶内活检。活检满意后拔针，术后扫描，未见明显气胸、出血等并发症。（图 4-1-2D~F）。

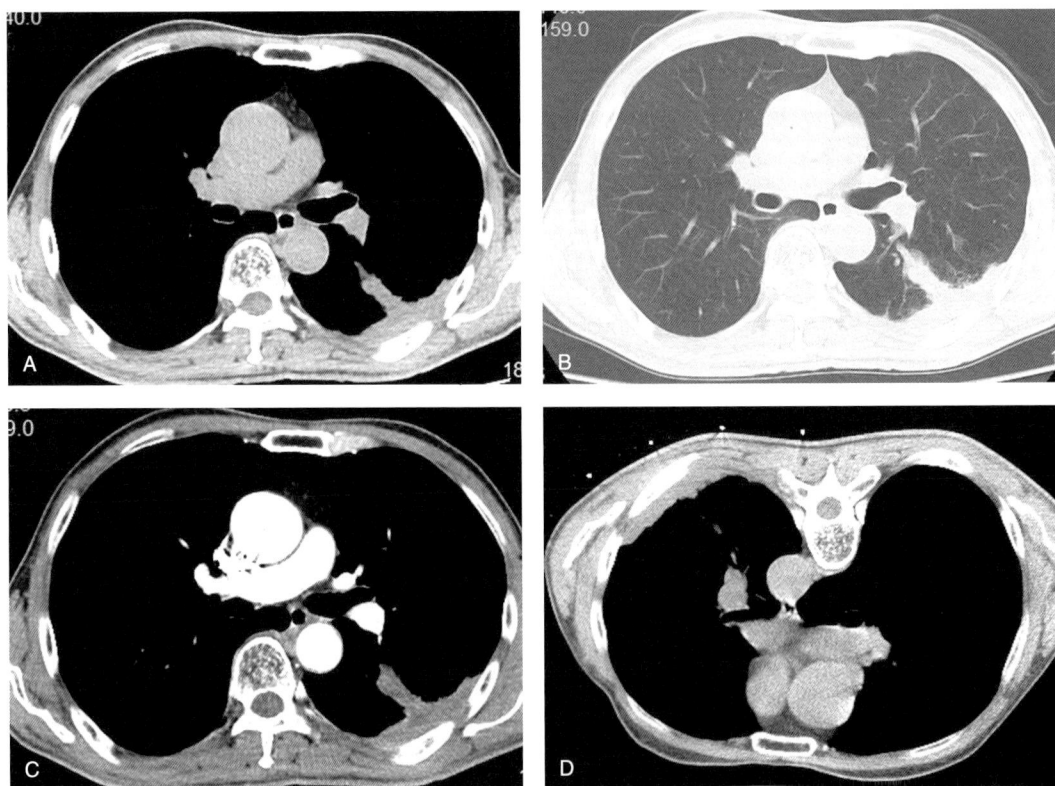

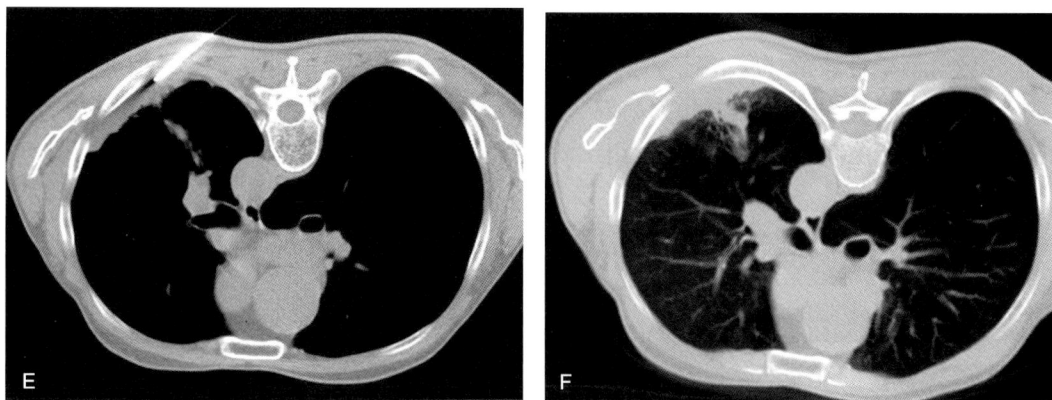

图 4-1-2 左侧胸膜病变穿刺活检
A~C. 术前胸部 CT 平扫 + 增强；D~F. 穿刺活检过程

> **病理结果：左侧胸膜病变穿刺活检组织符合小细胞癌。**

【点评】

1. 病灶的特殊性 老年男性，左下肺条片状病变伴邻近胸膜增厚，肺内病灶相对小呈条状，穿刺活检存在气胸、出血及病理取材少等问题。

2. 应对策略及穿刺技巧 本例影像学显示左下肺病变与增厚的胸膜粘连延续，强化方式相当，考虑两者病变性质是一致同源的，故将左侧增厚胸膜作为活检靶病灶，采用平行胸膜病变长轴进针，不经过含气肺组织，大大降低气胸、出血的概率，活检取材满足病理诊断需求。

第二节 CT 引导经皮胸部骨病变穿刺活检术

一、概述

胸部骨病变主要指构成胸部骨性结构的诸骨，包括肋骨、胸骨、胸椎、锁骨及肩胛骨等病变，常见的骨病如感染、结核、肿瘤、血液系统等病变均可能累及胸部诸骨。CT 引导下穿刺活检具有微创、精准、安全、可重复性强等优势，成为临床诊断不明的胸部骨病变的可靠选择。本节主要介绍 CT 引导下经皮胸部骨病变穿刺活检术。

二、穿刺要点

（一）穿刺入路设计

穿刺入路需根据胸部骨病变部位、质地的不同等因素个体化设计，主要原则为尽可能平行大血管方向进针，采用步进式进针方法，进针时需严密监控穿刺针的深度及角度。

胸椎病变进针多采取经椎弓根入路，少数采取经肋椎关节或椎旁入路活检，进针过程中需警惕脊髓及神经根的损伤。胸骨本身较薄，骨活检针穿刺时钻破内侧骨皮质时需内收手劲，避免胸骨后方大血管的损伤。肋骨及锁骨等不规则形态骨质病变活检时，有时候骨膜表面形态圆滑，活检针不易固定，进针时需控制好角度及力度，避免骨活检针打滑损伤周边的重要脏器。

（二）穿刺器械选择

骨病变分为成骨性病变、溶骨性病变及混合型病变，不同病变穿刺器械选择不同。对于成骨性病变

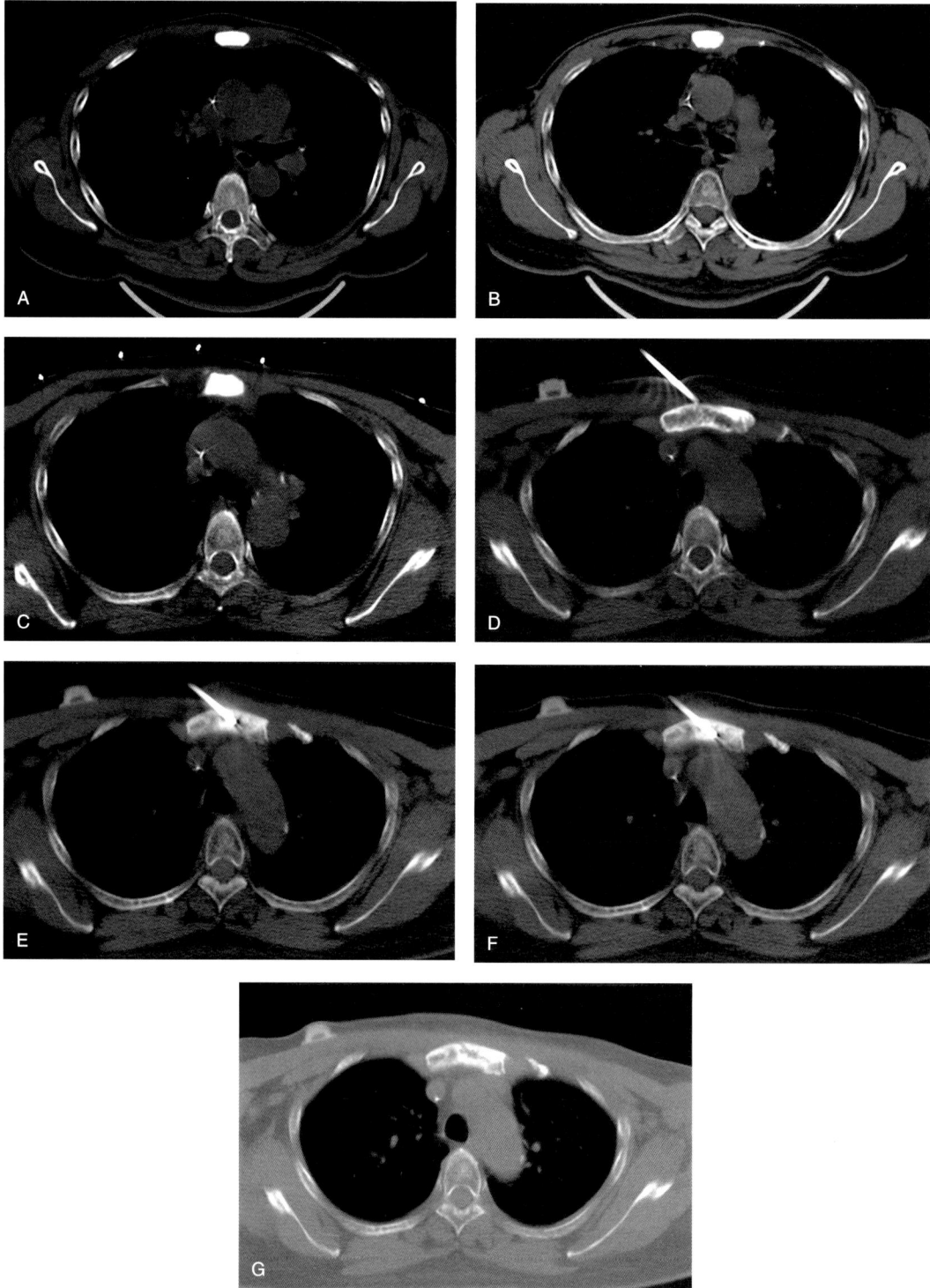

图 4-2-3   胸骨成骨性病变穿刺活检
A~B. 术前 CT 平扫；C~G. 穿刺活检过程

病理结果：胸骨穿刺活检组织符合乳腺非特殊型浸润性癌转移。

【点评】

1. 病灶的特殊性   中年女性，乳腺癌术后，胸骨成骨性骨质破坏，密度欠均匀，胸骨柄病灶成骨密度相对低，胸骨体病灶成骨密度极高，诊断考虑转移癌。

2. 应对策略及穿刺技巧　本病例穿刺靶点选择密度相对低的胸骨柄进行活检,减少骨活检针进针困难、滞留甚至断针的风险。同时采用骨活检针与主动脉平行的斜行进针入路,进一步降低术中损伤主动脉的风险。

病例59　女性,47岁,胸骨溶骨性病变穿刺活检

【术前计划】术前胸部CT及MRI示胸骨中下段溶骨性骨质破坏伴软组织肿块,局部骨皮质中断。拟行胸骨溶骨性病变穿刺活检。患者取仰卧位,穿刺点定位于胸骨右侧皮肤,靶皮距2.5cm,采用同轴半自动活检装置(图4-2-4A~D)。

【操作过程】患者仰卧位,先行CT定位平扫,体表标记,常规消毒、铺巾、局麻后,以17G同轴套管针在CT引导下逐步进针约2.5cm达胸骨软组织肿块内,拔出针芯,插入18G半自动活检针达病灶内活检。术后扫描,未见明显出血等并发症(图4-2-4E~F)。

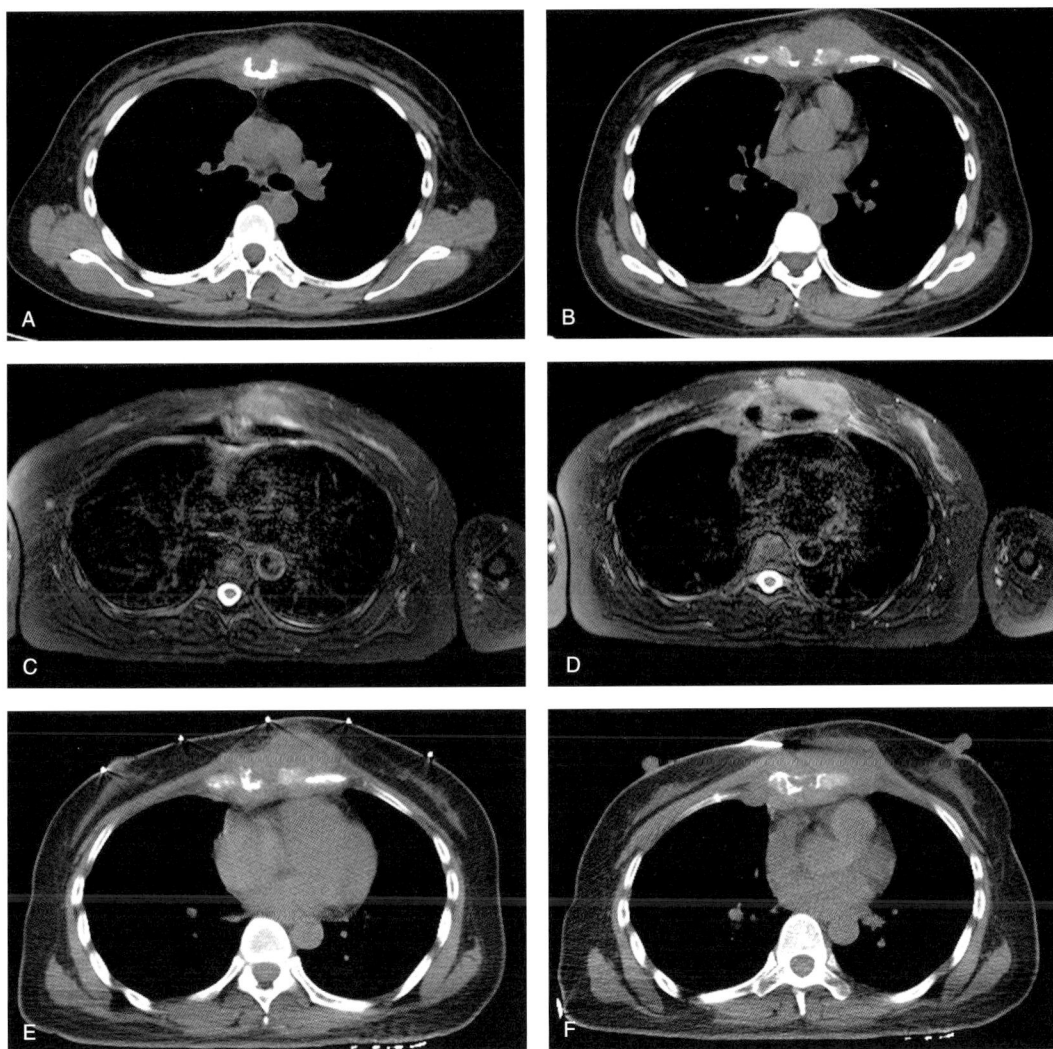

图4-2-4　胸骨溶骨性病变穿刺活检
A~D. 术前CT及MRI平扫；E~F. 穿刺活检过程

> 病理结果:胸骨穿刺活检组织符合弥漫大B细胞淋巴瘤。

【点评】

1. 病灶的特殊性　该病例胸骨病变呈溶骨性病变,局部骨皮质破坏、中断伴周边软组织肿块形成。

2. 应对策略及穿刺技巧　采用同轴半自动活检针进行软组织病变活检即可,同轴针沿病灶长轴斜行进针,尽可能避免穿刺针道直接朝向后方的心脏,到位后通过同轴通道可多次、多点取材,以满足病理的需求。

病例60 女性,52岁,胸骨溶骨性病变穿刺活检

【术前计划】术前胸部CT平扫示左侧乳腺癌术后,胸骨体溶骨性骨质破坏,局部残留骨皮质菲薄,可见细小中断。拟行CT引导下胸骨体病变穿刺活检。设计针道时拟取与主动脉成切线位进针。患者取仰卧位,穿刺点定位于胸骨右缘,靶皮距约7.0cm,采用同轴半自动活检装置(图4-2-5A~B)。

【操作过程】患者仰卧位,先行CT定位平扫,体表标记,常规消毒、铺巾、局麻后,以17G同轴套管针在CT引导下逐步进针约7.0cm穿破中断的胸骨皮质破口,达胸骨体病灶内,拔出针芯,插入18G半自动活检针达病灶内活检,取材满意后撤针。术后扫描,未见明显出血等并发症(图4-2-5C~G)。

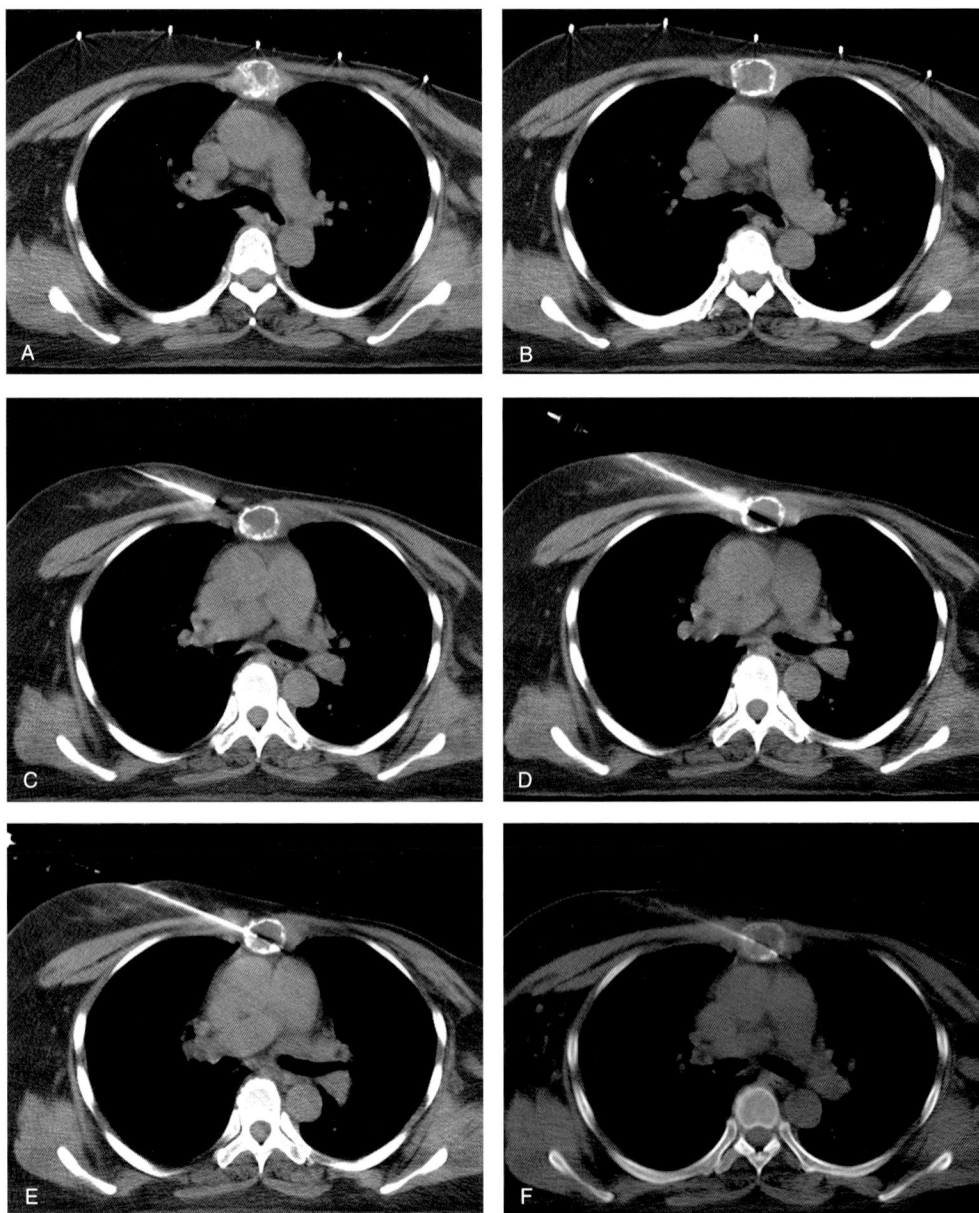

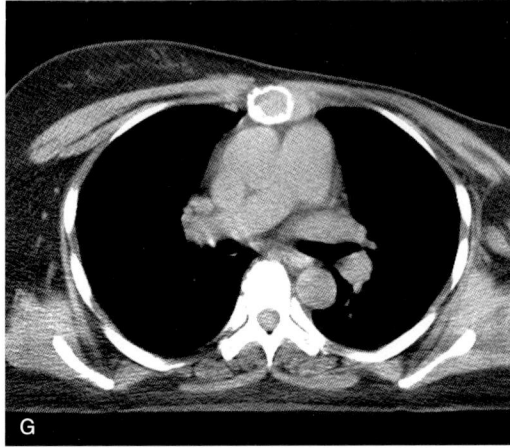

图 4-2-5　胸骨溶骨性病变穿刺活检
A~B. 术前 CT 平扫；C~G. 穿刺活检过程

> **病理结果：胸骨病变穿刺活检组织符合恶性上皮性肿瘤，考虑乳腺癌转移。**

【点评】

1. 病灶的特殊性　中年女性患者，左侧乳腺癌术后，胸部 CT 示胸骨体溶骨性骨质破坏，局部骨皮质菲薄伴细小破口。此病灶用骨活检针不易固定且取得的组织偏少，可采用同轴套管针联合半自动活检装置。

2. 应对策略及穿刺技巧　本病例采用 17G 同轴套管针配合 18G 半自动软组织活检针活检，17G 同轴套管针的针尖相对锐利，利用它突破病灶外的菲薄骨皮质进入软组织病灶内，而后拔出针芯，再将 18G 半自动软组织活检针插入软组织病灶进行活检，这个技巧适用于与本病例类似的骨病灶活检，17G 同轴套管针可以较好地突破薄骨皮质或骨皮质上小破口建立穿刺通道。

病例 61　男性，54 岁，T_8 椎体病变穿刺活检

【术前计划】活检前胸椎 MRI 及 CT 平扫：T_8 椎体内多发穿凿样溶骨性骨质破坏，邻近部分骨皮质不连。拟俯卧位经 T_8 右侧椎弓根入路活检。穿刺点定位于 T_8 棘突右侧皮肤，靶皮距约 8.0cm，采用骨活检针进行操作（图 4-2-6A~D）。

【操作过程】患者俯卧位，先行 CT 定位平扫，体表标记，常规消毒、铺巾、局麻后，用尖刀片在进针点局部皮肤做一长约 5mm 小切口，以 9G 骨活检针在 CT 引导下经 T_8 右侧椎弓根逐步进针约 8.2cm，达椎体内活检，取出长约 2.3cm 柱状骨组织块，福尔马林固定后送检。术后扫描，未见明显出血及神经根损伤等并发症（图 4-2-6E~I）。

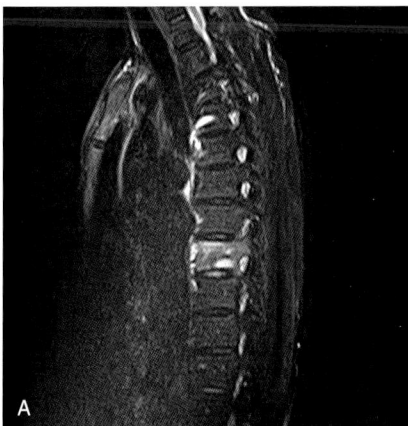

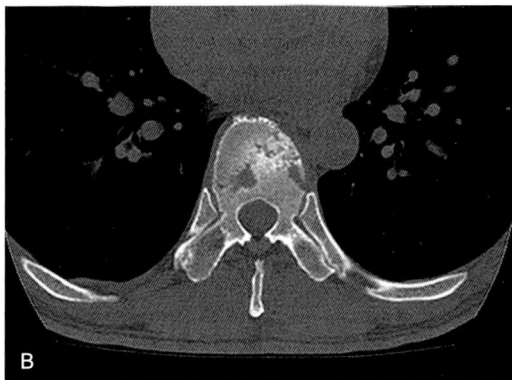

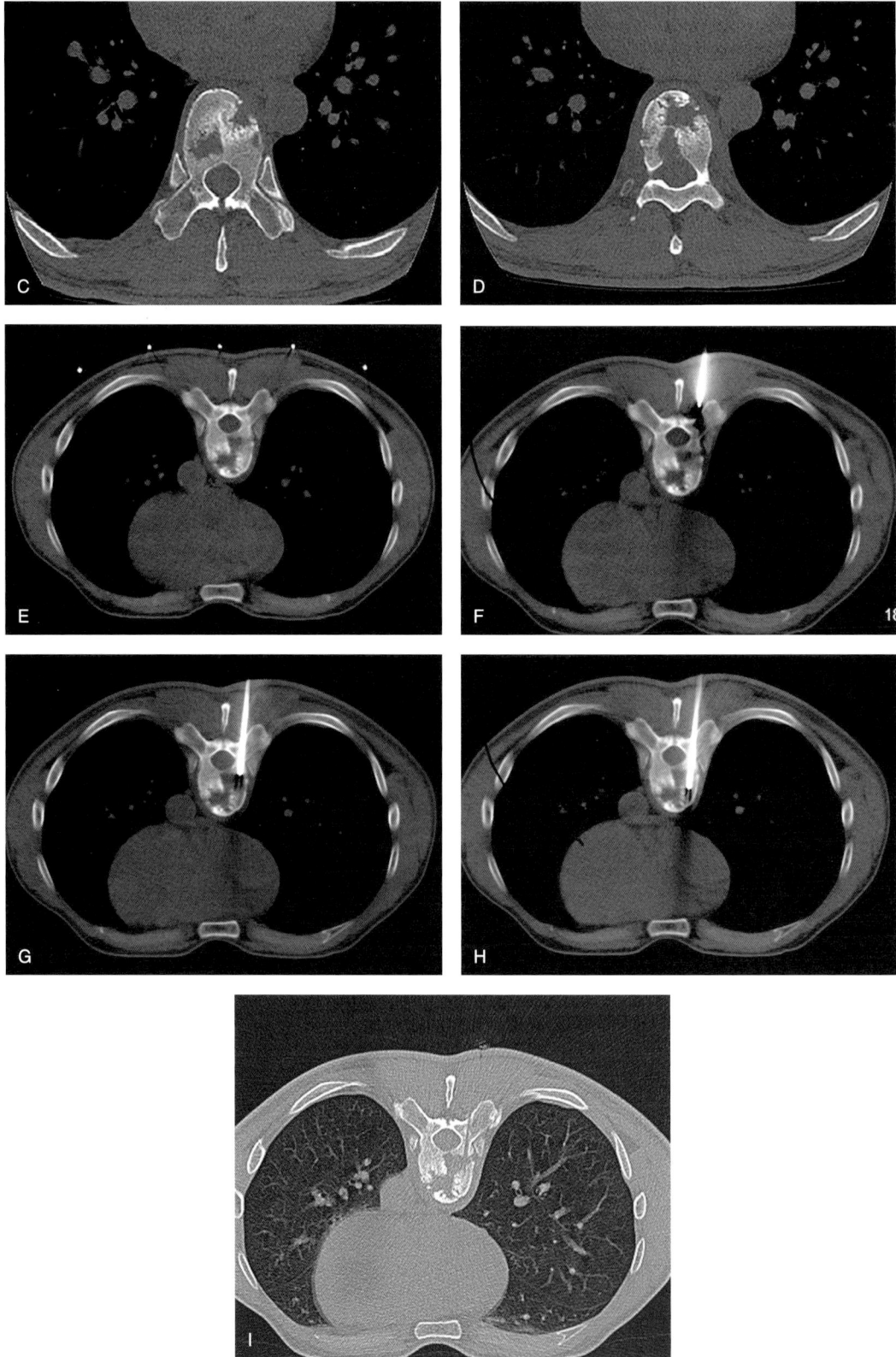

图 4-2-6   T$_8$ 椎体病变穿刺活检
A~D. 术前 MRI 及 CT 平扫；E~I. 穿刺活检过程

>> **病理结果：** T$_8$病变符合朗格汉斯细胞组织细胞增生症伴间质大量淋巴细胞浸润及肉芽肿样结节形成。

【点评】

1. 病灶的特殊性　本病例为中年男性，T$_8$椎体内多发穿凿样溶骨性骨质破坏，部分骨皮质中断，无明显的软组织肿块形成。

2. 应对策略及穿刺技巧　该病例采用骨活检针进行操作，胸椎穿刺活检入路选择最常用的经椎弓根入路，先以骨活检针固定于 T$_8$右侧椎弓根皮质，再次扫描确定进针方向无误后拔出骨活检针针芯，逐步缓慢进针，期间重复 CT 扫描确保骨活检针进针方向及深度，避免进针过程中出现偏差，尤其在经过椎弓根时要注意，因胸椎椎弓根较窄，一旦进针方向出现偏差就可能进入椎管伤及脊髓造成严重并发症。同时胸椎前方往往是心脏和大血管等重要器官，需严格控制进针深度及力度。

病例 62　男性，67 岁，T$_{10}$椎体病变穿刺活检

【术前计划】活检前胸椎 MRI 及 CT 平扫见 T$_{10}$椎体中央区见溶骨性骨质破坏，境界欠清，周边软组织肿胀。拟经 T$_{10}$右侧肋椎关节入路进针活检。穿刺体位取俯卧位，穿刺点定位 T$_{10}$平面脊柱右侧皮肤，靶皮距约 8.5cm，使用骨活检针进行操作（图 4-2-7A~D）。

【操作过程】患者俯卧位，先行 CT 定位平扫，体表标记，常规消毒、铺巾、局麻后，用尖刀片在进针点皮肤做一 5mm 小切口，以 9G 骨活检针在 CT 引导下经 T$_{10}$右侧肋椎关节入路逐步进针约 8.7cm，达椎体中央区病灶内活检，取出长约 3cm 柱状骨组织块，福尔马林固定后送检病理，部分送培养。术后扫描，未见明显出血、脊髓及神经根损伤等并发症（图 4-2-7E~I）。

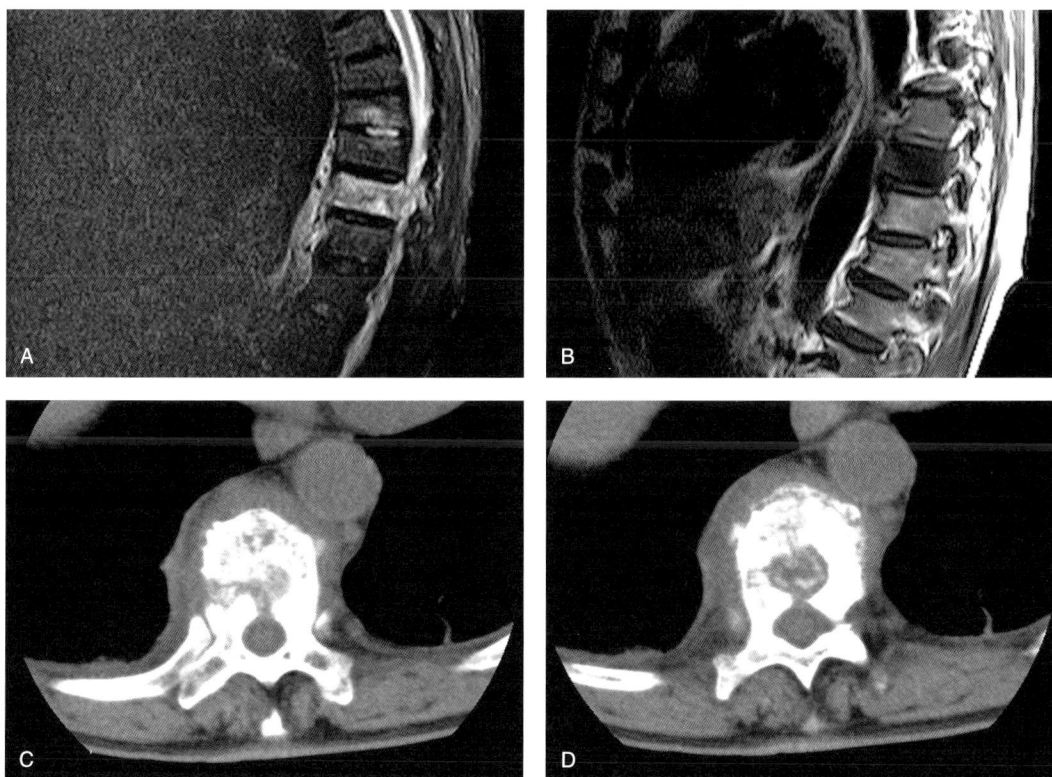

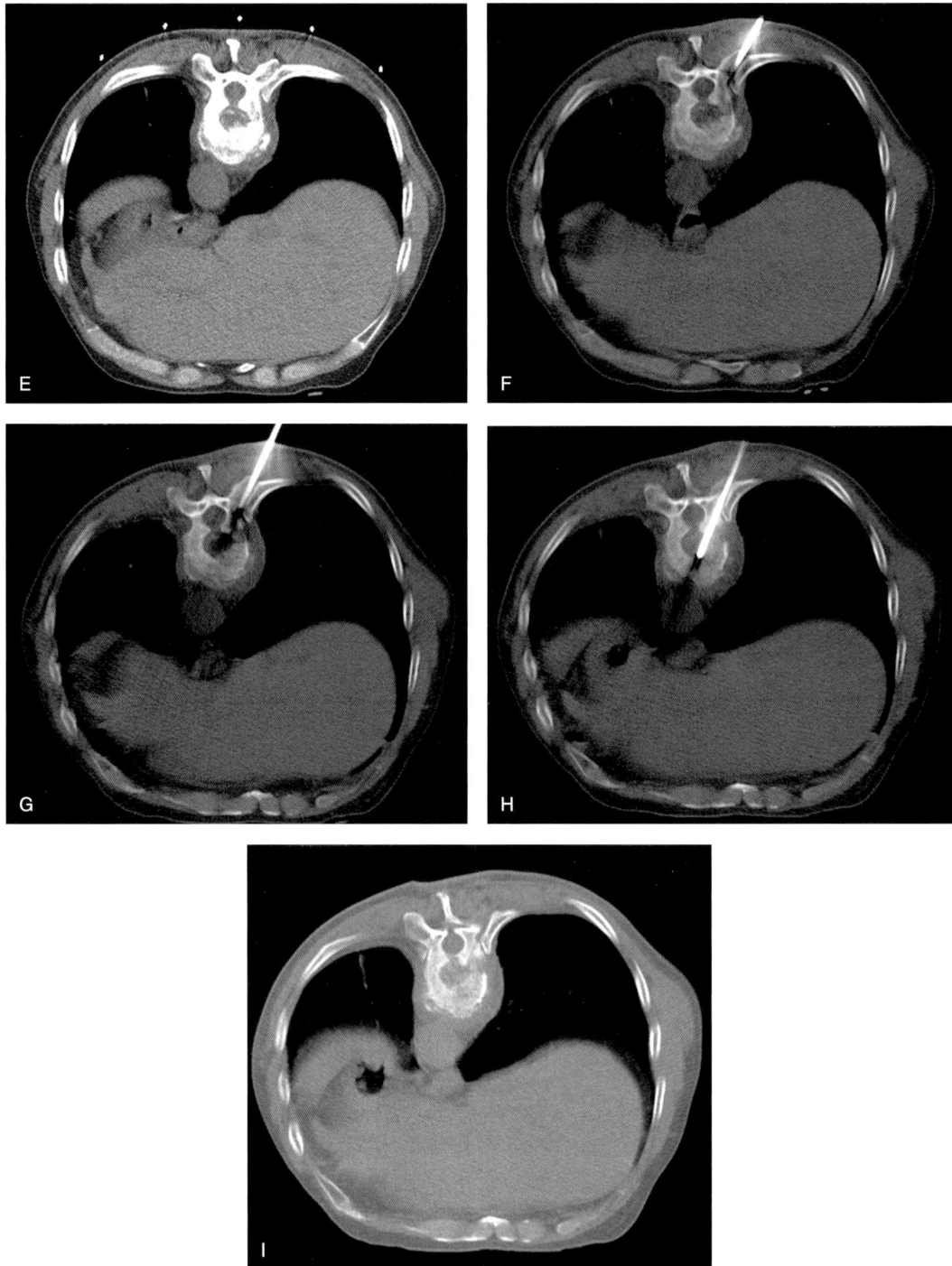

图 4-2-7　T_{10} 椎体病变穿刺活检
A~D. 术前 MRI 及 CT 平扫；E~I. 穿刺活检过程

病理及培养结果： T_{10} 椎体穿刺活检组织示肉芽肿性病变，特殊染色未见明确病原体。结核分枝杆菌培养阳性。

【点评】

1. 病灶的特殊性　老年男性，T_{10} 椎体中央区溶骨性骨质破坏，部分椎管后缘骨皮质中断，椎管无明显狭窄，周边软组织肿胀。

2. 应对策略及穿刺技巧　根据影像学特点,T_{10}椎体骨质破坏位于椎体中央区椎管前方,常规椎弓根入路受穿刺角度限制难以活检病变的主体部位,故本病例采用经右侧肋椎关节入路,可以更有效地活检病变的核心部位,提高活检的阳性率。本病例亦可以活检椎旁软组织病灶,但阳性率不如椎体中央区病灶。

> **病例 63**　女性,55 岁,左锁骨溶骨性病变穿刺活检

【术前计划】术前 MRI 示锁骨、肋骨多发骨质破坏,以左锁骨肩峰端明显,伴软组织肿块形成,拟行左锁骨肩峰端肿物穿刺活检。穿刺体位取俯卧位,穿刺点定位于左肩部皮肤,靶皮距约 3.7cm,采用同轴半自动活检装置(图 4-2-8A~B)。

【操作过程】患者俯卧位,先行 CT 定位平扫,确定穿刺路径,体表标记,常规消毒、铺巾、局麻后,以 17G 同轴套管针在 CT 引导下逐步进针约 3.8cm 达左锁骨肩峰端病灶内,拔出针芯,插入 18G 半自动活检针达病灶内活检,取材满意后撤针(图 4-2-8C~D)。

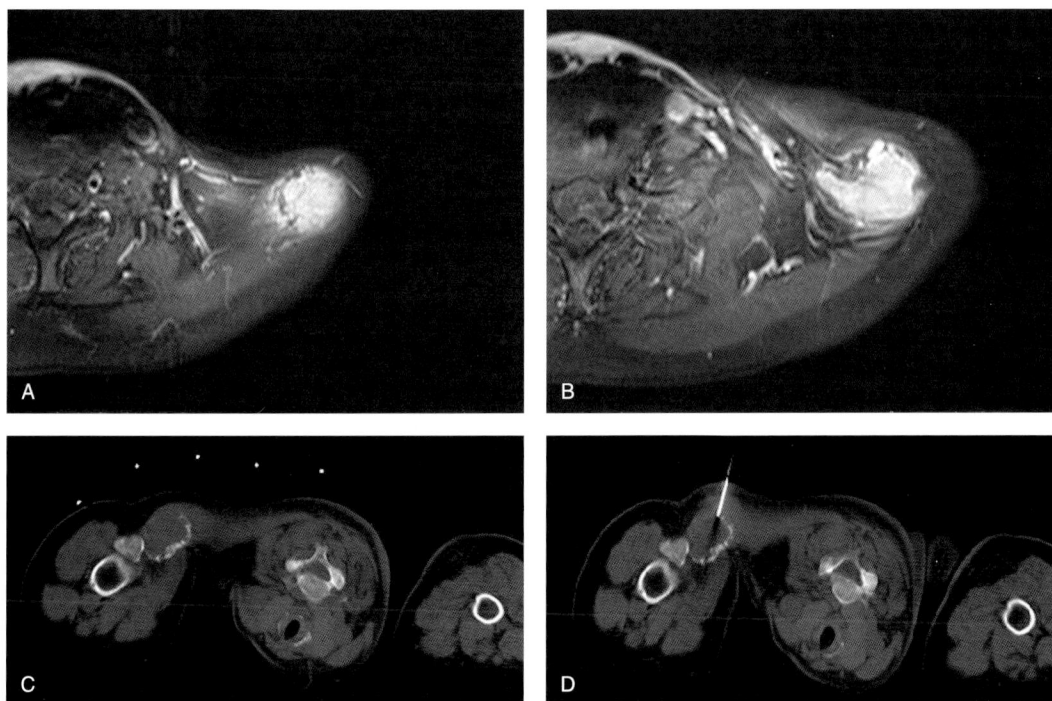

图 4-2-8　左锁骨溶骨性病变穿刺活检
A~B. 术前 MRI 平扫; C -D. 穿刺活检过程

> **病理结果:左锁骨病变穿刺活检组织符合多发性骨髓瘤。**

【点评】

1. 病灶的特殊性　该病例为中年女性,影像提示锁骨及肋骨多发骨质破坏,左锁骨肩峰端溶骨性骨质破坏伴软组织肿块形成,局部大部分骨皮质中断破坏。

2. 应对策略及穿刺技巧　本病例选择骨质破坏伴软组织肿块形成的左锁骨病变作为活检靶病灶,采用同轴半自动活检器械即可有效活检软组织肿块,无需采用骨活检针活检。

> **病例 64**　女性,55 岁,右侧锁骨成骨性病变穿刺活检

【术前计划】术前 MRI 及 CT 示右侧锁骨头膨大伴骨质异常,右侧胸锁关节间隙变窄。拟行右侧锁

骨头病变穿刺活检。患者取仰卧位,穿刺点定位于胸锁关节外侧皮肤,靶皮距约 2cm。拟采用骨活检针进行操作(图 4-2-9A~E)。

【操作过程】患者取仰卧位,标记皮肤进针点,常规消毒、铺巾,1% 利多卡因局部麻醉,尖刀片于穿刺点皮肤行一 5mm 小切口,以 9G 骨活检针在 CT 引导下逐步进针约 2.0cm 达右锁骨头病灶内活检,取出长约 1.7cm 白色骨组织,福尔马林固定送检。术后扫描,未见明显出血(图 4-2-9F~H)。

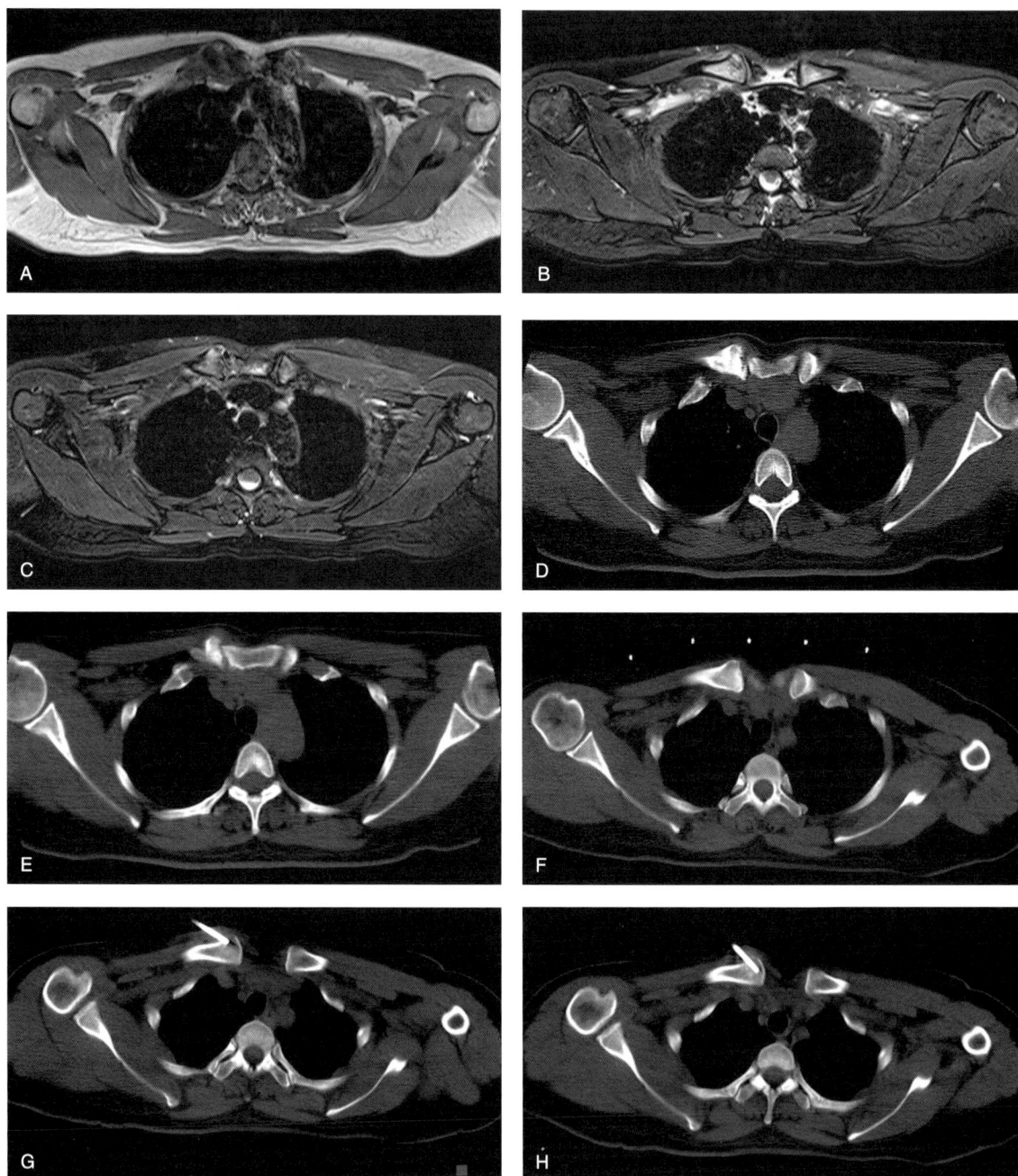

图 4-2-9 右侧锁骨成骨性病变穿刺活检
A~E. 术前 MRI 及 CT 平扫;F~H. 穿刺活检过程

> **病理结果**：右锁骨头病变穿刺活检组织见骨髓腔充满脂肪组织伴黏液变性，以及散在成熟浆细胞，目前未见明确恶性病变及明显炎症反应。

【点评】

1. 病灶的特殊性　中年女性，术前 MRI 及 CT 提示右侧锁骨头骨质膨大伴骨质密度增高，局部解剖学特点为锁骨周围大血管极为丰富，包括锁骨下动静脉、头臂干、内乳动脉等，同时锁骨表面骨膜较圆滑且骨皮质坚硬，穿刺有一定的风险及难度。

2. 应对策略及穿刺技巧　采用骨活检针进行穿刺，在钻破骨皮质固定时需控制好力度和深度，尤其是穿刺起始阶段一定要避免用力过猛，避免在钻骨皮质时骨活检针打滑不能及时收住导致邻近大血管的损伤，所以在该病例对穿刺技巧要求较高，需熟练掌握骨活检针的使用。

病例 65　男性，66 岁，左侧第 8 后肋溶骨性病变活检

【术前计划】术前 CT 示左侧第 8 后肋溶骨性骨质破坏伴软组织肿块形成。拟行左侧第 8 后肋病变穿刺活检。患者因疼痛无法俯卧，穿刺体位取左侧卧位，穿刺点定位于背部第 8 后肋水平脊柱左侧皮肤，靶皮距约 4.0cm，采用同轴半自动活检装置（图 4-2-10A~B）。

【操作过程】患者取左侧卧位，先行 CT 定位平扫，体表标记，常规消毒、局麻、铺巾后，以 17G 同轴套管针在 CT 引导下逐步进针约 3.6cm 达左侧第 8 后肋软组织肿块内，拔出针芯，插入 18G 半自动活检针达病灶内活检，取材满意后撤针。术后扫描，未见明显出血、气胸等并发症（图 4-2-10C~E）。

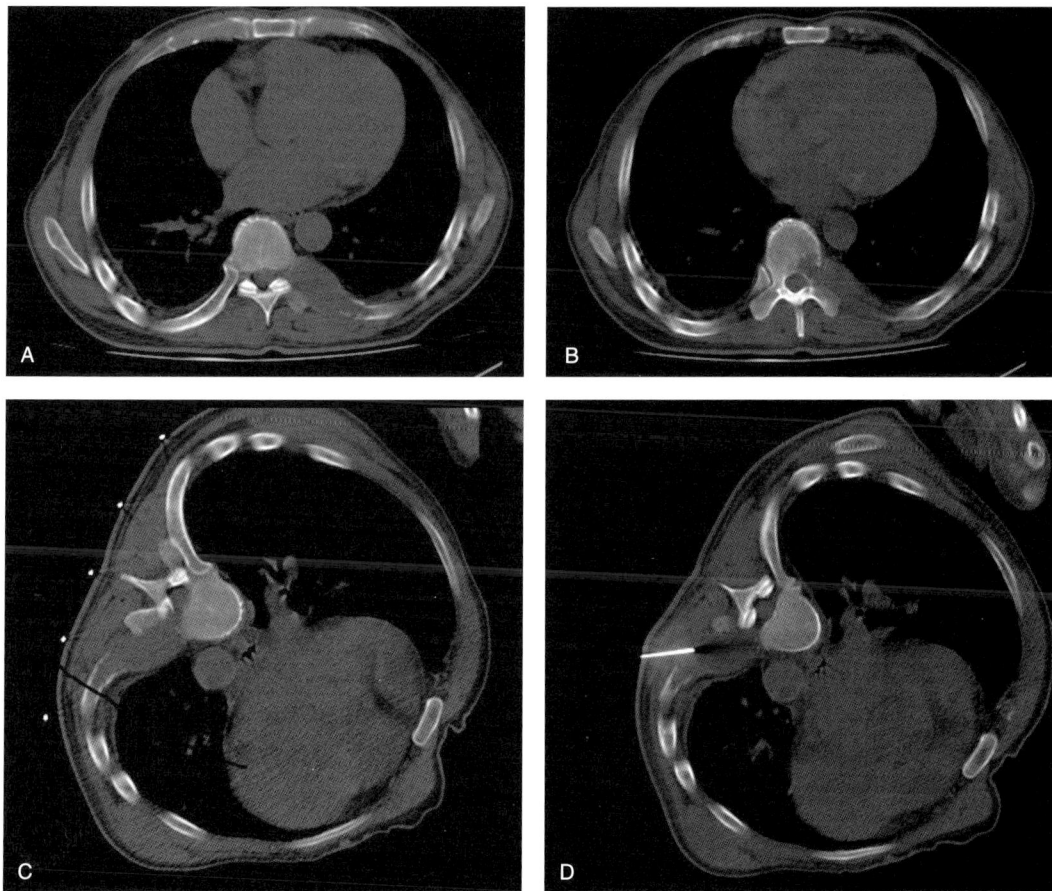

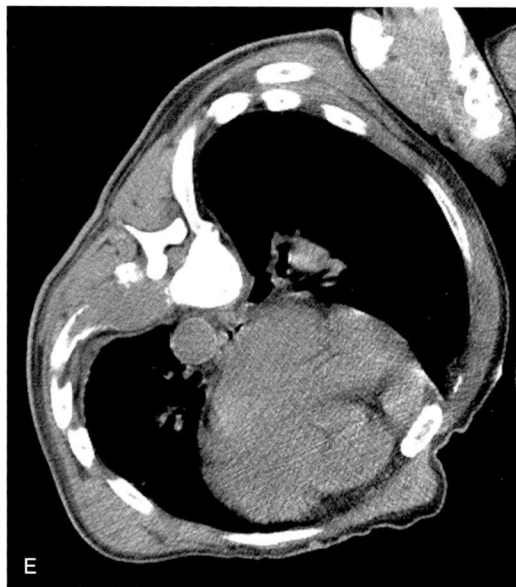

图 4-2-10　左侧第 8 后肋溶骨性病变活检
A~B. 术前 CT 平扫；C~E. 穿刺活检过程

> 病理结果：左肋骨病变穿刺活检组织见转移性恶性上皮性肿瘤，结合免疫组织化学结果，符合转移性鳞状细胞癌。

【点评】

1. 病灶的特殊性　老年男性，左侧第 8 后肋骨质破坏伴软组织肿块形成，患者疼痛无法俯卧。

2. 应对策略及穿刺技巧　本病例左侧第 8 后肋骨质破坏伴软组织肿块形成，采用同轴半自动活检器械即可有效活检软组织肿块，无需采用骨活检针活检。对于肿瘤而言，取得满意的软组织标本往往比骨组织标本病理阳性率更高，穿刺过程患者局部损伤更小，疼痛更轻。活检体位的选择也应加以重视，理论上仰卧位和俯卧位最为稳定，尤其对于年老体弱者。该病例由于患者背部疼痛体位受限故采取左侧卧位，此种情况下可尽量选择让患者较为舒适的姿势，此外尽量缩短穿刺时间也是非常重要。

病例 66　女性，53 岁，左侧肩胛骨成骨性病变穿刺活检

【术前计划】术前胸部 MRI 及 CT 示左侧肩胛骨下部骨质破坏，以成骨性为主。拟俯卧位行左肩胛骨病变穿刺活检，穿刺点定位于左背部皮肤，靶皮距约 6.0cm。拟采用骨活检针进行操作（图 4-2-11A~C）。

【操作过程】患者取俯卧位，先行 CT 定位平扫，确定穿刺路径，体表标记，常规消毒、铺巾、局麻后，以尖刀片在穿刺点皮肤作一 5mm 小切口，以 9G 骨活检针在 CT 引导下逐步进针约 6.3cm，达左肩胛骨成骨性病灶内活检，取出长约 2.2cm 白色骨组织，福尔马林固定送检。术后扫描，未见明显出血等并发症（图 4-2-11D~E）。

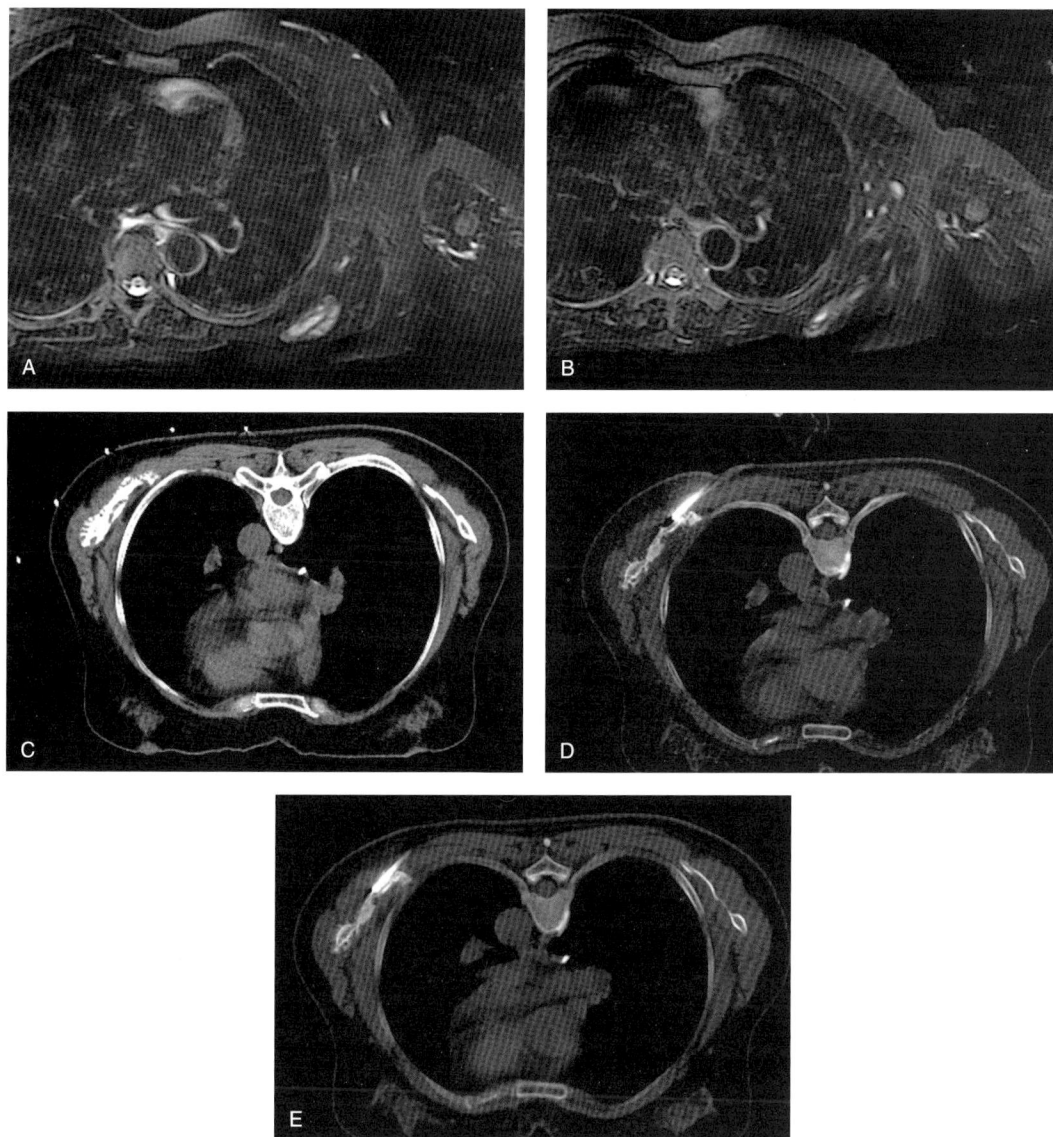

图 4-2-11　左侧肩胛骨成骨性病变穿刺活检
A~C. 术前 MRI 及 CT 平扫；D~E. 穿刺活检过程

> **病理结果：左肩胛骨穿刺活检组织符合促结缔组织增生性纤维瘤。**

【点评】

1. 病灶的特殊性　该病例为中年女性，左侧肩胛骨下角成骨性病变，周边未见明显软组织肿块影。

2. 应对策略及穿刺技巧　该病例左侧肩胛骨下角成骨性病变，周边未见明显软组织肿块，故并本例采用骨活检针平行肩胛骨病灶长轴进针活检，可取得更多的病理组织块，提高病理阳性率。

第五章
CT 引导经皮胸部病变穿刺活检并发症及防治

第一节　气胸及皮下气肿

一、概述

气胸(pneumothorax)是指气体进入胸膜腔,造成积气状态,称为气胸。气胸是 CT 引导经皮肺部病变穿刺活检最常见的并发症,发生率为 2.4%~60%(平均 20%),需要胸腔引流处理的气胸发生率为 5%~18%。按其发病诱因分为原发性气胸和继发性气胸,穿刺活检引起的气胸属于继发性气胸。气胸的临床表现主要有胸闷、气短、发绀、胸痛及咳嗽等,其症状表现与气胸的严重程度密切相关。气胸的发生与病灶的位置、大小、经过胸膜穿刺次数、穿刺路径经过的肺组织基础情况等密切相关。

皮下气肿(subcutaneous emphysema)是指皮下组织间隙内气体积存,以手按压皮下气肿的皮肤,可引起气体在皮下组织内移动,出现捻发感或握雪感。胸部皮下气肿多由于肺、气管或胸膜受损后,气体自病变部位逸出,积存于皮下所致。轻度患者一般无明显临床症状,重者可表现颜面部肿胀、呼吸困难等。

二、处理原则

(一) 术中气胸处理原则

若穿刺活检取材前发生气胸,肺活动度增大,需根据气胸范围、患者症状及病灶部位予分别处理。

1. 少量气胸,患者无症状,病灶位于肺深部,继续原计划行穿刺活检。

2. 少量气胸,患者无症状,病灶较小且位于胸膜下,多数需用同轴套管针抽气后继续穿刺活检,必要时需调整穿刺路径。

3. 中、大量气胸,患者出现胸闷气促症状,需胸腔抽气或置管引流后再行穿刺活检。若术中持续漏气,必要时待气胸破口愈合后带管择期再行活检。

(二) 术后气胸处理原则

穿刺术后出现少量气胸、无症状气胸一般无需特殊处理,予吸氧、动态观察气胸量即可,多数患者可自行吸收。气胸>30%、气胸量进行性增多或患者出现明显气促、胸闷等症状,均应行胸腔置管抽吸或胸腔闭式引流。通常情况下,对于皮下气肿无需特殊治疗,但应及时控制气体的来源,包括气胸的引流、手术治疗气管、支气管、肺或食管的损伤等。如果及时去除引起皮下气肿的原因,皮下气肿往往在数天内可自行吸收。一旦纵隔内压力明显增高,出现呼吸困难症状和颈部静脉淤血表现,则应及时行纵隔切开引流。

(三) 拔管时机

动态观察胸腔引流瓶内水柱是否波动及有无气泡逸出,无气泡逸出后可予复查胸片观察气胸情况,若气胸消失可予拔管处理。肺气肿或肺基础情况较差者,慎重的话可予夹闭引流管后24小时再次拍胸片,确认不再漏气后再拔除胸腔引流管。

（四）气胸预防

肺穿刺术中选择合适的穿刺路径,尽量减少穿刺次数,拔针时可经同轴套管针注射自体凝血块、生理盐水、明胶海绵条等封堵穿刺针道。肺穿刺术后患者需避免大声说话、剧烈咳嗽等。

三、典型病例

病例67　男性,65岁,左肺上叶肿物穿刺活检

【术前计划】活检前肺部CT平扫＋增强:左肺上叶后段见一软组织肿块影,范围约5.8cm×5.0cm,增强扫描呈中等强化。拟行左肺上叶后段肿物穿刺活检。穿刺体位取仰卧位,采用同轴半自动活检器械,穿刺路径选择经左前胸壁,靶皮距约8.3cm(图5-1-1A~B)。

【操作过程】患者取仰卧位,以17G同轴套管针先行胸膜外定位,复扫CT提示同轴套管针针尖深度略深抵达胸膜面,左侧胸腔见极少量气胸,调整针道后穿刺进肺,同轴套管针穿刺到位后,拔出针芯,插入18G半自动活检枪活检取材。活检后复扫CT示针道见片状出血,左侧胸腔见少量气胸,肺压缩约5%,患者无气促、呼吸困难表现,回病房吸氧,密切观察(图5-1-1C~G)。穿刺术后第1天复查胸片未见明显气胸(图5-1-1H)。

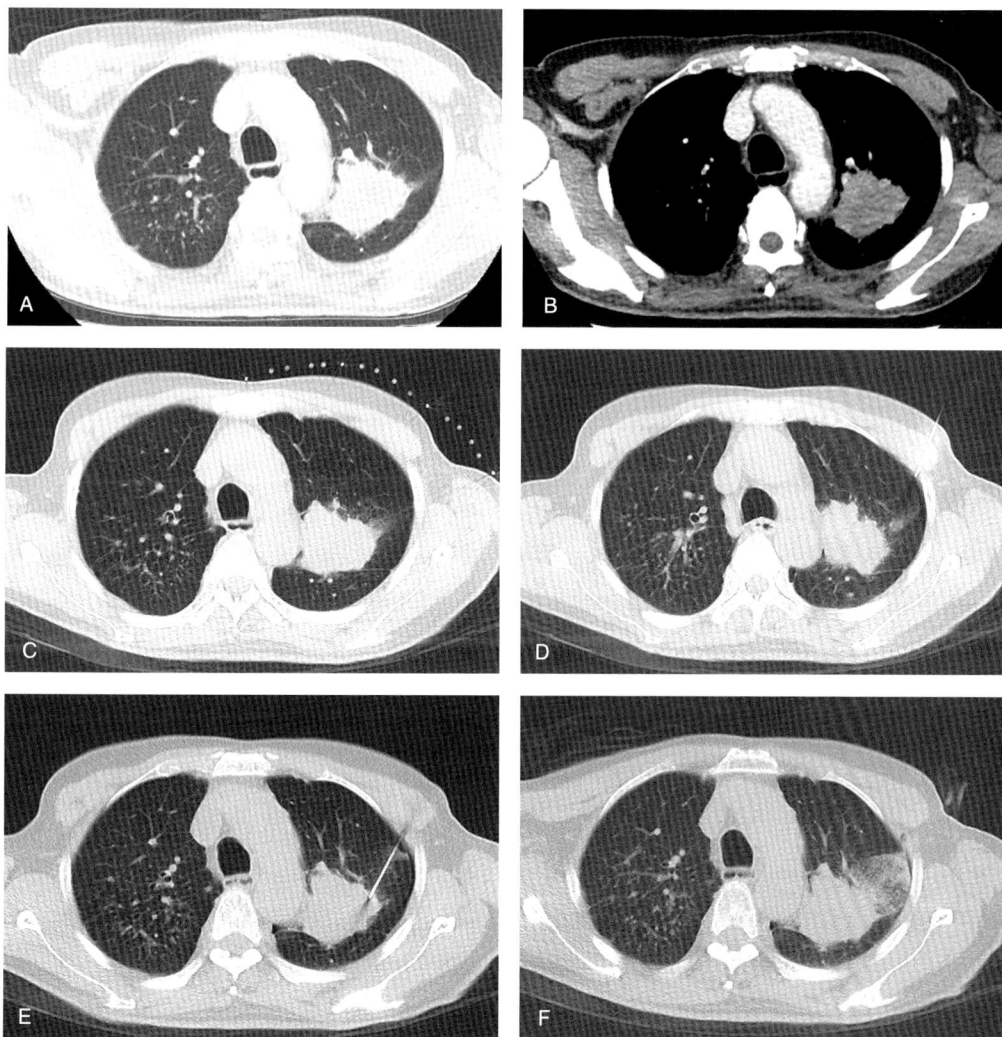

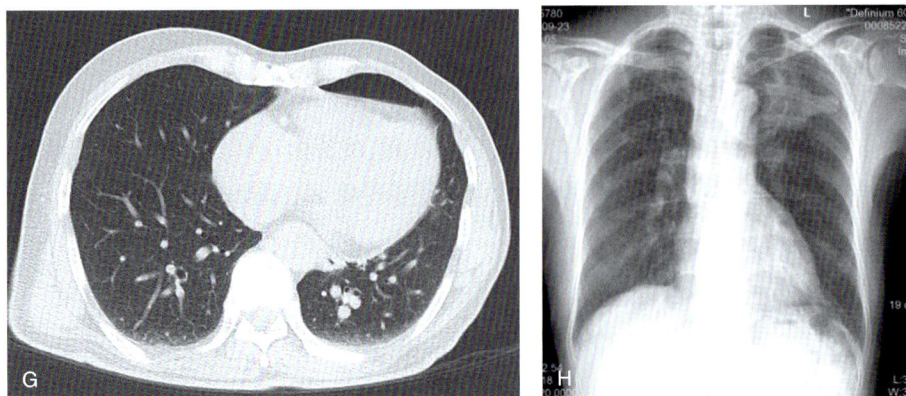

图 5-1-1　左肺上叶肿物穿刺活检

A~B.术前胸部 CT 增强；C~G.穿刺活检过程，左侧少量气胸；H.术后第 1 天胸片

> **病理结果：左肺上叶肿物穿刺活检组织符合浸润性肺腺癌。**

【点评】

1. 并发症发生原因　左肺上叶后段肿块邻近左侧斜裂，穿刺针道设计时需避开叶间裂穿刺，可减少气胸的发生概率，故本例采用前外侧入路穿刺进针活检。本病例出现少量气胸原因，考虑胸膜外定位时同轴套管针进针略深导致针尖刮破左侧胸膜所致。

2. 应对策略　本病例穿刺术中少量气胸，患者无症状，不影响继续穿刺活检，术后拔针复查 CT 提示气胸量无增加，无须特殊处理，予吸氧、监测气胸情况等处理。

病例 68　男性，49 岁，左肺下叶肿物穿刺活检

【术前计划】活检前肺部 CT 平扫＋增强：左肺下叶胸膜下条片状病变，增强扫描可见强化。患者体位取俯卧位，穿刺路径选择经左后胸壁，靶皮距约 6.1cm（图 5-1-2A~C）。

【操作过程】患者俯卧位，穿刺时注意避开肋骨、肋间动静脉穿刺，将 17G 同轴套管针沿病灶长轴方向逐步进针约 6.1cm 达病灶内，拔出针芯，插入 18G 半自动活检枪达病灶内击发活检取材，活检取材满意后拔出穿刺针，复扫 CT 示左侧胸腔少量气胸，重复扫描 CT 气胸无明显增加，患者无症状，暂予吸氧等处理，密切观察（图 5-1-2D~F）。术后复查：术后第 2 天复查胸片，气胸基本吸收（图 5-1-2G）。

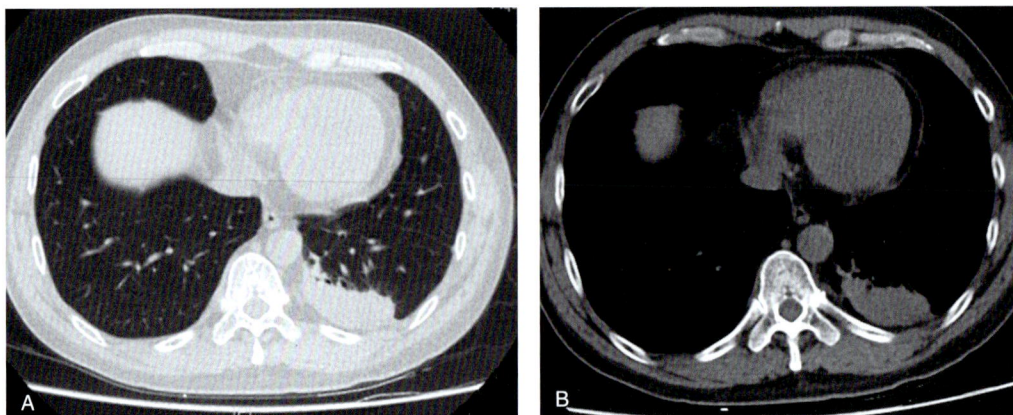

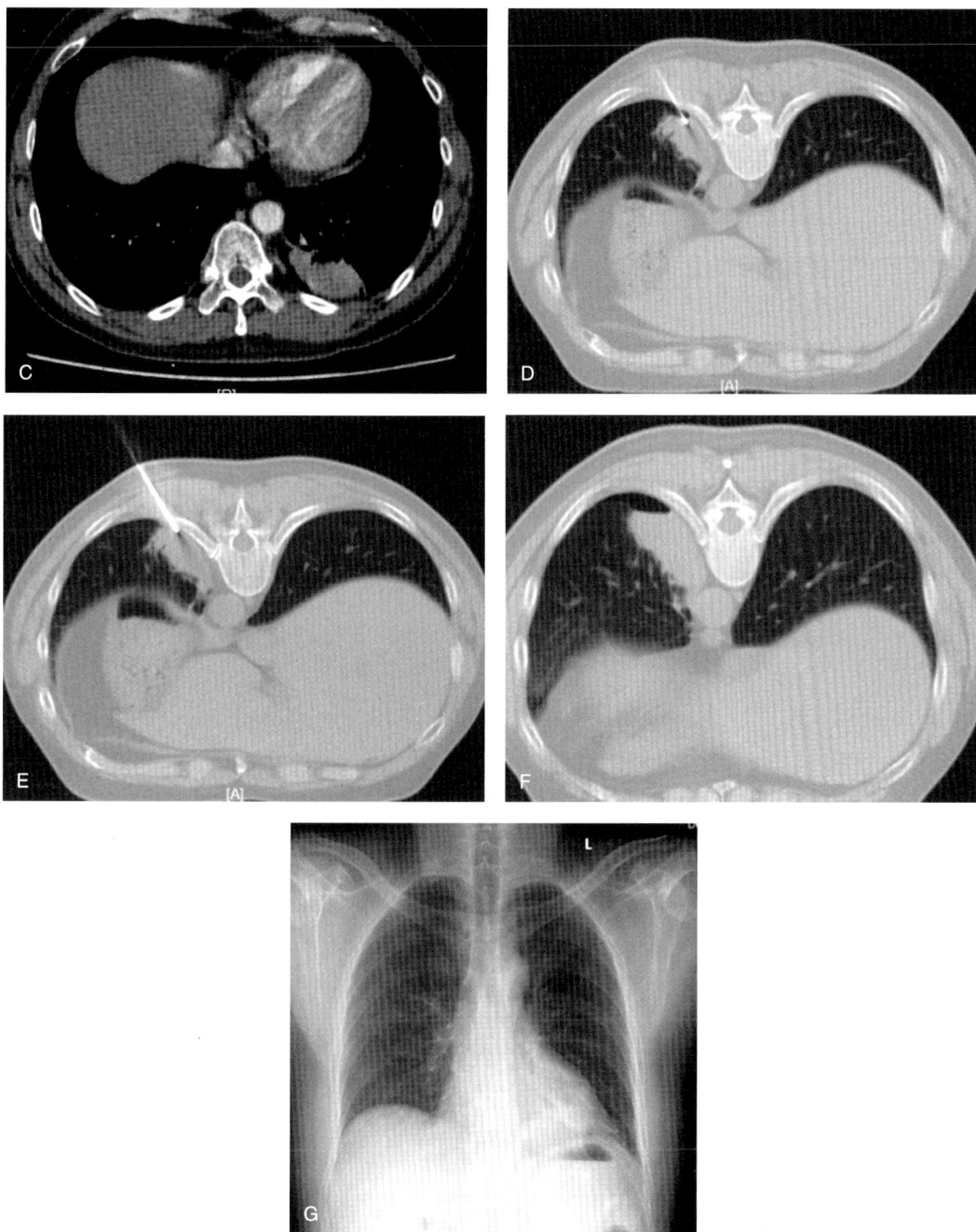

图 5-1-2　左肺下叶肿物穿刺活检

A~C. 术前 CT 平扫 + 增强；D~F. 操作过程；G. 术后第 2 天胸部平片

> **病理结果：左肺下叶病变穿刺活检组织示肺泡结构基本完整，局灶肺间质纤维化，局灶淋巴细胞浸润。**

【点评】

1. 并发症发生原因　穿刺靶病灶紧贴胸膜下，同轴套管针进入肺内距离较短，拔出针芯时空心的同轴针套管前端暴露于胸膜腔内，胸膜腔负压吸引外界少量空气进入胸腔导致气胸。

2. 应对策略　本病例患者活检结束后复扫 CT 发现左侧胸腔少量气胸，无明显胸闷、气促症状，无须胸腔抽气，可予动态观察，术后第 2 天复查胸片气胸基本吸收。

病例69　男性,67岁,左肺上叶纵隔旁肿物穿刺活检

【术前计划】活检前肺部CT示左肺上叶纵隔旁占位,考虑中央型肺癌,伴多发纵隔淋巴结肿大;双肺气肿。患者体位取仰卧位,穿刺路径选择经左前胸壁,步进式进针,靶皮距约7.8cm(图5-1-3A)。

【操作过程】患者取仰卧位,穿刺点选择左前胸壁,穿刺时注意避开肋骨、内乳动脉以及肺门血管等,将17G同轴套管针逐步进针,同轴套管针穿刺到位后,插入18G半自动活检枪击发活检取材。活检后即刻复扫CT示左侧胸腔见少量气胸,肺压缩约10%,动态扫描CT示气胸明显进展,肺压缩约35%,患者感胸闷不适。予即刻行左侧气胸胸腔置管引流术,置管顺利。术后扫描,引流管位置良好,引流管抽气后气胸量仍较大,予接负压持续引流、吸氧及营养支持等处理(图5-1-3B~E)。术后第4天复查胸片,气胸基本吸收(图5-1-3F)。

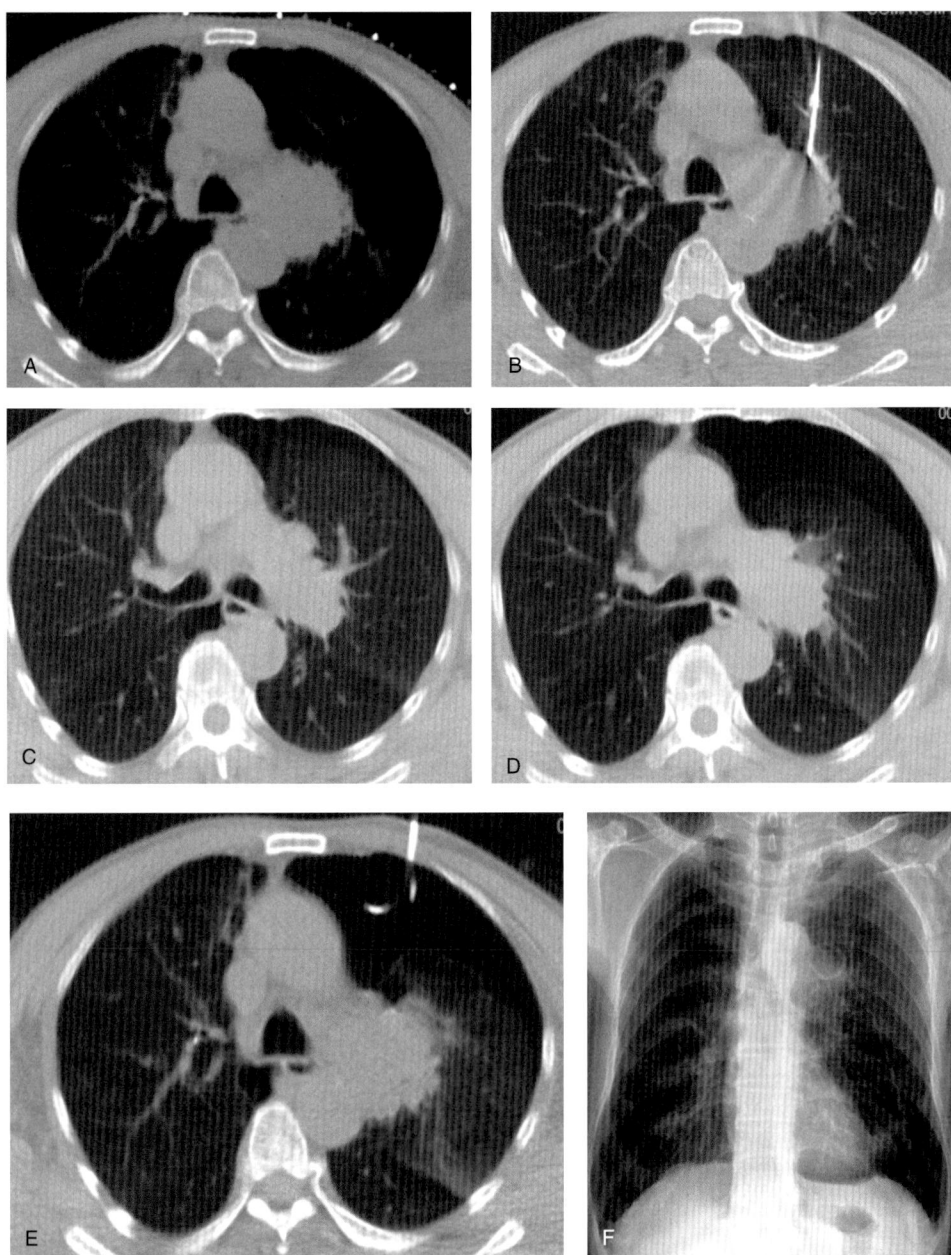

图5-1-3　左肺上叶纵隔旁肿物穿刺活检
A.术前CT平扫;B~E.穿刺活检及胸腔置管引流过程;F.术后第4天胸部平片

> ≫　**病理结果：左肺上叶结节穿刺活检组织示低分化癌，伴大片坏死，结合免疫组织化学结果，符合小细胞肺癌。**

【点评】

1. 并发症发生原因　患者高龄，长期吸烟病史，严重肺气肿，未采用经皮非经肺穿刺活检入路，左肺门病灶直径较深、针道相对较长，气胸概率高。

2. 应对策略　本病例患者活检结束拔针后即刻扫描 CT 示左侧胸腔少量气胸，动态扫描左侧气胸明显进展，患者出现胸闷气促症状，立即予胸腔置管抽气后，左侧胸腔仍可见明显气胸，考虑胸膜破口持续漏气，予负压持续引流、吸氧及营养支持 4 天后气胸完全吸收。

病例 70　男性，72 岁，右肺上叶磨玻璃结节穿刺活检

【术前计划】活检前肺部 CT 平扫示右肺上叶磨玻璃结节，直径约 1.5cm，境界尚清。双上肺多发斑点状、条索影，部分钙化。双肺气肿。拟活检右肺上叶磨玻璃结节。穿刺体位取仰卧位，穿刺路径选择经右侧前胸壁，步进式进针，靶皮距约 6.3cm（图 5-1-4A）。

【操作过程】患者取仰卧位，将 17G 同轴套管针逐步进针达病灶旁，拔出针芯，插入 18G 半自动活检枪活检取材。活检后复扫 CT 示右侧胸腔见中等量气胸，肺压缩约 35%，右侧胸壁皮下气肿，患者感胸闷气促，即刻予右侧胸腔置管引流。患者置管术中反复咳嗽，再次扫描，右侧胸腔及皮下气肿较前明显增多，右肺压缩约 65%，予接闭式引流瓶引流（图 5-1-4B~G）。术后 2 天复查胸部 CT，右侧胸腔闭式引流术后，右侧胸腔可见引流管影，右侧胸腔仍见大量气胸，右肺压缩约 75%，右侧胸壁皮下气肿较前稍减少，予负压吸引促排气。术后 5 天复查胸片，右侧气胸已基本消失，右侧胸壁皮下气肿较前明显吸收（图 5-1-4H~I）。

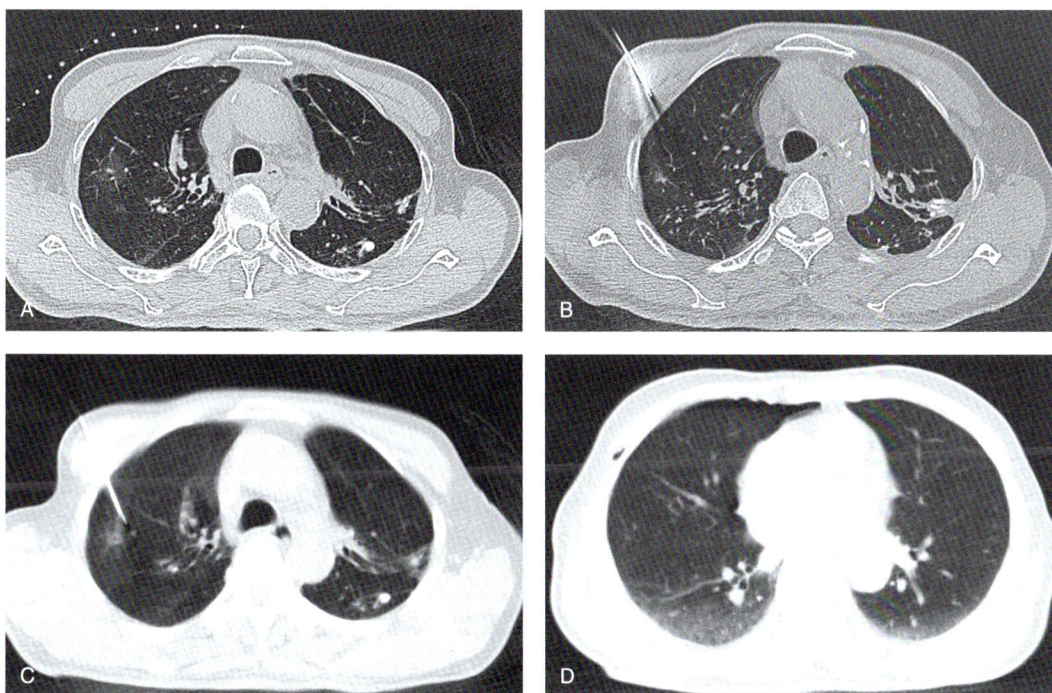

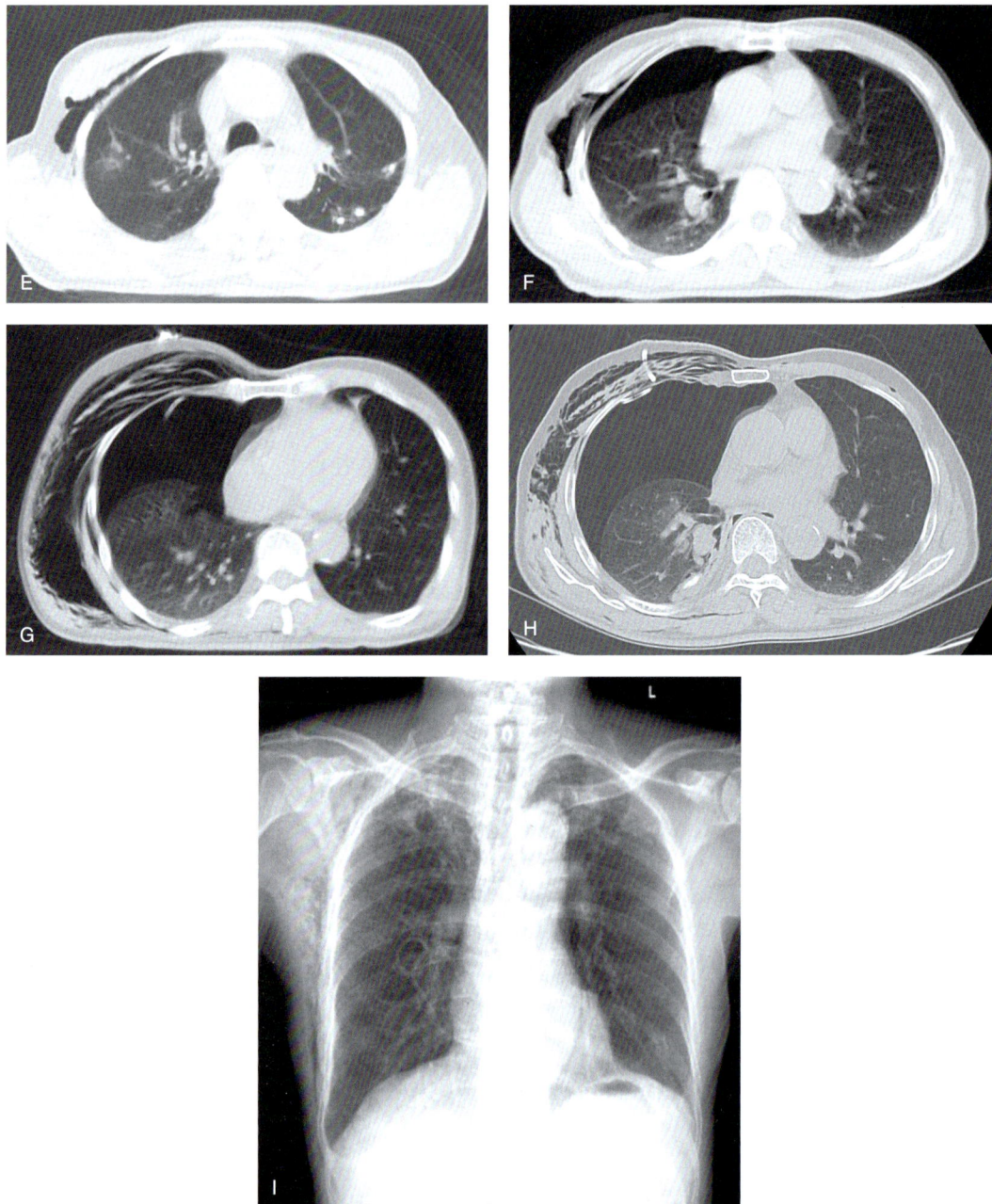

图 5-1-4   右肺上叶磨玻璃结节穿刺活检
A. 术前定位 CT 平扫; B~G. 穿刺活检及胸腔置管; H~I. 术后第 2、5 天复查胸部 CT 及平片

> **病理结果**: 右肺上叶穿刺活检组织少量肺穿刺组织见异常增生,呈贴壁样生长,考虑至少为原位腺癌,不排除更重病变可能。

【点评】

1. 并发症发生原因   患者高龄并老年性肺气肿,右上肺磨玻璃结节穿刺需经含气肺组织穿刺,存在一定的气胸及出血概率。

2. 应对策略   术前评估肺穿刺气胸风险高的患者,穿刺时需床旁备好气胸引流装置,穿刺入路设计时尽量避免经过肺大疱及严重肺气肿区域,同轴针穿刺时尽可能在胸膜外定好角度后进针,需减少进肺后因角度偏差较大需退出胸膜外调针的情况,尽量避免活检拔针前气胸导致无法完成穿刺活检术。

患者活检结束拔针后复扫 CT 发现右侧胸腔见中等量气胸,患者出现胸闷气促症状,立即予胸腔置管。置管术中患者反复咳嗽,气胸量及皮下气肿较前增多,予接闭式引流瓶排气。右侧胸腔置管引流术后 2 天复查提示右侧胸腔仍见大量气胸,右侧胸壁皮下气肿,予负压吸引、营养支持等处理后明显好转。

病例 71　男性,77 岁,纵隔肿物穿刺活检

【术前计划】活检前肺部 CT 平扫 + 增强:纵隔 4L~5 区肿物,包绕血管生长,考虑淋巴瘤可能性大。患者体位取仰卧位,穿刺路径选择经左前胸壁胸骨旁步进式进针,靶皮距约 8.5cm(图 5-1-5A~C)。

【操作过程】患者取仰卧位,以 17G 同轴套管针逐步进针穿刺到位后,插入 18G 半自动活检枪,推出切割槽后复扫 CT 观察切割槽与病灶关系,位置满意后击发活检取材。活检后复扫 CT 示左侧胸腔见少量气胸,肺压缩约 15%,动态扫描提示左侧气胸较前进展,肺压缩约 40%,予左侧胸腔置管引流。术后扫描,左侧胸腔气体较前明显减少(图 5-1-5D~H)。术后 1 天复查胸片示左侧胸腔闭式引流术后,左侧胸腔可见引流管影,左侧气胸已消失(图 5-1-5I)。

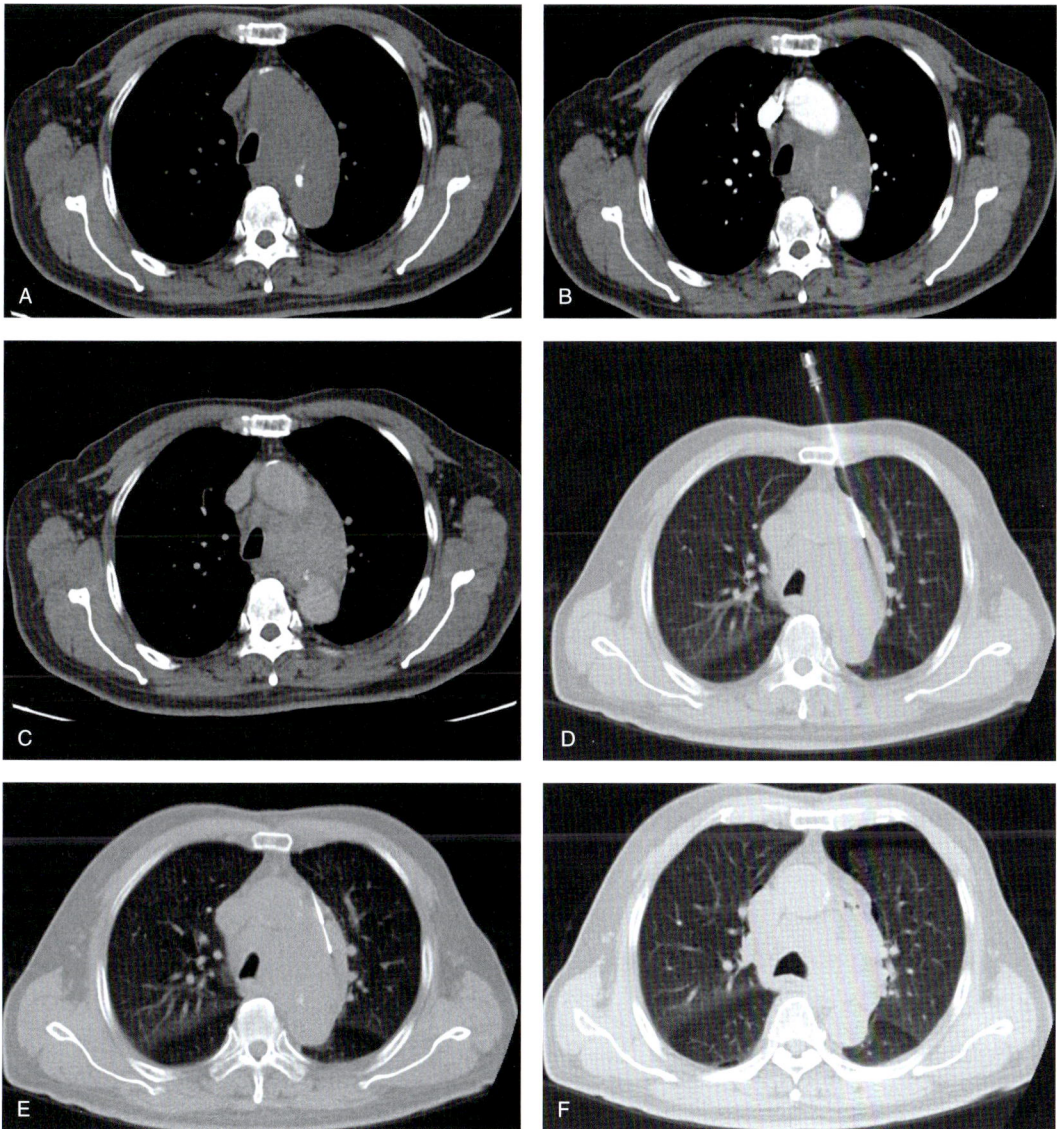

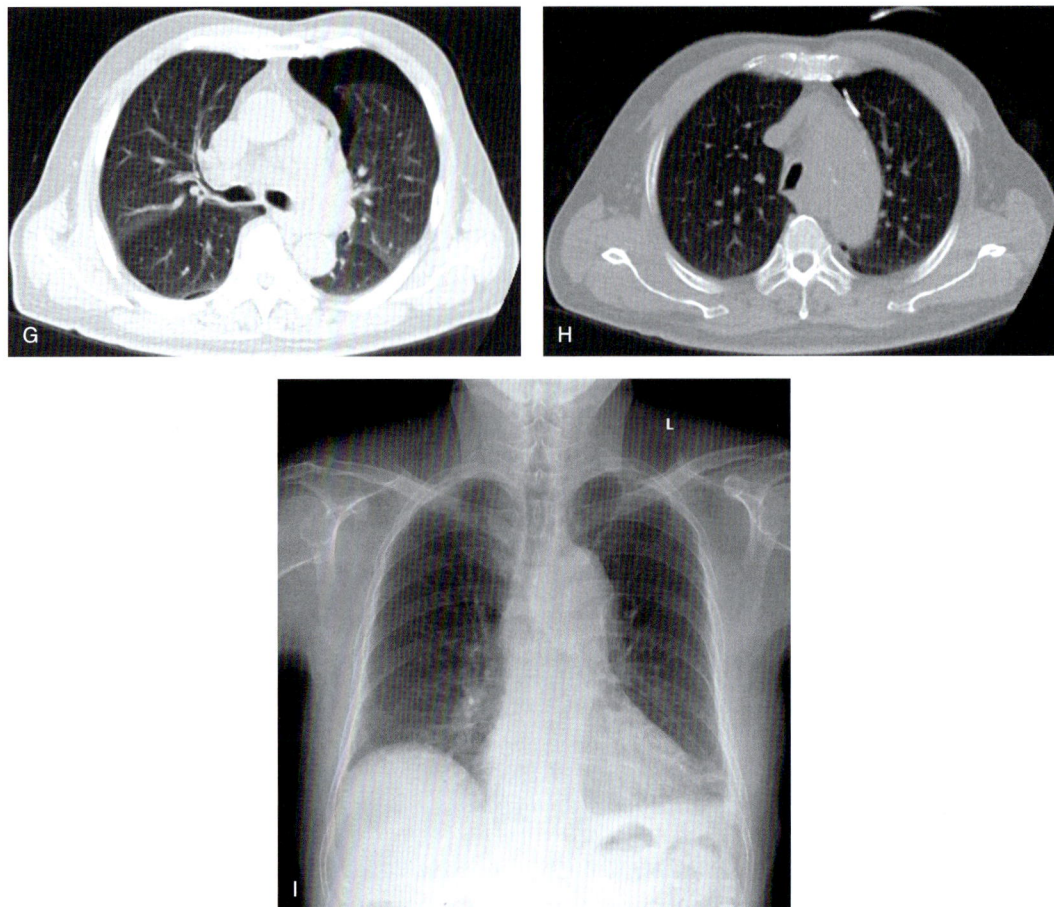

图 5-1-5 纵隔肿物穿刺活检

A~C. 术前 CT 平扫＋增强；D~H. 穿刺活检及胸腔置管引流过程；I. 术后复查胸部平片

病理结果：纵隔肿物穿刺活检组织考虑淋巴组织增生性病变，结合免疫组织化学结果，倾向小 B 细胞淋巴瘤可能。

【点评】

1. 并发症发生原因　高龄男性，肺气肿，穿刺针道经过气肿的肺组织导致。

2. 应对策略　本病例患者活检结束后复扫 CT 发现左侧胸腔少量气胸，动态复查提示气胸进展，立即予胸腔置管抽气引流处理。

病例 72 男性，67 岁，右肺上叶肿物穿刺活检

【术前计划】活检前肺部 CT 扫描示右肺上叶尖段占位，大小约 3.5cm×3.3cm；双肺气肿伴多发肺大疱形成。患者取仰卧位，穿刺路径选择右侧前胸壁步进式进针，靶皮距约 7.0cm（图 5-1-6A）。

【操作过程】患者取仰卧位，以 17G 同轴套管针逐步进针达病灶旁，穿刺到位后插入 18G 半自动活检枪达病灶内活检，取材满意后拔出穿刺针。即刻复扫 CT 示右侧胸腔未见明显气胸，针道见片状出血。术后 2min 重复扫描 CT 示右侧胸腔见少量气胸，肺压缩约 5%；术后 5min 复扫 CT 示气胸逐步增加，肺压缩约 30%，患者感胸闷、气促，予行右侧胸腔置管引流术，回病房予吸氧及负压持续引流（图 5-1-6 B~E）。术后第 2 天复查胸片右侧气胸基本消失，予夹闭胸腔引流管。第 3 天复查胸片提示未再漏气，予拔管（图 5-1-6 F~G）。

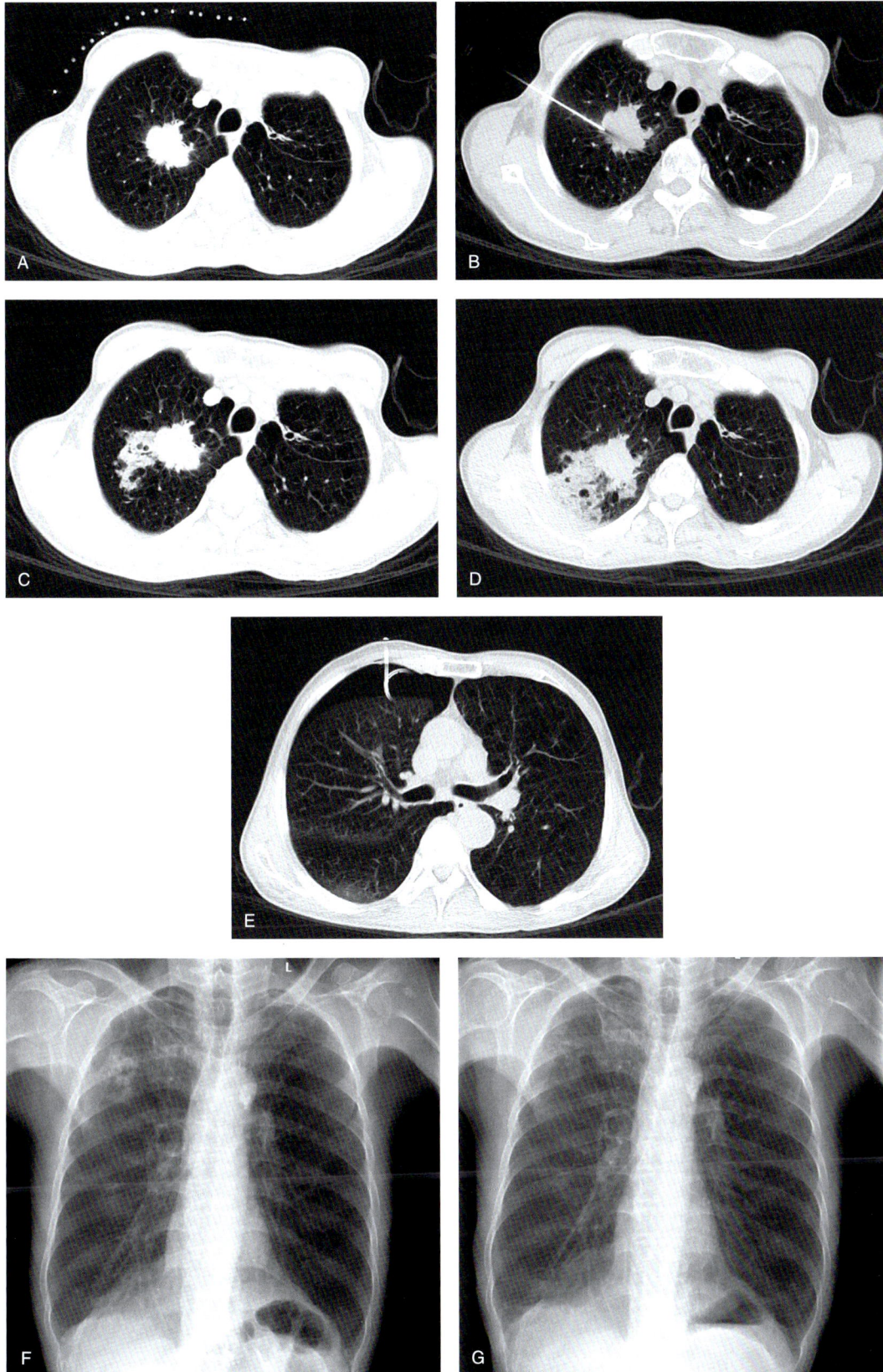

图 5-1-6　右肺上叶肿物穿刺活检
A. 术前 CT 平扫；B~E. 穿刺活检及胸腔置管引流过程；F~G. 术后第 2、3 天胸部平片

⏩ **病理结果**：右肺病变穿刺活检组织示浸润性肺腺癌，实体型。

【点评】

1. 并发症发生原因 高龄男性，长期吸烟史，严重肺气肿并多发肺大疱，右肺上叶尖段肿物位于深部，穿刺致气胸风险极高。

2. 应对策略 本病例采用步进式进针，穿刺活检过程顺利。患者活检结束拔针后第一次复扫肺部 CT 未见气胸，考虑患者严重肺气肿并肺大疱，穿刺术后易并发气胸，予间隔 2min 后再次扫描示右侧胸腔见少量气胸，动态观察右侧气胸逐渐增加，患者出现胸闷气促症状，立即予胸腔置管抽气后，症状较前改善，后续予吸氧及负压持续引流等处理。对于严重肺气肿、肺大疱患者，经肺穿刺需适当延长穿刺术后观察期，减少患者术后进展为中～大量气胸甚至张力性气胸的风险。

病例 73 男性，69 岁，纵隔 4R 区肿大淋巴结穿刺活检

【术前计划】活检前胸部 CT 平扫＋增强：左肺上叶及右肺下叶斑片影，恶性病变待排，伴纵隔多发肿大淋巴结，大者位于 4R 区，范围约 2.0cm×1.8cm；双肺气肿。外院已行 EBUS 检查病理诊断不明确。拟行纵隔 4R 区肿大淋巴结穿刺活检。患者体位取仰卧位，穿刺路径选择右前侧胸壁，步进式进针，靶皮距约 8.0cm（图 5-1-7 A~C）。

【操作过程】患者取仰卧位，以 17G 同轴套管针逐步进针穿刺至上腔静脉与主动脉间隙前方，采用"钝针技术"钝性分离大血管间隙缓慢进针，同轴针尖超出大血管后壁后拔出针芯，插入 18G 半自动活检枪，推出切割槽后复扫 CT 观察切割槽与病灶关系，位置满意后击发活检取材。活检后复扫 CT 示右侧胸腔大量气胸，肺组织压缩约 50%，患者突发呼吸困难、气促明显、口唇发绀，端坐呼吸，血氧下降，无法平卧，予紧急行坐位右侧第三肋间隙经验性胸穿抽气及置管引流，并接闭式引流瓶，引流瓶内可见大量气体逸出，患者呼吸困难明显缓解（图 5-1-7 D~J）。术后第 2 天复查胸片示右侧胸腔引流术后改变，未见气胸，右侧胸壁少量皮下气肿（图 5-1-7 K）。

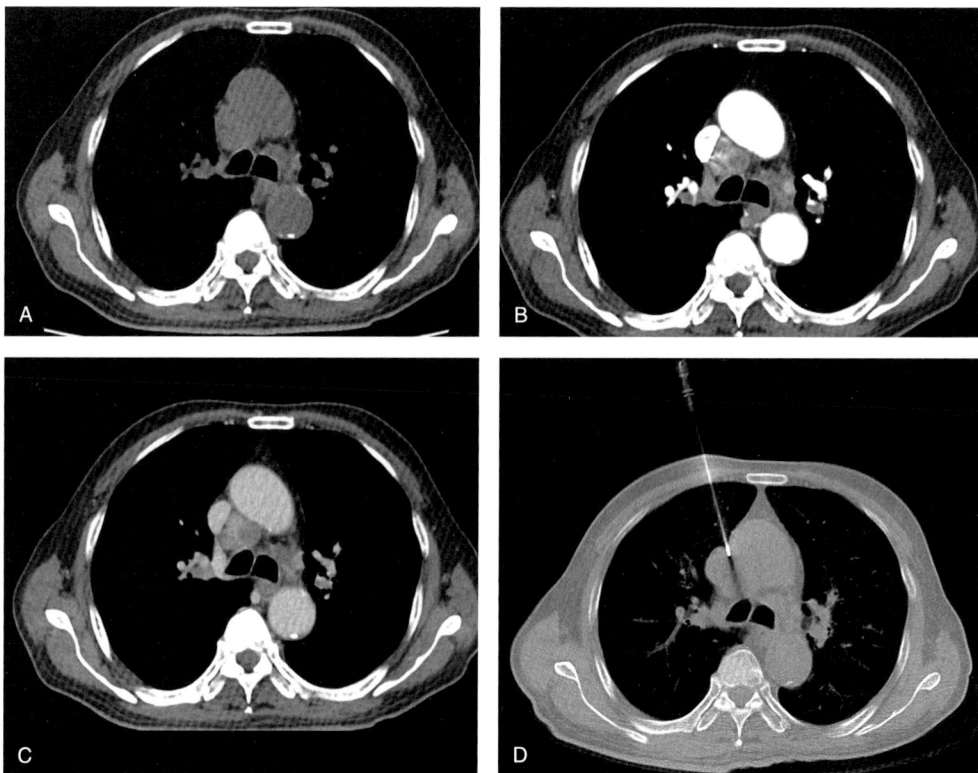

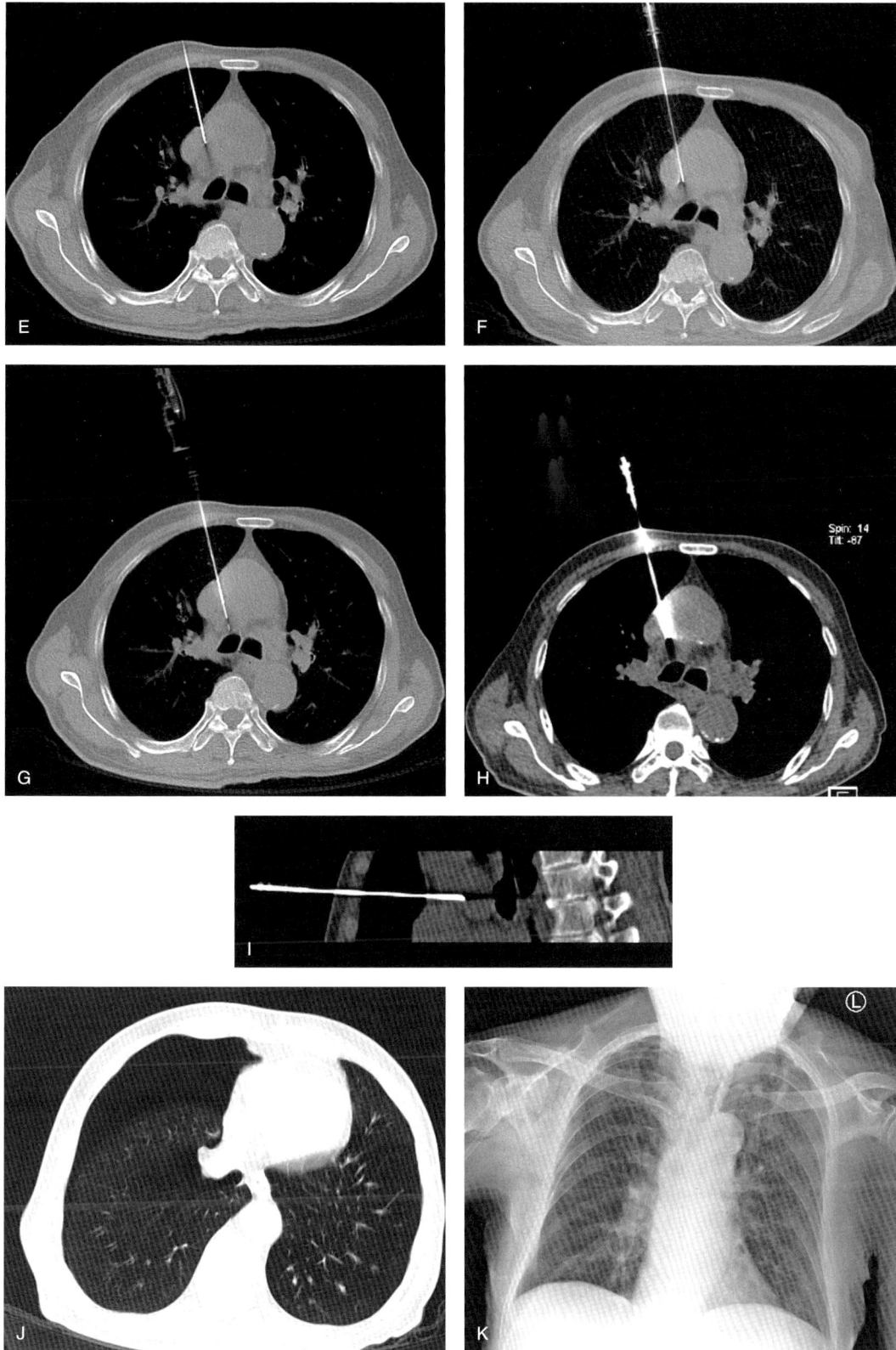

图 5-1-7　纵隔 4R 区肿大淋巴结穿刺活检
A~C. 术前 CT 平扫 + 增强；D~J. 穿刺活检过程及三维重建；K. 术后第 2 天胸片

> ⇛　**病理结果：纵隔 4R 淋巴结穿刺活检组织示送检少量淋巴结穿刺活检组织，结合免疫组织化学，考虑肺腺癌转移。**

【点评】

1. 并发症原因　高龄男性，双肺气肿，纵隔多组淋巴结肿大，大者位于 4R 区，外院已行 EBUS 检查病理诊断不明确。患者无经皮非经肺纵隔 4R 淋巴结活检路径，经肺穿刺活检气胸、出血的风险高，难度大。

2. 应对策略　本例患者系 CT 引导下经肺入路纵隔 4R 淋巴结穿刺活检，患者肺气肿明显，活检结束拔针后 CT 扫描即刻出现大量气胸，患者端坐呼吸，无法平卧，予紧急行坐位右侧第三肋间隙经验性胸穿抽气、置管引流并接闭式引流瓶，紧急处理后症状明显缓解。对于肺功能差的患者，穿刺术后端坐呼吸、无法平卧行 CT 扫描的患者，临床诊断中～大量气胸或张力性气胸，需紧急行胸腔诊断性穿刺，回抽出气体证实气胸后即刻予胸腔置管引流处理。

病例 74　男性，69 岁，左上肺门占位穿刺活检

【术前计划】活检前肺部 CT 示左肺上叶主动脉弓旁占位，范围约 2.8cm×2.3cm，境界清楚。患者体位取仰卧位，穿刺路径选择经胸骨旁平行主动脉弓步进式进针，靶皮距约 7.0cm（图 5-1-8A）。

【操作过程】患者取仰卧位，以 17G 同轴套管针平行主动脉弓逐步进针穿刺到位后，拔出针芯，插入 18G 半自动活检枪，推出切割槽后复扫 CT 观察切割槽与病灶关系，位置满意后击发活检取材。活检后复扫 CT 示针道少量出血，未见明显气胸等并发症。术后第二天复查胸正位片未见明显气胸、血胸等并发症。穿刺后 3 天，患者突发胸闷、气促，急查肺部 CT 示左侧胸腔见大量气胸，肺压缩约 80%，予床边紧急行左侧胸腔置管引流，患者症状缓解（图 5-1-8B~F）。

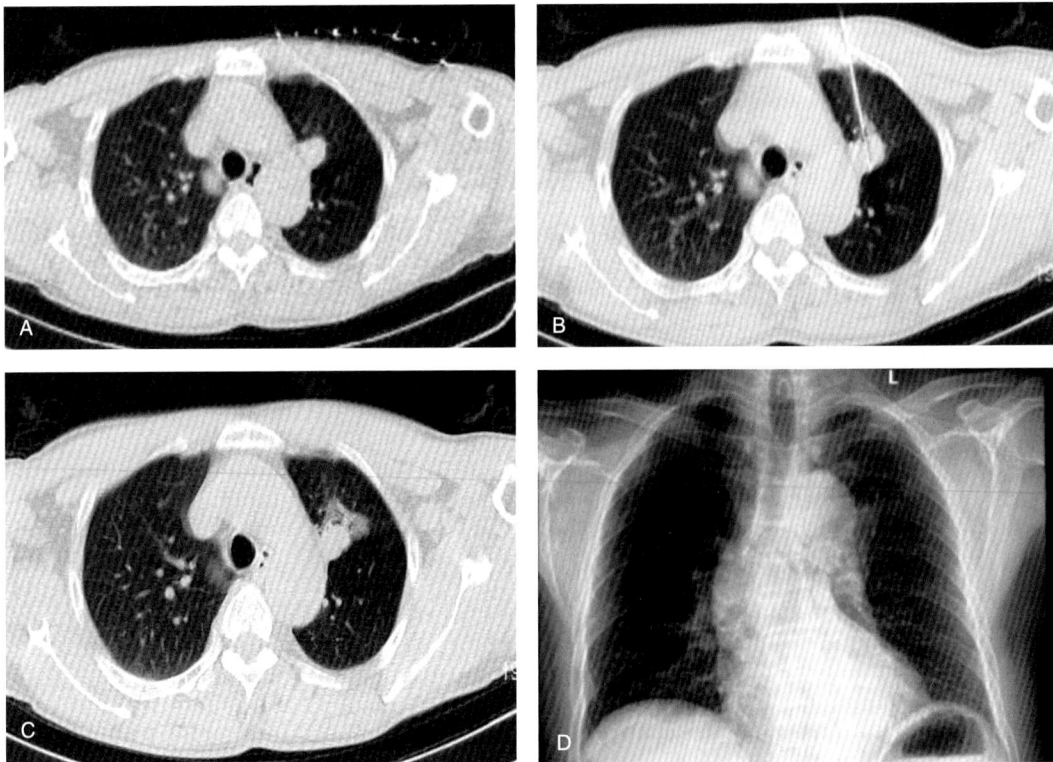

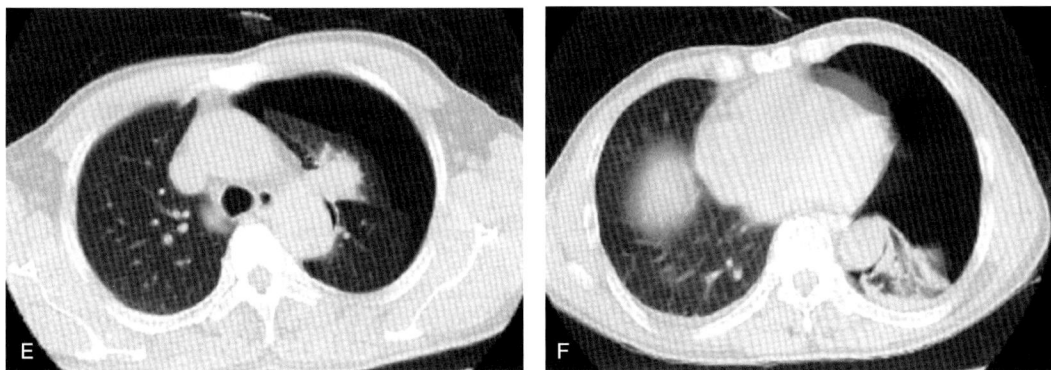

图 5-1-8　左上肺门占位穿刺活检
A~C. 穿刺活检过程；D. 术后第 1 天复查胸片；E~F. 术后第 3 天胸部 CT

> ➢　**病理结果：左肺门病变穿刺活检组织示浸润性肺腺癌。**

【点评】

1. 并发症发生原因　高龄男性，存在肺气肿，左肺门肿物位于深部，需经肺组织进行穿刺。

2. 应对策略　本病例患者于左肺穿刺术后即刻及术后第 1 天复查影像学均未见气胸，于肺穿刺术后第 3 天突发出现胸闷、气促等呼吸困难症状，复查胸部 CT 提示左侧大量气胸，肺压缩约 80%，考虑迟发性气胸，予积极置管引流后好转。肺穿刺活检导致迟发性气胸临床上较少见，一旦发现，须积极处理。

第二节　出　血

一、概述

出血是 CT 引导下经皮胸部穿刺活检术的常见并发症之一，其发生率约为 10.9%~25.9%，主要表现形式为肺内出血、咯血、胸腔出血、胸壁血肿、纵隔血肿及心包出血等。

咯血是指喉部以下的呼吸器官（即气管、支气管或肺组织）出血，并经咳嗽动作从口腔排出的过程。咯血的临床表现与其咯血量有关，咯血量分级通常是依据 24 小时总咯血量，或者一次咯血量，将咯血量分为少量、中量和大量。咯血量在 24 小时之内 ≤100ml，临床界定为少量咯血；当 24 小时总咯血量>100ml 而 ≤500ml，临床界定为中量咯血。当 24 小时咯血量超过 500ml，或者一次咯血量>100ml，临床界定为大咯血。肺穿刺活检导致少量咯血一般表现为穿刺后咳嗽伴痰中带血或咳少量鲜血，短期观察后缓解，一般无呼吸困难、窒息风险。中 / 大量咯血可引起患者剧烈咳嗽、呼吸困难、窒息甚至死亡。咯血的发生概率与病灶距胸膜的距离、病灶大小、反复穿刺 / 调整针道次数、活检方式 / 活检针类型、病灶的血供情况、周围血管走行以及患者的凝血功能有关。

肺内出血常见于肺穿刺活检操作过程中，CT 表现为穿刺针道走行区条状、斑片状或大片状密度增高影，边缘模糊，可能引起咯血或胸腔内出血，严重者可导致呼吸窘迫，甚至呼吸衰竭。理论上讲，穿刺针穿过血供丰富的肺组织，出血是必然的，量多者可以被 CT 扫描发现。

胸腔出血是指全血积存在胸腔内。CT 引导下经皮胸部穿刺活检导致的出血聚集在胸膜腔内形成胸腔出血，常见原因为肺内出血沿针道进入胸腔或肋间动静脉、内乳动静脉、膈动脉、奇静脉及大血管损伤后出血进入胸腔。其临床表现因胸腔内积血的量、速度、患者的体质而有所不同,少量血胸(<500ml)可无明显临床症状或表现为胸痛,胸片示患侧肋膈角消失。对于中、大量血胸(>1 000ml)或者活动性胸腔出血,尤其是急性失血,可以出现面色苍白、脉搏细速、呼吸急促、血压逐步下降等低血容量性休克症状。

胸壁血肿是指由于外力作用,导致血管破裂、溢出的血液形成充满血液的腔洞聚集在胸壁下,形成血肿。CT引导下胸部病变穿刺活检致胸壁血肿原因常为穿刺针损伤路径上的肋间血管、内乳血管或其他胸壁下血管时,引起血管破裂出血局限于胸壁软组织内所形成。胸壁血肿的临床表现与血肿的大小、形成速度等有关。体积较小且局限的血肿一般临床症状较轻,无明显症状或仅有轻微疼痛。体积大且进行性进展的血肿可引起大量失血、破入胸腔甚至失血性休克,表现为面色苍白、脉搏细速、呼吸急促、血压逐步下降等低血容量性休克症状。

纵隔血肿是出血积聚在纵隔内时形成。CT引导下经皮胸部病变穿刺活检导致纵隔血肿主要原因为穿刺针损伤路径上的血管或病灶内血管所致。局限性纵隔血肿通常无明显症状,当纵隔血肿较大时,可压迫食管、气管、上腔静脉等纵隔内器官,产生呼吸困难、颜面部水肿等相应的临床表现。

心包出血是指出血积聚于心包腔内。CT引导下经皮胸部病变穿刺活检导致心包出血的原因主要为穿刺针损伤心肌、冠状动脉、心包表面血管及主动脉等所致。短时间内100ml~200ml心包出血即可使心包腔内压力急剧上升,使患者出现冷汗、面唇发绀、呼吸困难、颈静脉怒张、血压下降、脉搏细速等心脏压塞症状。陈旧性积血可导致慢性缩窄性心包炎,表现为劳力性呼吸困难、肝大及腹水。

二、处理原则

(一) 咯血

少量的肺实质内出血、针道出血导致的咯血通常不需特殊处理,予动态观察、应用常规止血药等对症处理后大多可自行吸收。咯血量较大甚至大咯血时,予患侧卧位(穿刺侧朝下),保护健侧支气管,注意保持气道通畅避免窒息,必要时行气管插管,可用垂体后叶激素、凝血酶等止血药物。大咯血造成的直接危险主要是气道梗阻导致窒息,间接危险是继发肺部感染或血块堵塞支气管引起肺不张。咯血量大、持续咯血甚至可能危及生命时,及时采用介入止血或外科手术止血。

(二) 肺内出血

发现肺内出血时需动态观察出血的范围有无进行性扩大、有无合并咯血、血胸等表现,注意患者生命体征,尤其是血氧饱和度。大多数单纯的肺内出血不需要特殊处理,仅需要简单地观察、吸氧、内科止血等保守治疗,动态观察病情变化。

(三) 胸腔出血

少量胸腔出血可自行吸收,无须特殊处理。多数胸腔出血可行保守治疗,若胸腔出血量大或活动性出血快速进展出现血流动力学不稳定应,在补液、输血、纠正低血容量性休克的同时,积极行动脉血管造影、栓塞或外科手术止血。中、大量胸腔出血稳定后应尽早行胸穿或胸腔闭式引流术,排净积血,促使肺复张。

(四) 胸壁血肿

处理原则同胸腔出血。对于较小的局限性血肿,不需特殊处理,应严密观察有无进行性出血。若血肿进行性进展,应在补液、输血、纠正低血容量性休克的同时,及时行胸腔镜、开胸探查或介入栓塞,查找出血部位,给予止血。

(五) 纵隔血肿

局限性纵隔血肿,无明显压迫症状,可观察处理。出血量多、纵隔血肿较大致压迫症状严重者,需针对其病因予介入栓塞或外科手术探查,清除血肿、解除压迫。

（六）心包出血

少量心包出血（<100ml）应密切观察病情变化,做好心包穿刺引流准备。大量心包出血导致心脏压塞时,需紧急行心包积血穿刺抽液或置管引流解除症状,心脏大血管破裂致心包出血,应紧急施行外科手术干预。

三、典型病例

病例75 女性,44岁,左肺上叶肺门旁肿物穿刺活检

【术前计划】活检前肺部CT示左肺上叶肺门旁占位,考虑肺癌。拟行仰卧位平行大血管方向进针活检,靶皮距约6.8cm（图5-2-1A）。

【操作过程】患者取仰卧位,以17G同轴套管针逐步进针穿刺到位后,插入18G半自动活检枪,推出切割槽后复扫CT观察切割槽与病灶关系,位置满意后击发活检取材。活检后复扫CT示针道见片状出血,左主支气管内见高密度积血影,患者持续咳鲜血,量约50ml,立即予左侧卧位保护健侧气道,监测血氧饱和度波动于92%~96%,予静脉注射止血药物及吸氧等处理。短暂观察后咳血较前明显减少,再次扫描可见左主支气管恢复通畅,左侧胸腔未见明显气胸及积液征（图5-2-1B~F）。

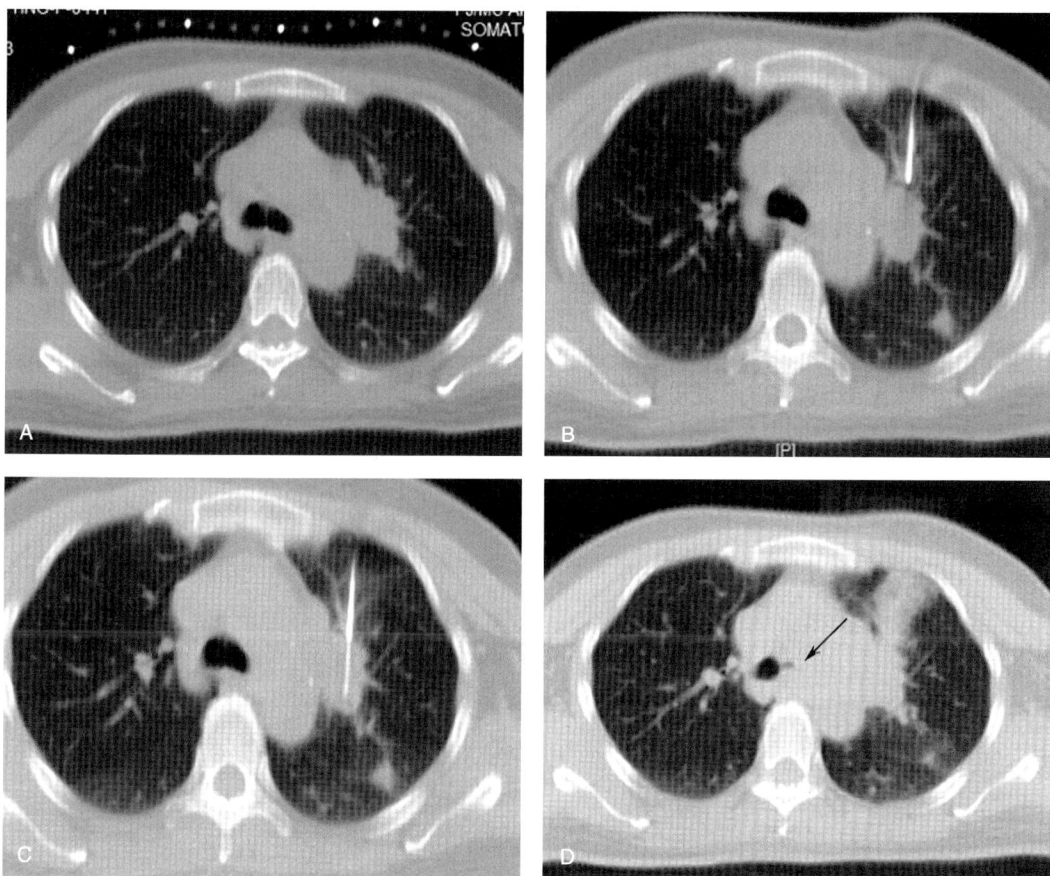

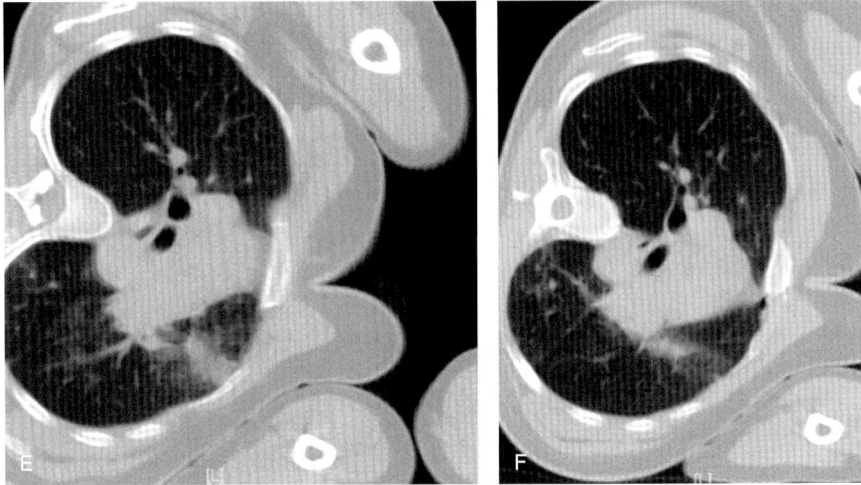

图 5-2-1　左肺上叶肺门旁肿物穿刺活检

A. 术前 CT 定位平扫；B~D. 活检过程（图 D 箭头示左主气管内积血）；E~F. 咯血后处理

> **病理结果：左肺上叶结节穿刺活检组织符合浸润性肺腺癌。**

【点评】

1. 并发症发生原因　患者咯血原因考虑左肺门区肿物活检损伤左肺门血管致肺内出血，并可能与伴行的气管相通导致持续咯血。

2. 应对策略　患者出现持续咯血伴左主支气管积血后立即予左侧卧位保护健侧气管，鼓励患者轻咯出积血，静脉注射止血药物及吸氧，同时予密切监测患者生命体征，咯血缓解后重复 CT 扫描观察气道、肺内及胸腔情况。对于肺活检后咯血患者，行胸部 CT 扫描时除了关注肺内及胸腔出血情况，还应密切关注大气道通畅情况，减少大气道梗阻、窒息发生概率。

病例 76　女性，69 岁，右肺下叶磨玻璃结节穿刺活检

【术前计划】活检前肺部 CT 平扫：右肺下叶结节，呈混杂磨玻璃样密度，直径约 1.0cm，病灶内及周边见血管穿行。穿刺体位取仰卧位，穿刺路径选择经右侧胸壁，步进式进针，靶皮距约 7.4cm（图 5-2-2A~B）。

【操作过程】患者取仰卧位，以 17G 同轴套管针逐步进针约 7.4cm 穿刺到位后，拔出针芯，插入 18G 半自动活检枪，推出切割槽后复扫 CT 观察切割槽与病灶关系，位置满意后击发活检取材。复扫 CT 示针道见片状出血，右肺下叶支气管堵塞见高密度积血影。患者间断咯鲜血，量约 30ml，立即予右侧卧位保护健侧气道，静脉注射止血药物及吸氧，短暂观察后咯血缓解，再次扫描可见右肺下叶支气管复通，针道见片状出血，右侧胸腔未见明显气胸及积液征（图 5-2-2C~F）。

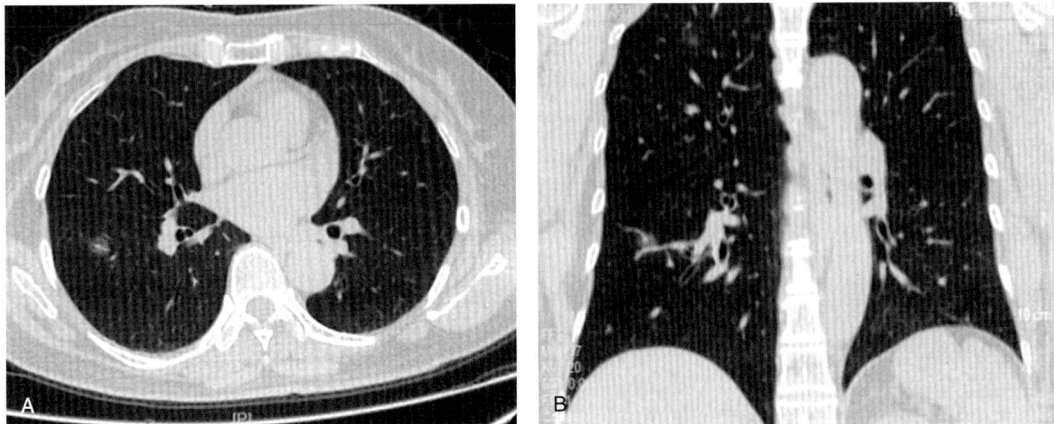

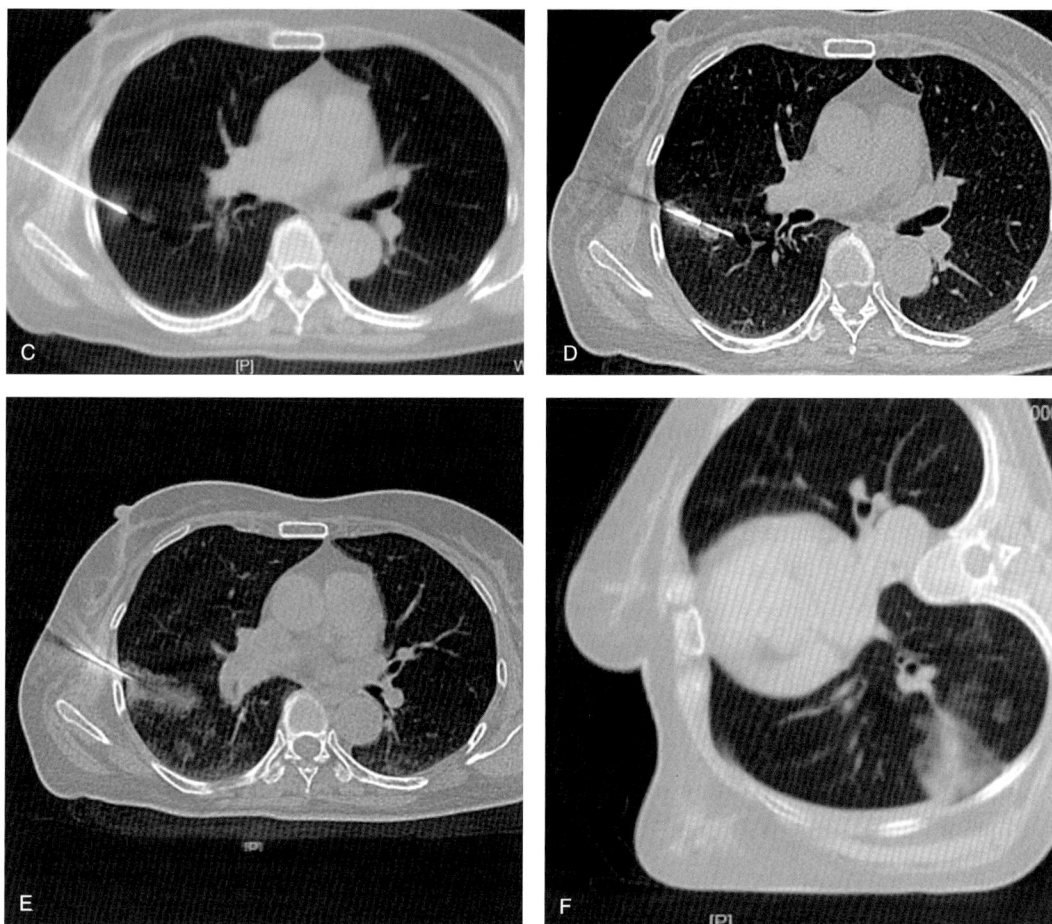

图 5-2-2 右肺下叶磨玻璃结节穿刺活检

A~B. 术前 CT 平扫及冠状位重建；C~E. 活检过程，图 E 示右肺下叶支气管内积血；F. 咯血后右侧卧位扫描

> **病理结果：右肺下叶结节穿刺活检组织考虑至少为原位腺癌，疑伴有浸润。**

【点评】

1. 并发症发生原因 患者咯血原因为活检针切割损伤右肺下叶混杂磨玻璃结节内及周边伴行的血管致肺内出血，并与邻近支气管相通所致。

2. 应对策略 经皮肺磨玻璃结节穿刺活检并发肺出血、咯血发生率高，需做好咯血的应急预案。患者出现咯血后应即刻予患侧卧位保护健侧气道，静脉注射止血药物，咯血缓解后重复 CT 扫描观察气道、肺内及胸腔情况。

病例 77 男性，61 岁，右肺下叶囊腔样病变穿刺活检

【术前计划】活检前肺部 CT 平扫＋增强示右肺下叶囊腔样结节，囊壁厚薄不均。患者体位取俯卧位，穿刺路径选择经右后胸壁，靶皮距约 4.5cm（图 5-2-3A~C）。

【操作过程】患者取俯卧位，以 17G 同轴套管针逐步进针穿刺到位，插入 18G 半自动活检枪活检局部囊壁，复扫 CT 示局部囊腔内见积血，患者咳少许鲜血，短期观察后缓解。复扫 CT 提示右侧胸腔见气胸，肺压缩约 35%，右侧胸腔见少量积血，予行右侧胸腔置管引流术，引流后示右侧气胸基本消失，右侧胸腔少量积液较前相仿（图 5-2-3D~H）。

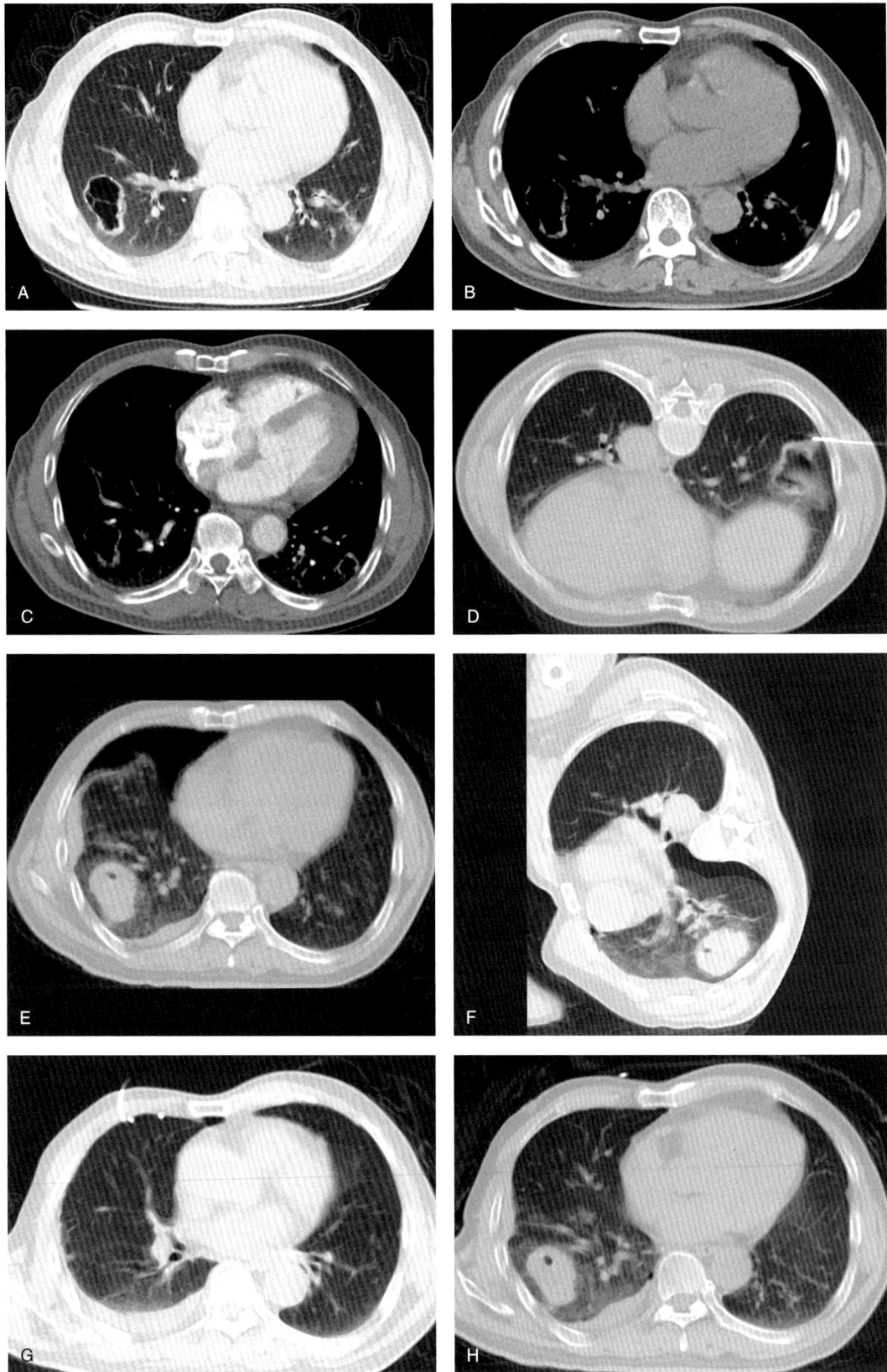

图 5-2-3   右肺下叶囊腔样病变穿刺活检
A~C. 术前 CT 平扫 + 增强；D~E. 穿刺活检过程；F~H. 并发症处理

> **病理结果**：右肺下叶结节穿刺活检组织示浸润性癌，结合免疫组织化学结果，符合伴有鳞状细胞分化的癌。

【点评】

1. 并发症发生原因　患者咯血原因考虑活检枪切割损伤囊壁上的血管致肺内及囊腔内出血，与支气管相通后咯出。部分肺内出血沿针道渗入胸腔。

2. 应对策略　右下肺囊腔样病变活检后咯血、气胸及胸腔少量出血，予右侧卧位、对症及右侧胸腔置管引流后症状缓解，动态扫描观察出血无增加，气胸基本消失。后续回病房继续予吸氧、静脉止血药使用、持续胸腔闭式引流等处理。

病例 78　女性，49 岁，左肺下叶结节穿刺活检

【术前计划】活检前肺部 CT 平扫：左肺下叶胸膜下结节，大小约 2.3cm×1.9cm。患者体位取仰卧位，穿刺路径选择经左前胸壁，靶皮距约 4.4cm（图 5-2-4A）。

【操作过程】患者取仰卧位，以 17G 同轴套管针逐步进针穿刺到位后，插入 18G 半自动活检枪达病灶内活检。活检后复扫 CT 示针道见片状出血，左侧胸壁见局限性新月形积液，未见气胸，患者感局部胸痛，经短暂观察后未见明显进展（图 5-2-4B~F）。

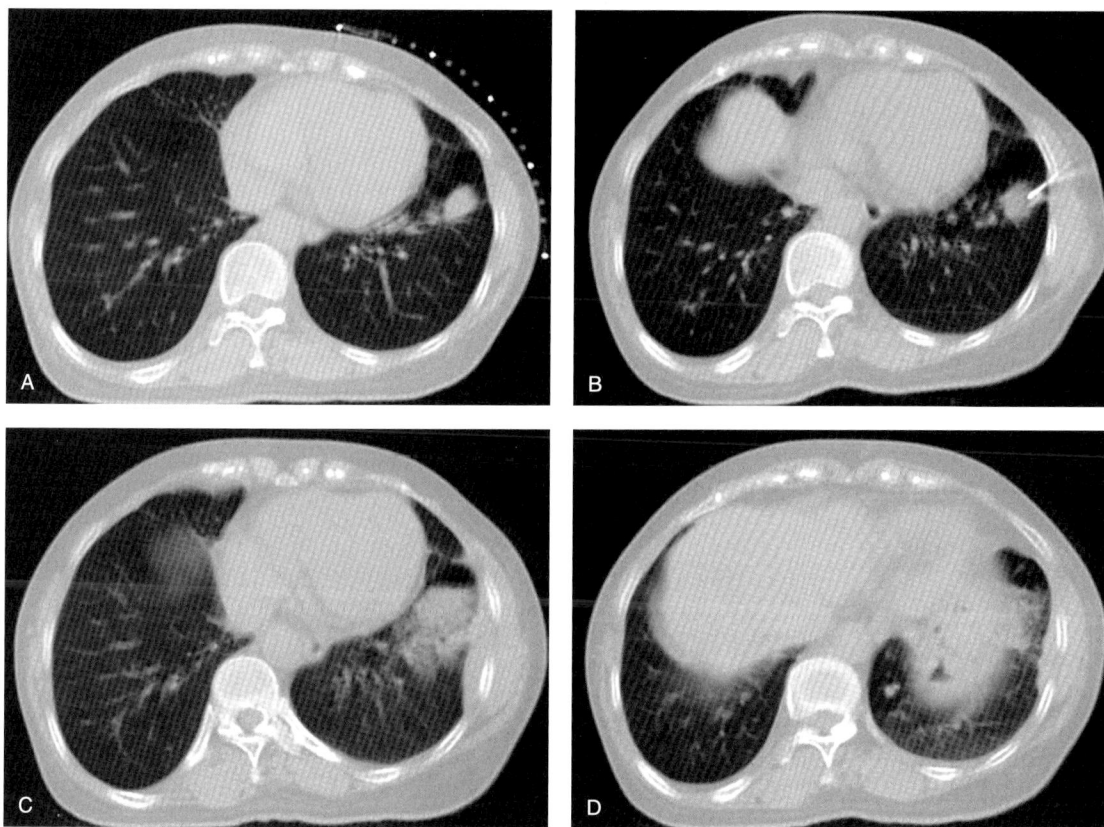

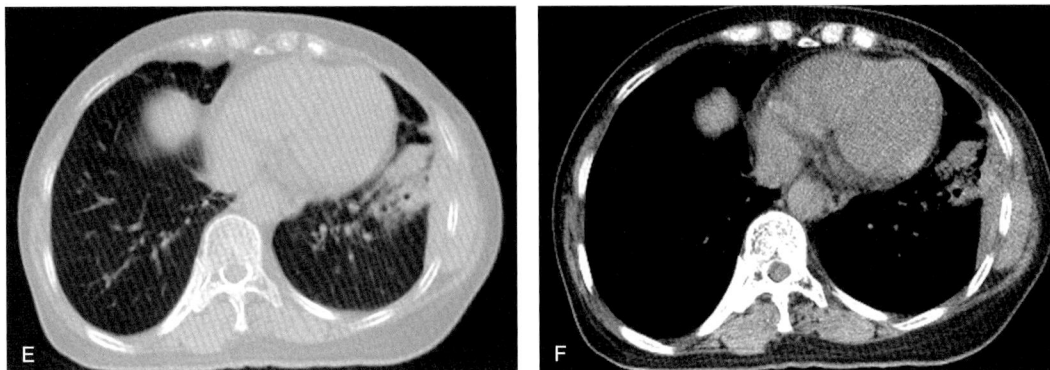

图 5-2-4 左肺下叶结节穿刺活检
A. 术前 CT 平扫；B~F. 穿刺活检过程。

≫ **病理结果：左肺下叶结节穿刺活检组织示送检少量肺组织大部分形态结构基本正常，小部分肺组织肺泡腔萎缩，肺泡间隔增宽伴炭末沉积及多量淋巴细胞浸润，未见明显异型成分，请结合临床。**

【点评】

1. 并发症发生原因 肺内出血考虑活检损伤病灶内血管所致；胸壁血肿考虑与同轴针穿刺入路经肋骨下缘致肋间动脉损伤所致，局部出血包裹于胸壁。

2. 应对策略 动态观察肺内出血及胸壁血肿情况，重复扫描观察胸壁血肿无进展，无咯血，胸腔无出血，予常规对症处理即可。

病例 79 男性，67 岁，右肺下叶肿物穿刺活检

【术前计划】活检前肺部 CT 平扫：右肺下叶胸膜下占位。患者体位取俯卧位，穿刺路径选择经右后胸壁，靶皮距约 5.1cm（图 5-2-5A）。

【操作过程】患者取俯卧位，将 17G 同轴套管针逐步进针穿刺到位后，插入 18G 半自动活检枪，推出切割槽后复扫 CT 观察切割槽与病灶关系，位置满意后击发活检取材。活检后复扫 CT 示右侧胸膜下可见局限性血肿形成，胸腔无气胸及出血，经短暂观察后未见明显进展（图 5-2-5B~F）。

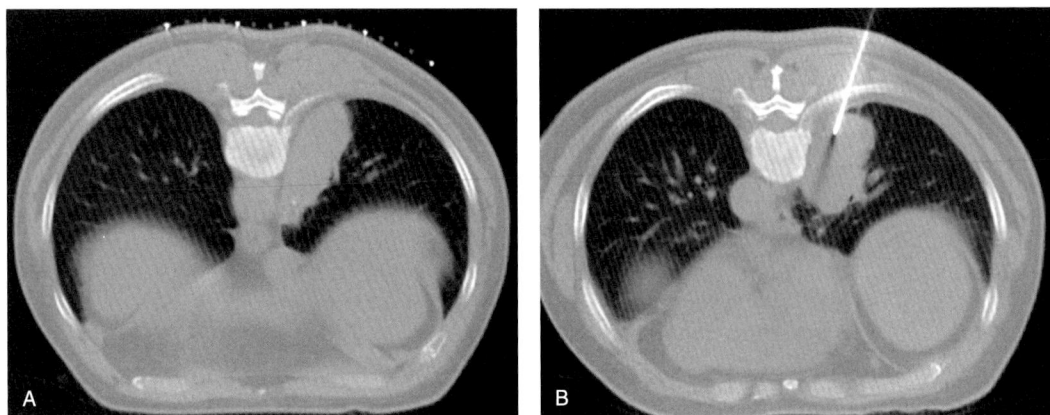

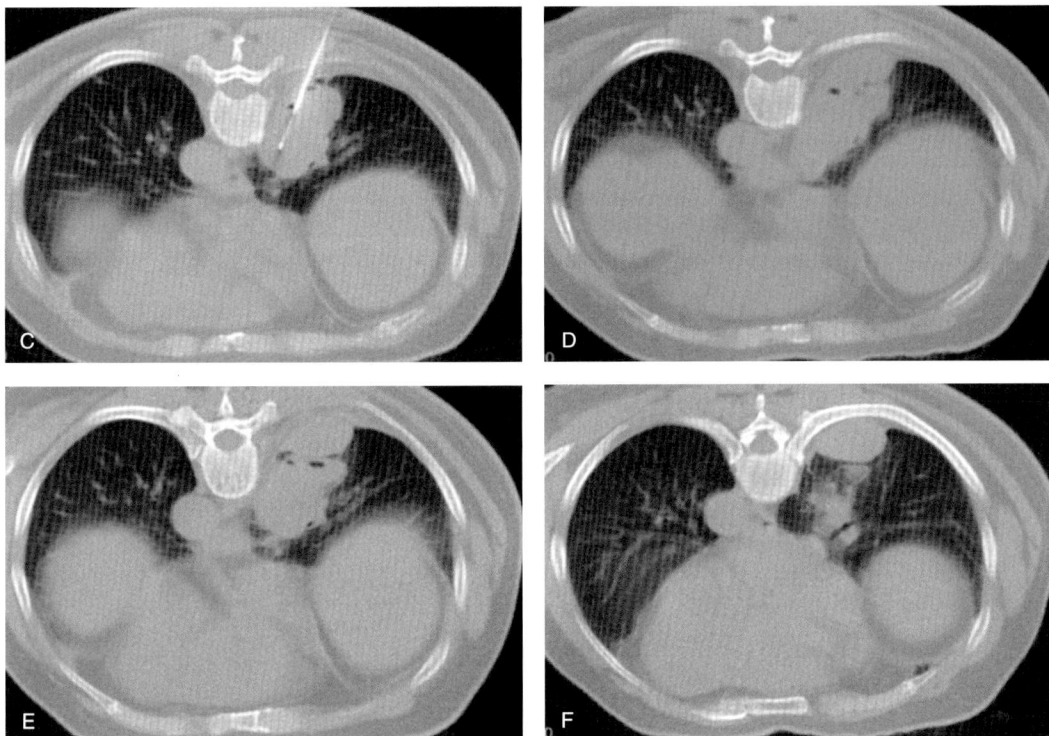

图 5-2-5　右肺下叶肿物穿刺活检
A. 术前 CT 平扫；B~F. 活检过程

> **病理结果**：右肺下叶结节穿刺活检组织见少量血管纤维组织伴坏死、肉芽组织形成及大量急慢性炎症细胞浸润，间质小血管增生。

【点评】

1. 并发症发生原因　胸壁血肿考虑与同轴针穿刺入路经肋骨下缘致肋间动脉损伤所致，局部出血包裹于胸壁胸膜下。

2. 应对策略　动态观察胸壁血肿情况，重复扫描观察胸壁血肿较局限、无进展，无咯血，胸腔无出血，予常规对症处理即可。

病例 80　女性，57 岁，左肺下叶结节穿刺活检

【术前计划】活检前胸部 CT 平扫＋增强提示：左肺下叶多发结节，恶性可能大，部分转移待排。患者体位取俯卧位，穿刺路径选择经左后胸壁，靶皮距约 4.9cm（图 5-2-6A~B）。

【操作过程】患者取俯卧位，以 17G 同轴套管针逐步进针穿刺到位后，插入 18G 半自动活检枪活检。活检后复扫 CT 示左侧胸腔见少量出血，患者感胸痛不适，5min 后再次扫描示胸腔出血较前进展，予监测生命体征、静脉补液、止血、吸氧等处理，动态观察后胸腔出血未再进展（图 5-2-6C~F）。术后第 1 天复查胸片提示左侧胸腔少量积液，患者无明显胸闷、气促、心慌等表现，考虑胸腔无再出血，暂予继续观察、对症处理（图 5-2-6G）。

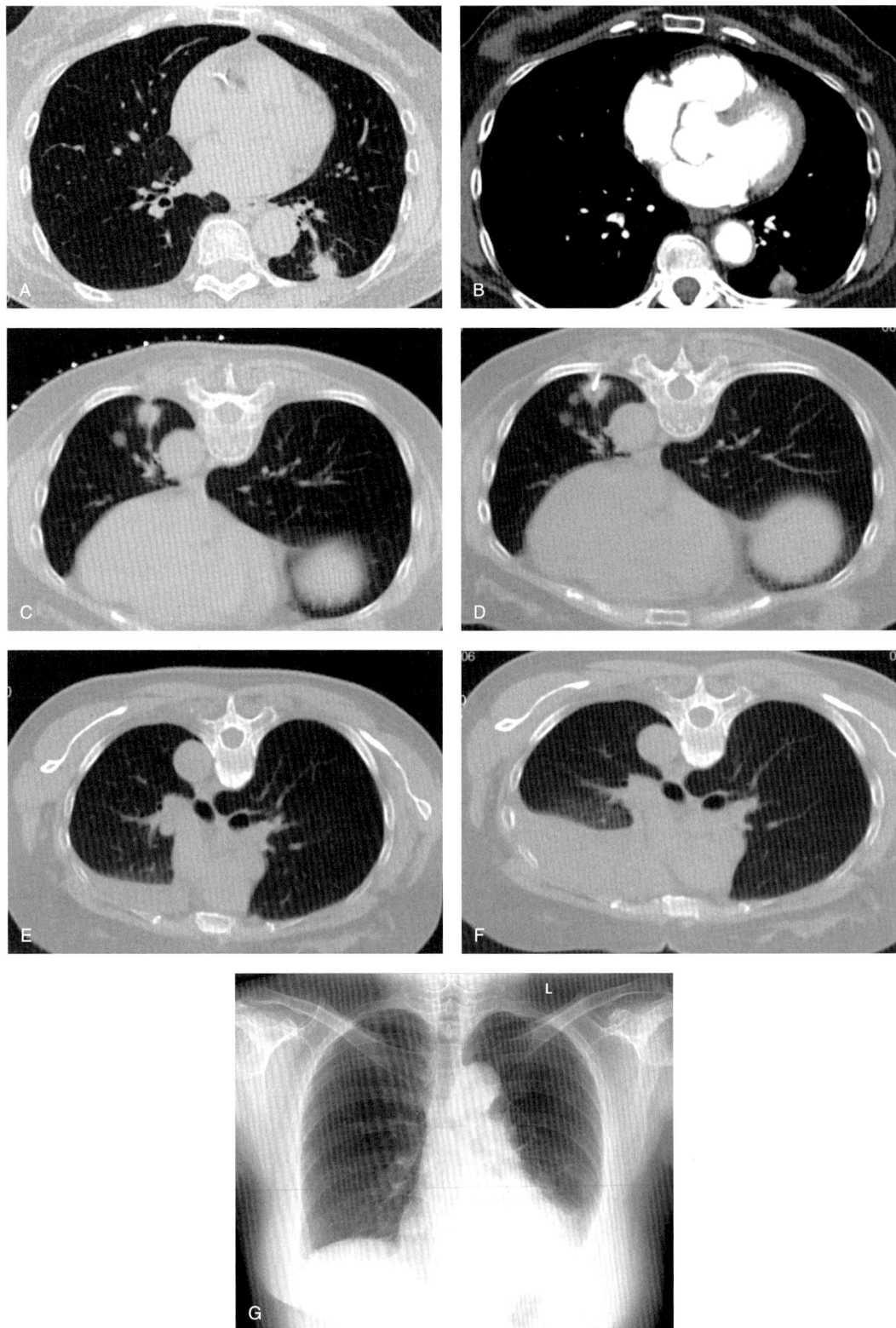

图 5-2-6   左肺下叶结节穿刺活检
A~B. 术前 CT 平扫 + 增强；C~F. 穿刺活检过程；G. 术后第 1 天胸片

≫　**病理结果：左肺下叶结节穿刺活检组织示浸润性腺癌，结合免疫组织化学结果，符合肺原发腺癌（腺泡型）。**

【点评】

1. 并发症发生原因　左侧胸腔出血考虑同轴针经肋骨下缘穿刺损伤肋间动脉出血进胸膜腔所致。

2. 应对策略　患者左肺下叶结节活检结束拔针后出现胸腔出血,短期内呈进行性增加伴胸痛,考虑肋间动脉损伤致血胸,处理予监测生命体征、静脉补液、止血、吸氧等处理,动态观察后出血未再增加,患者生命体征平稳,予回病房继续补液、止血、动态监测血常规及生命体征等处理,择期行胸腔积血置管引流术。

病例 81　男性,56岁,纵隔肿物穿刺活检

【术前计划】活检前胸部CT平扫+增强提示:前纵隔占位,考虑恶性肿瘤,胸腺癌? 侵犯心包。右肺上叶结节灶;性质待定。拟行纵隔肿物及右上肺结节活检。穿刺体位取仰卧位,穿刺路径选择经前胸壁(图5-2-7A~B)。

【操作过程】患者取仰卧位,以2支17G同轴套管针分别逐步进针穿刺到位后,拔出针芯,插入18G半自动活检枪活检,取材满意后拔出穿刺针。复扫CT示前纵隔见局限性血肿形成,范围约3.0cm×1.5cm,经短暂观察(5min)后未见明显进展(图5-2-7C~F)。

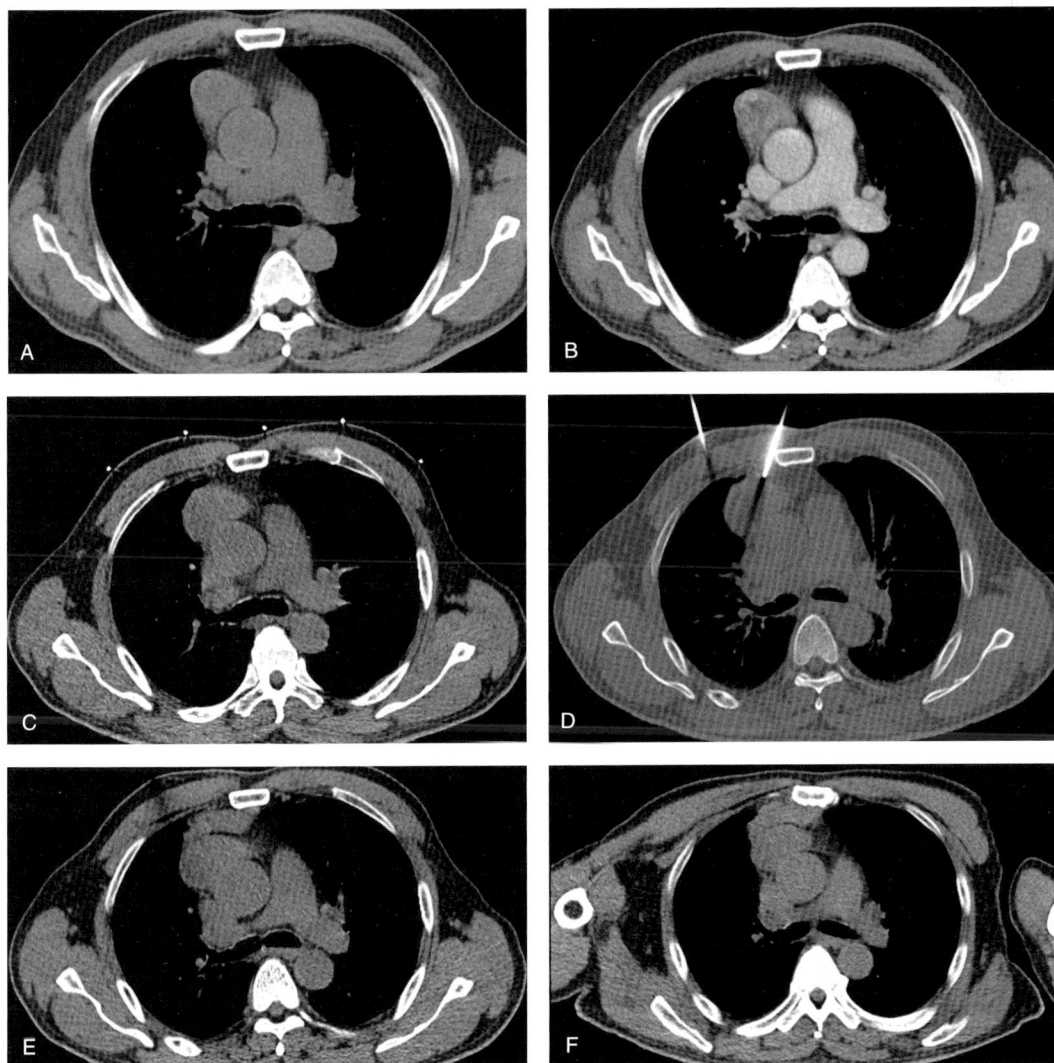

图5-2-7　纵隔肿物穿刺活检
A~B. 术前CT平扫+增强;C~F. 穿刺活检过程

> ≫　　**病理结果**：纵隔肿物穿刺活检组织示低分化恶性肿瘤，结合形态学及免疫组织化学结果，倾向为胸腺来源低分化鳞状细胞癌可能，不除外复合部分小细胞癌成分，请结合临床及肿瘤标志物等指标。

【点评】

1. 并发症发生原因　纵隔血肿考虑穿刺活检损伤纵隔肿物表面的血管所致。
2. 应对策略　纵隔血肿范围较小且较局限，重复扫描观察血肿无增加，无明显压迫症状，予观察、止血对症处理即可。

病例82　女性，56岁，右肺中叶结节穿刺活检

【术前计划】活检前胸部CT平扫示右肺中叶内侧段结节，范围约2.8cm×2.0cm，边缘呈分叶状。穿刺体位取仰卧位，穿刺路径选择经右前胸壁，靶皮距约4.5cm（图5-2-8A）。

【操作过程】患者取仰卧位，以17G同轴套管针逐步进针穿刺到位后，插入18G半自动活检枪活检。活检后复扫CT示右侧胸壁胸膜下见包裹性血肿，患者感局部胸痛，短期观察局部血肿范围较前稍扩大，予吸氧、心电监护、静脉注射止血药等处理，患者生命体征平稳。10min后再次扫描右侧胸腔积血范围无继续扩大。7小时后再行胸部CT扫描，局部血肿范围较前缩小，内见散在气影，右侧胸腔见少量积液（图5-2-8B~F）。

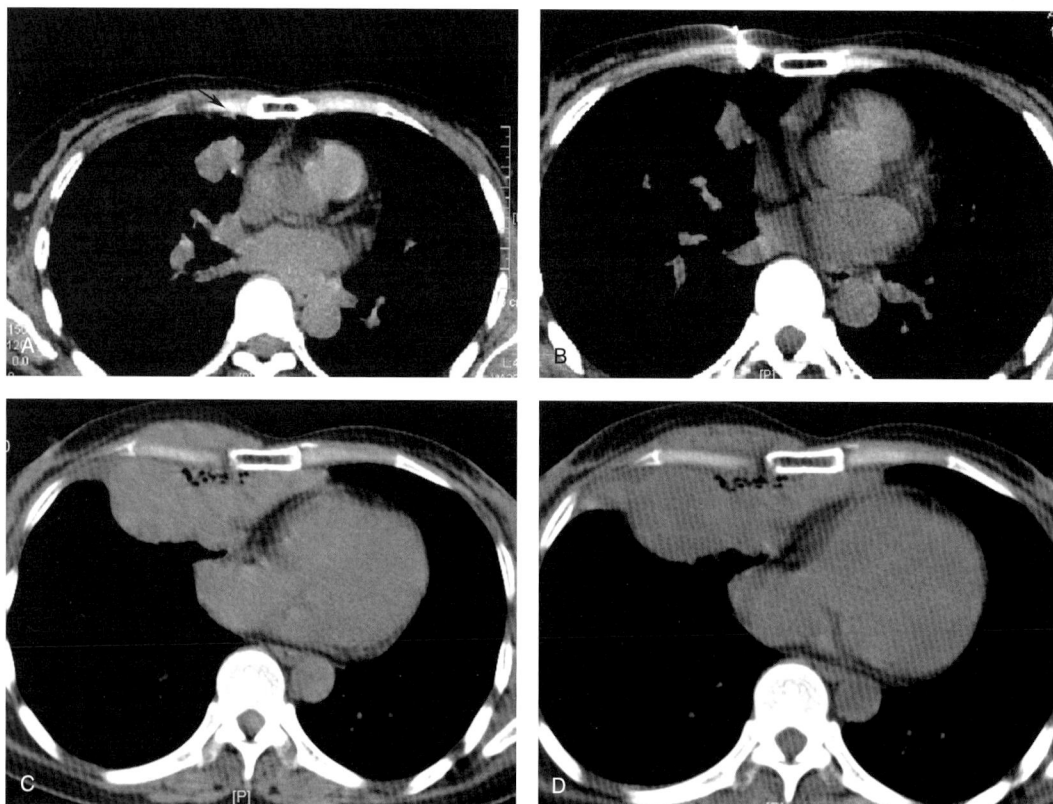

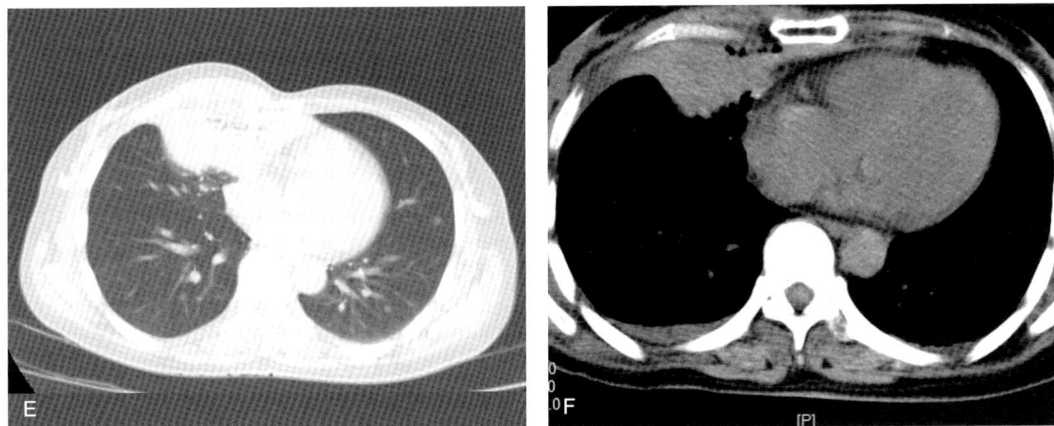

图 5-2-8　右肺中叶结节穿刺活检
A. 术前 CT 平扫(箭头示内乳动脉); B~E. 穿刺活检过程; F. 7 小时后 CT 复查

> **病理结果: 右肺中叶结节穿刺活检组织符合浸润性肺腺癌。**

【点评】

1. 并发症发生原因　右肺中叶结节穿刺活检拔针后即刻快速出现右胸壁局限性包裹性血肿,出血量大,速度快,原因考虑同轴针穿刺损伤右侧内乳动脉所致。

2. 应对策略　患者右侧胸壁出血量虽较大、速度较快,但相对较局限,呈包裹性,予吸氧、心电监护、静脉注射止血药等处理,患者生命体征平稳,动态观察无进行性增加,未见明显破入胸腔致血胸征象,术后予密切观察、对症处理,择期复查。

第三节　其他并发症

一、概述

胸膜反应是 CT 引导下经皮胸部穿刺活检术的并发症之一,是指因诊断或治疗胸膜疾病行胸膜腔穿刺的过程中,患者出现的连续咳嗽、头晕、胸闷、面色苍白、出汗、血压下降甚至意识障碍等迷走神经亢奋反应。胸膜反应是胸膜穿刺过程中较严重的并发症,充分麻醉胸膜以及减少穿刺针经过胸膜的次数,可以减少胸膜反应。CT 引导下经皮胸部穿刺活检术产生的疼痛或胸腔出血对胸膜的刺激可导致胸膜反应,主要表现为连续咳嗽、头晕、出汗、面色苍白、心悸、脉细、四肢发凉、血压下降、胸部压迫感、虚脱甚至意识障碍等症状。

空气栓塞是指空气进入血液循环(肺循环或体循环),可分为静脉性空气栓塞和动脉性空气栓塞。引起空气栓塞的原因主要为医源性,如输液、注射对比剂(增强扫描)、外科手术、血管介入操作和组织穿刺等。CT 引导下肺穿刺活检术引起的空气栓塞属于少见并发症,据文献报道其发生率约为 0.07%。多数患者起病急骤,突然出现烦躁不安、呼吸困难、发绀、剧烈的胸背部疼痛、心前区压抑感、意识障碍、肢体无力、瘫痪等症状。虽然其发生率低,但空气栓塞起病急,症状重,致死、致残率高,活检结束后应常规行全胸部 CT 扫描,观察血液循环系统内是否有气体。

肿瘤种植是指在肿瘤组织穿刺活检过程中,肿瘤细胞沿针道播散,形成新的肿瘤结节。CT 引导下肺穿刺活检导致的肿瘤种植为罕见并发症,其发生与穿刺针直径及是否使用同轴活检系统有关。此外,穿刺针反复进出针道及出血也可增加肿瘤种植风险。

在CT引导下肺穿刺活检过程中,无菌操作不严格可导致感染的发生。此外,穿刺病灶为感染性病变,如脓肿、炎症等,也可引起针道迁移性感染及病灶以外的部位发生感染。

二、处理原则

(一)胸膜反应

术前应充分与患者进行沟通,消除患者的紧张感。一旦出现胸膜反应,立即停止穿刺,取平卧位,注意保暖,观察脉搏、血压、神志的变化。症状轻者,经休息或心理疏导即能自行缓解。对于出汗明显、血压偏低的患者,给予吸氧及补充高糖。必要时皮下注射 1:1 000 肾上腺素 0.3~0.5ml 或静脉推注阿托品0.5mg,防止休克。

(二)空气栓塞

少量空气栓塞者可自行吸收,迅速进入血液循环的空气超过 100ml 可导致心力衰竭。症状性动脉性空气栓塞后果常常更严重,处理原则为体位改右侧卧位或头低足高位,让气体位于左心尖、高于左室流出道,同时高流量给氧,避免患者起立或头高足低位,无禁忌证情况下,尽早给予高压氧治疗及多学科诊治。

(三)肿瘤种植

使用直径较小的穿刺针能够有效减少肿瘤种植风险,避免同一穿刺针反复穿刺减少出血,使用同轴套管针进行穿刺活检,也可以降低肿瘤种植转移风险。

(四)感染

操作过程严格遵守无菌操作原则,注意穿刺器械的无菌性。针对感染性病灶,可术前常规预防性使用抗生素等药物,降低感染机会。若发生感染,应积极进行抗感染治疗。

三、典型病例

病例 83 男性,30 岁,右肺上叶结节穿刺活检

【术前计划】活检前胸部 CT 平扫提示:右肺上叶结节,直径约 1.1cm。患者体位取俯卧位,穿刺路径选择经右后胸壁,靶皮距约 7.0cm(图 5-3-1A)。

【操作过程】患者取俯卧位,以 17G 同轴套管针逐步进针穿刺到位后,插入 18G 半自动活检枪,推出切割槽后复扫 CT 观察切割槽与病灶关系,位置满意后击发活检取材。活检后复扫 CT 示右侧胸腔未见明显气胸征,针道周围见少许出血。术后患者感头晕、乏力伴心率下降,心率约 40 次 /min,考虑胸膜反应,予平卧、吸氧、阿托品 0.5mg 静脉推注后上述症状缓解,心率恢复正常。再次复扫 CT 示右侧胸腔见少量积液影(图 5-3-1B~E)。

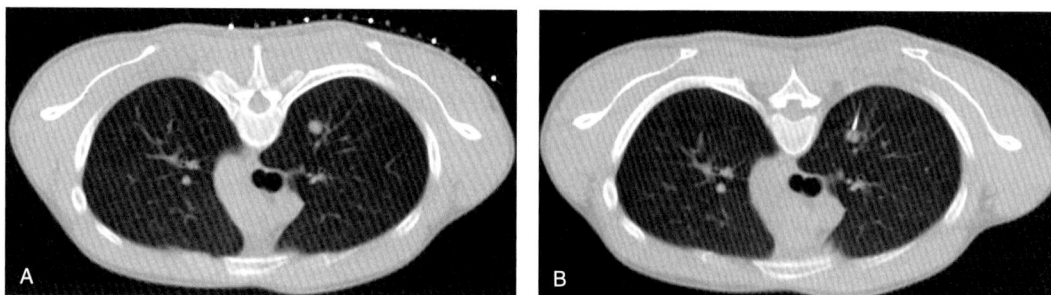

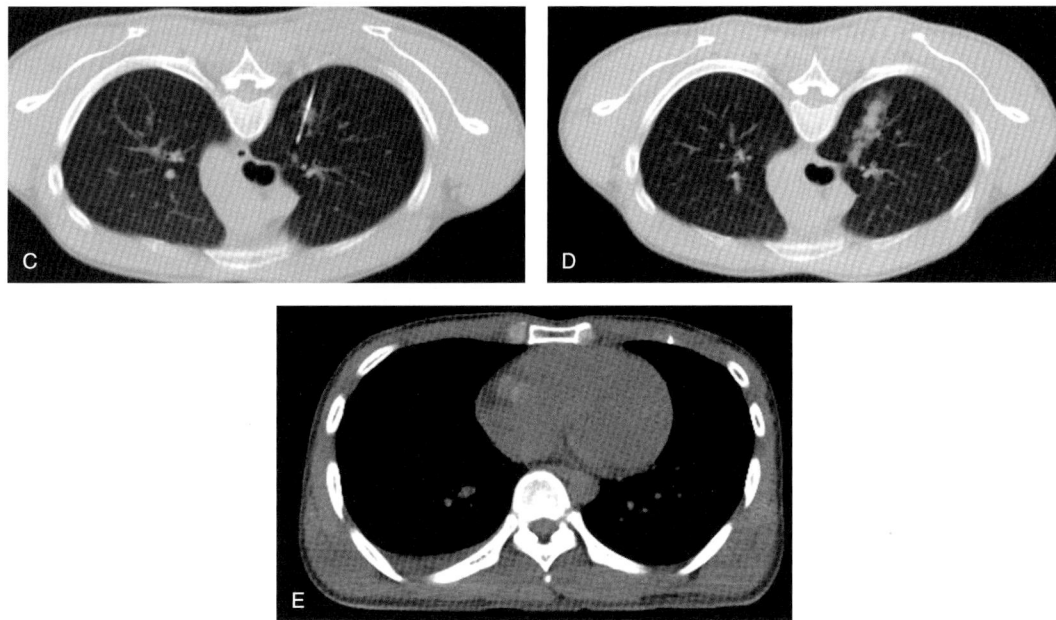

图 5-3-1 右肺上叶结节穿刺活检
A. 术前 CT 平扫；B~E. 穿刺活检过程

> **病理结果**：右肺上叶结节穿刺活检组织镜下查见大量坏死，伴周围纤维结缔组织增生、淋巴细胞浸润及肉芽肿性反应，考虑炎症性病变，特殊染色未见明显病原体，请结合临床排除结核分枝杆菌或真菌感染的可能性。

【点评】

1. 并发症发生原因 患者胸膜反应原因，考虑活检损伤病灶周边肺内血管致肺内出血，出血沿针道外渗刺激胸膜，引起胸膜反应。

2. 应对策略 患者出现症状后，首先需判别是否为胸膜反应所致。初步判断为胸膜反应后，予平卧、吸氧、阿托品 0.5mg 静脉推注等处理后上述症状缓解，心率恢复正常，后续再回病房密切观察、对症处理。

病例 84 男性，75 岁，右肺门肿物穿刺活检

【术前计划】活检前胸部 CT 增强示：中上段食管癌放疗后，纵隔、右肺门多发肿大淋巴结，右肺上叶支气管狭窄，右肺下叶肺不张，右侧胸腔积液。患者拒绝行气管镜检查。患者体位取仰卧位，穿刺路径选择右前胸壁，靶皮距约 10.3cm（图 5-3-2 A~C）。

【操作过程】患者取仰卧位，以 17G 同轴套管针逐步进针穿刺到位后，插入 18G 半自动活检枪，推出切割槽后复扫 CT 观察切割槽与病灶关系，位置满意后击发活检取材，活检后复扫 CT 示右侧胸腔见极少量气胸，针道见少量出血，升主动脉及左室内见少量气体（图 5-3-2G、H 黑箭头），考虑动脉性空气栓塞，患者无咯血、胸闷、四肢无力等不适，予患者高流量吸氧、继续平卧等处理，动态扫描 15min 观察后复查 CT 提示气体消失，患者无特殊不适，平卧回病房继续观察、对症处理（图 5-3-2 D~J）。术后第 1 天复查胸片未见明显气胸及出血（图 5-3-2 K）。

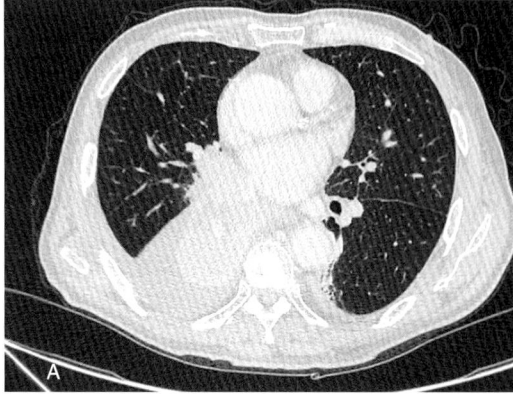
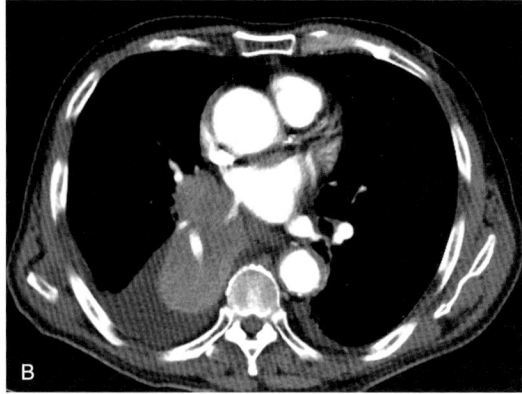
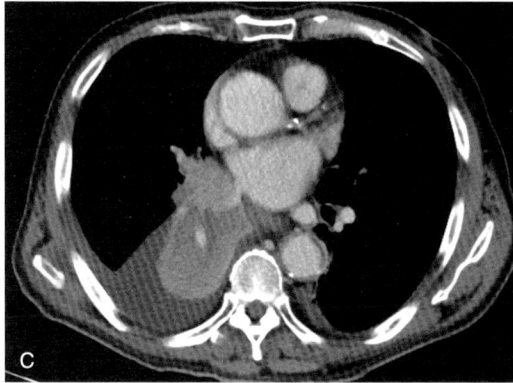
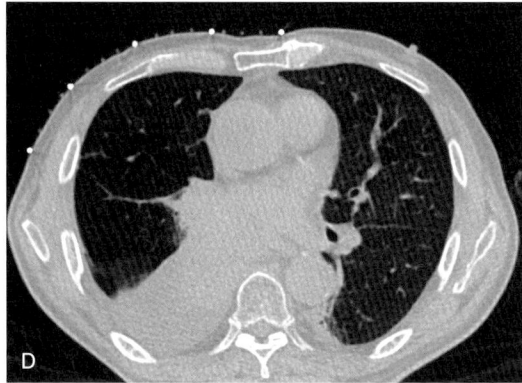
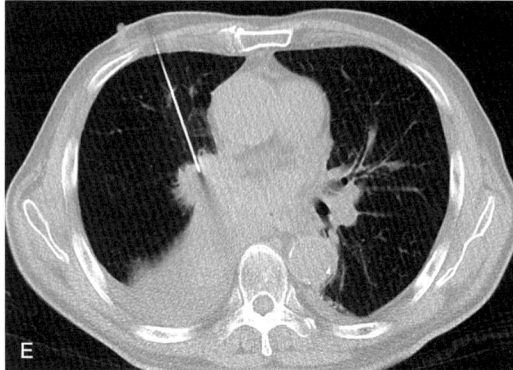
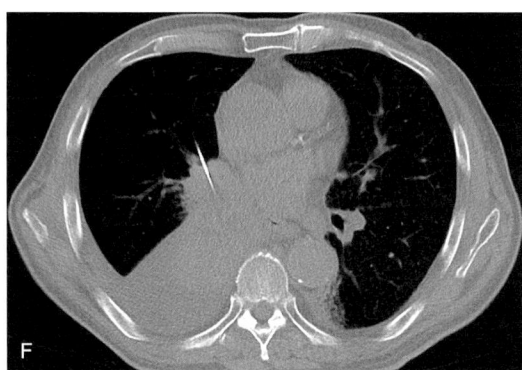
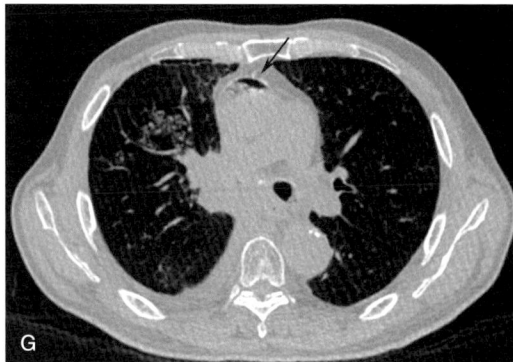
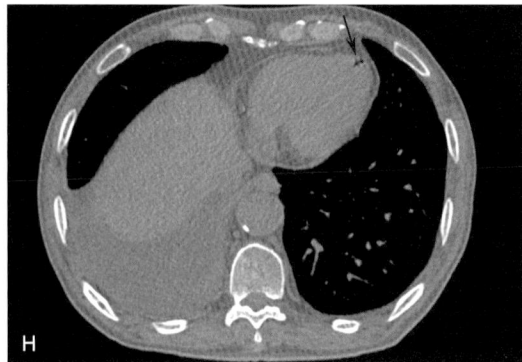

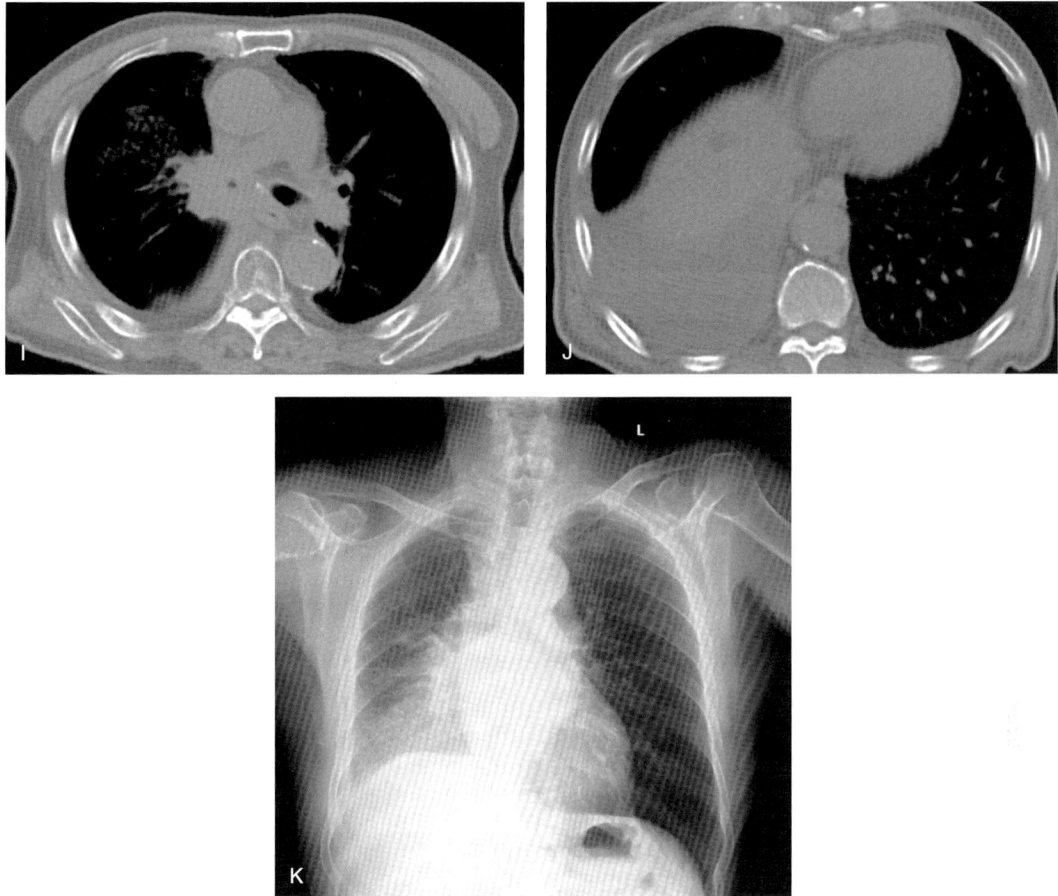

图 5-3-2　右肺门肿物穿刺活检

A~C. 术前 CT 平扫 + 增强；D~J. 穿刺活检过程及动态复查；K. 术后第 1 天复查胸片

病理结果：右肺穿刺活检组织考虑低分化鳞状细胞癌，结合既往病史，符合食管癌转移。

【点评】

1. 并发症原因　右肺门病灶为肺门动静脉所包绕，穿刺活检难度大，空气栓塞原因考虑活检针切割损伤邻近肺静脉血管壁，空气随针道进入受损的肺静脉回流致体循环导致动脉系统空气栓塞所致。

2. 应对策略　患者穿刺术后扫描即刻发现主动脉弓及左室内少量气体，患者无咯血、胸闷、四肢无力等不适，考虑无症状性动脉性空气栓塞，予患者高流量吸氧、继续平卧等处理，动态扫描观察 15min 主动脉及左室内气体消失后，予平卧送回病房继续密切监护、吸氧等对症处理，密切观察患者病情变化。

病例 85　女性，54 岁，左肺下叶结节穿刺活检

【术前计划】活检前胸部 CT 平扫示左肺下叶外基底段膈上一实性结节，大小约 2.8cm×2.6cm，边缘毛糙，可见分叶征及胸膜牵拉征。颅脑影像学提示小脑转移癌。拟行左肺下叶外基底段病灶活检。患者体位取右侧卧位，靶皮距 7.2cm（图 5-3-3A）。

【操作过程】患者取右侧卧位，以 17G 同轴套管针逐步进针穿刺（图 5-3-3B），进针深度约 4.5cm 穿刺进肺后，患者突发剧烈咳嗽伴咯少量鲜血，予复扫 CT 示针道周围见斑片状出血，左心室内见新月形气体影（图 5-3-3C~E，D 箭头）。患者突发神志不清，呼之不应，伴呼吸心搏骤停，生命体征测不出，考虑动脉性空气栓塞、心源性休克可能，立即予心肺复苏、高流量吸氧、气管插管、肾上腺素静脉推注等抢救处理。积极抢救 15min 后患者生命体征逐渐恢复，心率 122 次 /min、血氧饱和度 80%、血压

90/47mmHg、呼吸 25 次 /min，神志仍处于昏迷状态。复扫胸部 CT 提示左心室内仍见气体影（图 5-3-3F 箭头），较前稍减少，左下肺针道见斑片状出血影，颅脑 CT 未见明显出血及气体影。患者予转 ICU 行进一步心肺脑复苏后高级生命支持治疗、防止脑水肿、营养脑神经、预防继发性癫痫等积极处理，复查肌钙蛋白明显升高，考虑冠状动脉空气栓塞后改变，予抗凝、抗血小板等处理。患者于穿刺术后 12 小时神志逐渐恢复，生命体征平稳，四肢肌力逐渐恢复正常。受医疗设备所限制，未行高压氧治疗。穿刺术后 3 天复查胸部 CT 示心腔内气体已完全消失（图 5-3-3G~H）。患者后期恢复良好后出院，无明显后遗症。

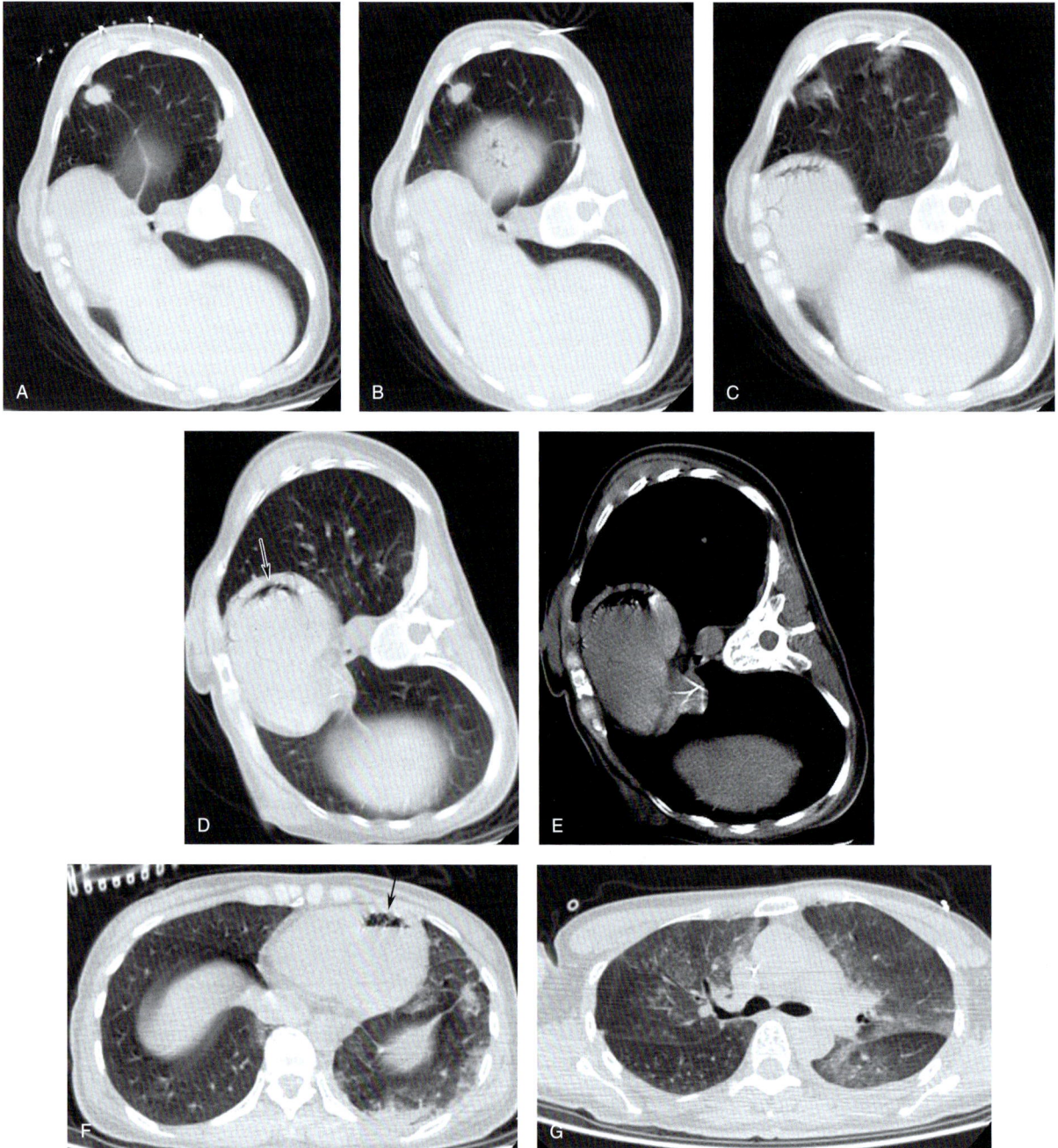

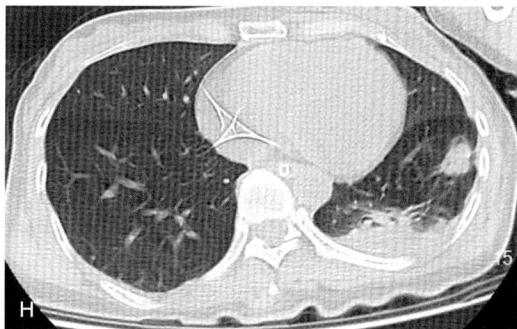

图5-3-3　左肺下叶结节穿刺活检
A. 术前定位CT平扫；B~E. 操作过程及术后扫描；F. 心肺复苏后半小时CT扫描；G~H. 穿刺后3天复查

【点评】

1. 并发症发生原因　患者动脉性空气栓塞原因考虑为同轴套管针穿刺损伤外周的肺静脉小分支，同时患者剧烈咳嗽，胸内负压急剧增加，空气随针道进入受损的肺静脉回流至体循环系统导致冠状动脉栓塞致心源性休克、呼吸心搏骤停。

2. 应对策略　患者出现动脉性空气栓塞累及冠状动脉致心源性休克、呼吸心搏骤停后予积极心肺复苏、气管插管、高流量吸氧、脱水、营养神经、抗凝抗血小板等对症支持处理，并请多学科会诊协助诊治，抢救及时、措施有效，患者恢复顺利出院，未遗留明显后遗症。该患者动脉空气栓塞主要累及冠状动脉，神经系统受累相对轻。

病例86　男性，52岁，纵隔淋巴结转移癌放射性粒子植入术后针道种植转移

【术前计划】穿刺前胸部CT平扫＋增强提示纵隔肿大淋巴结，较前增大，结合病史，考虑转移瘤。患者体位取仰卧位，采用18G穿刺针进行放射性粒子植入术治疗纵隔淋巴结转移癌，选择经右前胸壁胸骨旁穿刺入路，靶皮距约6.0cm（图5-3-4A~B）。

【操作过程】患者取仰卧位，穿刺点选择右前胸壁胸骨旁，将1根18G穿刺针逐步进针穿刺达纵隔淋巴结转移癌病灶远端，进行放射性粒子植入，予扇形布针调整针道，复扫CT观察粒子在病灶内分布关系，位置满意后拔针（图5-3-4C~E）。术后4个月复查CT提示纵隔淋巴结放射性粒子植入术后较前缩小；右前上胸壁新增团块影，考虑转移瘤（图5-3-4F）。

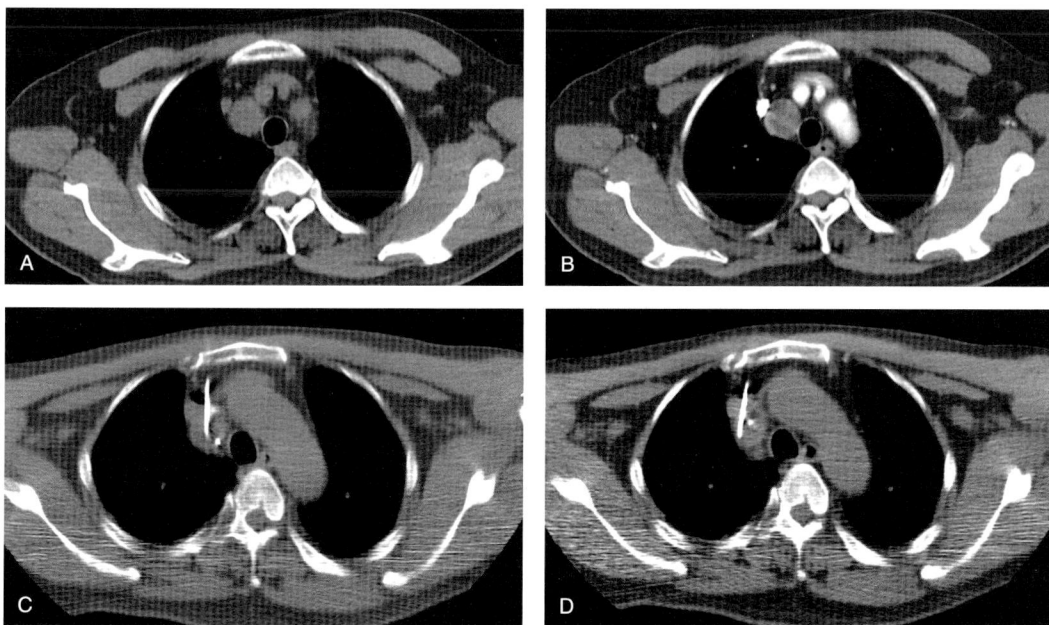

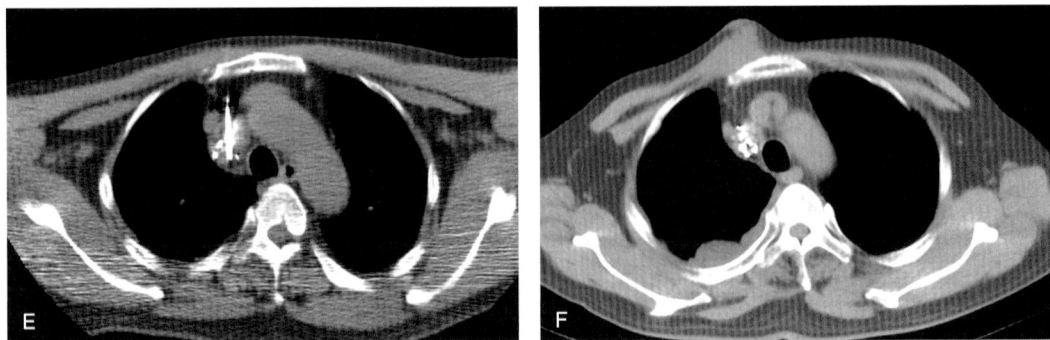

图 5-3-4 纵隔淋巴结转移癌放射性粒子植入术后针道种植转移
A~B. 术前 CT 平扫 + 增强；C~E. 放射性粒子植入术过程；F. 术后 4 个月复查 CT

【点评】

1. 并发症发生原因 患者既往纵隔淋巴结转移癌行放射性粒子植入术治疗，术中穿刺针反复进出胸壁调整针道，术后 4 个月复查右上胸壁原针道区新增肿物，向皮肤外隆起，考虑肿瘤种植转移。

2. 应对策略 穿刺活检或粒子植入治疗时尽量减少穿刺针反复穿刺，粒子植入治疗尽量采用多针穿刺植入，减少单针重复调整针道穿刺植入或采用同轴技术，可降低出血及肿瘤种植转移概率。

参考文献

1. Sung H, Ferlay J, Siegel RL, et al. Global cancer statistics 2020: GLOBOCAN estimates of incidence and mortality worldwide for 36 cancers in 185 countries [J]. CA Cancer J Clin, 2021, 71 (3): 209-249.

2. Rivera MP, Mehta AC, Wahidi MM. Establishing the diagnosis of lung cancer: diagnosis and management of lung cancer: American College of Chest Physicians evidence-based clinical practice guidelines [J]. Chest, 2013, 143: e142S-e165S.

3. Weichselbaum RR, Hellman S. Oligometastases revisited [J]. Nat Rev Clin Oncol, 2011, 8 (6): 378-382.

4. 中国医师协会肿瘤医师分会, 中国医疗保健国际交流促进会肿瘤内科分会. Ⅳ期原发性肺癌中国治疗指南 (2021 年版)[J]. 中华肿瘤杂志, 2021, 43 (1): 39-59.

5. 中国临床肿瘤学会 (CSCO) 肿瘤消融治疗专家委员会, 中国医师协会肿瘤消融治疗技术专家组, 中国抗癌协会肿瘤消融治疗专业委员会, 等. 影像引导下热消融治疗原发性和转移性肺部肿瘤临床实践指南 (2021 年版)[J]. 中华内科杂志, 2021, 60 (12): 1088-1105.

6. Stella GM, Kolling S, Benvenuti S, et al. Lung-seeking metastases [J]. Cancers (Basel), 2019, 11 (7): 1010.

7. 吕玉波, 李成利, 武乐斌. 开放式 MRI 导航系统导引行肺病变穿刺活检 137 例 [J]. 中华放射学杂志, 2010, 44 (11): 1185-1188.

8. Lee SM, Park CM, Lee KH, et al. C-arm cone-beam CT-guided percutaneous transthoracic needle biopsy of lung nodules: clinical experience in 1108 patients [J]. Radiology, 2013, 271: 291-300.

9. Floridi C, Floridi C, Carnevale A, et al. Percutaneous lung tumor biopsy under CBCT guidance with PET-CT fusion imaging: preliminary experience [J]. Cardiovascular and Interventional Radiology, 2019, 42 (11), 1644-1648.

10. Guo W, Hao B, Chen HJ, et al. PET/CT-guided percutaneous biopsy of FDG-avid metastatic bone lesions in patients with advanced lung cancer: a safe and effective technique [J]. European Journal of Nuclear Medicine and Molecular Imaging, 2016, 44 (1), 25-32.

11. Lee MH, Lubner MG, Hinshaw JL, et al. Ultrasound guidance versus CT guidance for peripheral lung biopsy: performance according to lesion size and pleural contact [J]. AJR. American Journal of Roentgenology, 2018, 210 (3): W110-W117.

12. Pieper M, Schmitz J, McBane R, et al. Bleeding complications following image-guided percutaneous biopsies in patients taking clopidogrel-a retrospective review [J]. J Vasc Interv Radiol, 2017, 28 (1): 88-93.

13. Bingham BA, Huang SY, Chien PL, et al. Pulmonary hemorrhage following percutaneous computed tomography-guided lung biopsy: retrospective review of risk factors, including aspirin usage [J]. Curr Probl Diagn Radiol, 2020, 49 (1): 12-16.

14. 中国抗癌协会肿瘤介入学专业委员会, 中国抗癌协会肿瘤介入学专业委员会胸部肿瘤诊疗专家委员会. 胸部肿瘤经皮穿刺活检中国专家共识 (2020 版)[J]. 中华医学杂志, 2021, 101 (3): 185-198.

15. Witt BL. Rapid On Site Evaluation (ROSE): a pathologists' perspective [J]. Tech Vasc Interv Radiol, 2021, 24 (3): 100767.

16. Christe A, Szucs-Farkas Z, Huber A, et al. Optimal dose levels in screening chest CT for unimpaired detection and volumetry of lung nodules, with and without computer assisted detection at minimal patient radiation [J]. PLoS One, 2013, 8 (12): e82919.

17. 中国食品药品检定研究院, 中华医学会放射学分会心胸学组. 胸部 CT 肺结节数据标注与质量控制专家共识 (2018) [J]. 中华放射学杂志, 2019, 53 (1): 7.

18. Wright, Jessica. Surgery: The eyes of the operation [J]. Nature, 2013, 502 (7473): S88.

19. Jung M, Morel P, Buehler L, et al. Robotic general surgery: current practice, evidence, and perspective [J]. Langenbecks Archives of Surgery, 2015, 400 (3): 283-292.

20. Lee JYK, Pierce JT, Thawani JP, et al. Near-infrared fluorescent image-guided surgery for intracranial meningioma [J]. J Neurosurg, 2018, 128 (2): 380-390.

21. Chen Z, Zhu N, Pacheco S, et al. Single camera imaging system for color and near-infrared fluorescence image guided surgery [J]. Biomed Opt Express, 2014, 5 (8): 2791-2797.

22. Qiu X, Zhang N, Luo Q, et al. Remote magnetic navigation facilitates the ablations of frequent ventricular premature complexes originating from the outflow tract and the valve annulus as compared to manual control navigation [J]. International Journal of Cardiology, 2018, 267: 94-99.

23. Owda MFA. Augmented reality technology, and it's effect in improving the acceptance to use it among 7th graders in medical technology unit [J]. Creative Education, 2020, 11 (12): 2855-2866.

24. 高明柯. 基于增强现实的冠心病血管介入手术仿真培训中关键问题研究 [D]. 上海: 上海大学, 2017.

25. 郭坚溪. 肝癌精准化消融治疗的增强现实导航系统的研发及实验研究 [D]. 广州: 暨南大学, 2019.

26. 曾晖, 章浙伟, 严兴, 等. IG4 电磁导航系统辅助 CT 引导下肺穿刺活检术在肺占位病变诊断中的临床价值 [J]. 中华危重症医学杂志 (电子版), 2020, 13 (4): 264-269.

27. Naidich DP, Bankier AA, MacMahon H, et al. Recommendations for the management of subsolid pulmonary nodules detected at CT: A statement from the Fleischner Society [J]. Radiology, 2013, 266 (1): 304-317.

28. Felix L, Serra-Tosio G, Lantuejoul S, et al. CT characteristics of resolving ground-glass opacities in a lung cancer screening program [J]. Eur J Radiol, 2011, 77 (3): 410-416.

29. Tsai PC, Yeh YC, Hsu PK, et al. CT-guided core biopsy for peripheral sub-solid pulmonary nodules to predict predominant histological and aggressive subtypes of lung adenocarcinoma [J]. Ann Surg Oncol, 2020, 27 (11): 4405-4412.

30. Yoon SH, Lee SM, Park CH, et al. 2020 Clinical practice guideline for percutaneous transthoracic needle biopsy of pulmonary lesions: a consensus statement and recommendations of the Korean Society of Thoracic Radiology [J]. Korean J Radiol, 2021, 22 (2): 263-280.

31. 王东东, 李晓光, 李彬, 等. 经同轴套管穿刺活检同步微波消融治疗高度可疑恶性肺结节 [J]. 介入放射学杂志, 2018, 27 (11): 5.

32. 高飞, 韩旭建, 窦卫涛, 等. CT 引导经同轴套管微波消融同步穿刺活检肺高度可疑恶性磨玻璃结节 [J]. 中国介入影像与治疗学, 2020, 17 (8): 4.

33. Halpenny D, Das K, Ziv E, et al. Percutaneous computed tomography guided biopsy of sub-solid pulmonary nodules: differentiating solid from ground glass components at the time of biopsy [J]. Clin Imaging, 2021, 69: 332-338.

34. Tselikas L, de Baere T, Deschamps F, et al. Diagnostic yield of biopsy performed immediately after lung radiofrequency ablation [J]. Eur Radiol, 2017, 27 (3): 1211-1217.

35. 范卫君, 王忠敏, 王俊杰, 等. 热消融治疗肺部亚实性结节专家共识 (2021 年版)[J]. 中国肺癌杂志, 2021, 24 (5): 305-322.

36. Portela de Oliveira E, Souza CA, Inacio JR, et al. Imaging-guided percutaneous biopsy of nodules ≤ 1cm: Study of diagnostic performance and risk factors associated with biopsy failure [J]. J Thorac Imaging, 2020, 35 (2): 123-128.

37. Hwang EJ, Kim H, Park CM, et al. Cone beam computed tomography virtual navigation-guided transthoracic biopsy of small (≤ 1 cm) pulmonary nodules: Impact of nodule visibility during real-time fluoroscopy [J]. Br J Radiol, 2018, 91 (1087): 20170805.

38. Li GC, Fu YF, Cao W, et al. Computed tomographyguided percutaneous cutting needle biopsy for small (≤ 20mm) lung nodules [J]. Medicine (Baltimore), 2017, 96 (46): 195.

39. Suresh S, Salama GR, Ramjit A, et al. CT-guided fine-needle aspiration biopsy of pulmonary nodules 8 mm or less has a

higher diagnostic accuracy than positron emission tomography-CT [J]. J Vasc Interv Radiol, 2018, 29 (4): 520-523.

40. Zhuang YP, Wang HY, Zhang J, et al. Diagnostic accuracy and safety of CT-guided fine needle aspiration biopsy in cavitary pulmonary lesions [J]. Eur J Radiol, 2013, 82 (1): 182-186.

41. 王海彦, 庄一平, 张晋, 等. CT 引导下细针穿刺活检对肺部空洞性病变的诊断价值 [J]. 临床放射学杂志, 2013, 32 (7): 1021-1025.

42. Kim NR, Han J. Pathologic review of cystic and cavitary lung diseases [J]. Korean J Pathol, 2012, 46 (5): 407-414.

43. Chang YY, Chen CK, Yeh YC, et al. Diagnostic feasibility and safety of CT-guided core biopsy for lung nodules less than or equal to 8 mm: A single-institution experience [J]. Eur Radiol, 2018, 28 (2): 796-806.

44. Wu YL, Zhong WZ, Li LY, et al. Epidermal growth factor receptor mutations and their correlation with gefitinib therapy in patients with non-small cell lung cancer: a meta-analysis based on updated individual patient data from six medical centers in mainland China [J]. J Thorac Oncol, 2007, 2 (5): 430-439.

45. Mok TS, Wu YL, Ahn MJ, et al. Osimertinib or platinum pemetrexed in EGFR T790M-positive lung cancer [J]. N Engl J Med, 2017, 376 (7): 629-640.

46. Soria JC, Ohe Y, Vansteenkiste J, et al. Osimertinib in untreated EGFR-mutated advanced non-small-cell lung cancer [J]. N Engl J Med, 2018, 378 (2): 113-125.

47. Kothary N, Lock L, Sze DY, et al. Computed tomography-guided percutaneous needle biopsy of pulmonary nodules: Impact of nodule size on diagnostic accuracy [J]. Clin Lung Cancer, 2009, 10 (5): 360-363.

48. Burgard C, Stahl R, de Figueiredo GN, et al. Percutaneous CT fluoroscopy-guided core needle biopsy of mediastinal masses: Technical outcome and complications of 155 procedures during a 10-year period [J]. Diagnostics (Basel), 2021, 11 (5): 781.

49. Zhi G, Hong S, Wentao L, et al. Chinese multidisciplinary expert consensus: Guidelines on percutaneous transthoracic needle biopsy: Expert consensus: Guidelines for PTNB [J]. Thoracic Cancer, 2018, 9 (11): 1530-1543.

50. Priola A M, Priola S M, Cataldi A, et al. CT-guided percutaneous transthoracic biopsy in the diagnosis of mediastinal masses: evaluation of 73 procedures [J]. La Radiologia Medica, 2008, 113 (1): 3-15.

51. Hira L, Zafar N, Alok N, et al. CT-Guided percutaneous biopsy of intrathoracic lesions [J]. Korean Journal of Radiology: Official Journal of the Korean Radiological Society, 2012, 13 (2): 210-226.

52. Yaacob Y, Muda S, Zakaria R. Fatal mediastinal biopsy: How interventional radiology saves the day [J]. Ann Thorac Med, 2012, 7 (2): 107-109.

53. Rabbani M, Sarrami AH. Computed tomography-guided percutaneous core needle biopsy for diagnosis of mediastinal mass lesions: Experience with 110 cases in two university hospitals in Isfahan, Iran [J]. Adv Biomed Res, 2016, 5: 152.

54. Petranovic M, Gilman MD, Muniappan A, et al. Diagnostic yield of CT-guided percutaneous transthoracic needle biopsy for diagnosis of anterior mediastinal masses [J]. AJR Am J Roentgenol, 2015, 205 (4): 774-779.

55. Lin ZY, Li YG. Artificial pneumothorax with position adjustment for computed tomography-guided percutaneous core biopsy of mediastinum lesions [J]. Ann Thorac Surg, 2009, 87 (3): 920-924.

56. Padovani B, Boutros J, Marquette CH, et al. CT-guided percutaneous biopsies of mediastinal and paramediastinal masses in the lateral decubitus position [J]. Eur Radiol, 2020, 30 (6): 3146-3151.

57. 袁晶, 杨武, 何闯等. CT 引导下经皮纵隔病变活检穿刺路径的策略探究. 临床放射学杂志 [J]. 2019, 8 (38): 1510-1514.

58. Yoon SH, Park CM, Lee KH, et al. Analysis of complications of percutaneous transthoracic needle biopsy using CT-guidance modalities in a multicenter cohort of 10568 biopsies [J]. Korean J Radiol, 2019, 20: 323-331.

59. 宋军伟, 李晓景, 张玉军, 等. CT 引导下经皮肺穿刺活检 861 例回顾性分析 [J]. 中华介入放射学电子杂志, 2019, 7 (3): 234-238.

60. Türk Y, Küskün A, Devecioğlu İ. Novel use of extrapleural autologous blood injection in CT-guided percutaneous lung

biopsy and its comparison to intraparenchymal autologous blood patch injection: A single-center, prospective, randomized, and controlled clinical trial [J]. Cardiovascular and Interventional Radiology, 2020, 43 (9): 1315-1322.

61. Wiener RS, Schwartz LM, Woloshin S, et al. Population-based risk for complications after transthoracic needle lung biopsy of a pulmonary nodule: an analysis of discharge records [J]. Ann Intern Med, 2011, 155 (3): 137-144.

62. Kuban JD, Tam AL, Huang SY, et al. The effect of needle gauge on the risk of pneumothorax and chest tube placement after percutaneous computed tomographic CT-guided lung biopsy [J]. Cardiovasc Intervent Radiol, 2015, 38 (6): 1595-1602.

63. 栾宝莲, 蒋田华, 郑桂香. 胸膜腔穿刺致胸膜反应的预防及护理 [J]. 实用临床医药杂志, 2005, 9 (6): 28.

64. 孙占国, 陈月芹, 王彦辉, 等. CT 引导下肺穿刺活检并发体循环空气栓塞一例 [J]. 中华放射学杂志, 2012, 46 (1): 86-87.

65. 荆剑, 白旭明, 顾星石, 等. CT 引导下经皮肺穿刺活检继发体循环空气栓塞并复苏成功 1 例 [J]. 介入放射学杂志, 2021, 30 (9): 968-970.

66. 牛东升, 李俊丽, 赵红亮. CT 引导下肺穿刺活检并发体循环空气栓塞复苏成功一例 [J]. 中华医学杂志, 2018, 98 (8): 631-633.

67. Malik N, Claus P L, Illman JE, et al. Air embolism: diagnosis and management [J]. Future Cardiology, 2017, 13 (4): 365-378.

68. Lee JH, Yoon SH, Hong H, et al. Incidence, risk factors, and prognostic indicators of symptomatic air embolism after percutaneous transthoracic lung biopsy: A systematic review and pooled analysis [J]. European Radiology, 2021, 31 (4): 2022-2033.

中英文名词对照

计算机断层扫描	computed tomography, CT
C 臂计算机断层扫描	C-arm computed tomography, C 臂 CT
超声	ultrasound, US
磁共振成像	magnetic resonance imaging, MRI
正电子发射计算机断层显像	positron emission tomography, PET
经皮胸部病变穿刺活检	percutaneous transthoracic need biopsy, PTNB
细针抽吸活检	fine-needle aspiration biopsy, FNA
切割针活检	cutting needle biopsy, CNB
增强现实	augmented reality, AR
现场细胞学评估	rapid on site evaluation, ROSE
超声支气管镜	endobronchial ultra-sound, EBUS
磨玻璃结节	ground glass nodule, GGN
纯磨玻璃结节	pure GGN, pGGN
混杂磨玻璃结节	mix GGN, mGGN
实性肿瘤比率	consolidation tumor ratio, CTR
标准摄取值	standard uptake value, SUV
全槽	fullcore
气胸	pneumothorax
皮下气肿	subcutaneous emphysema

病例索引

续表

病例	页码
病例 33 男性,62 岁,经肺入路纵隔 4L 区肿大淋巴结穿刺活检	64
病例 34 男性,69 岁,胸骨旁经肺入路纵隔 4R 区肿大淋巴结穿刺活检	65
病例 35 男性,71 岁,经肺入路纵隔 6 区肿大淋巴结穿刺活检	67
病例 36 女性,60 岁,经肺纵隔 7 区肿大淋巴结穿刺活检	69
病例 37 男性,66 岁,纵隔 1R 区肿大淋巴结穿刺活检	71
病例 38 男性,56 岁,经胸骨上入路纵隔 2R 区肿大淋巴结穿刺活检	72
病例 39 男性,50 岁,经胸骨旁纵隔 3A 区肿物穿刺活检	74
病例 40 男性,47 岁,经胸骨旁纵隔 3A~5 区肿物穿刺活检	75
病例 41 女性,32 岁,经胸骨旁纵隔 6 区肿物穿刺活检	77
病例 42 男性,73 岁,经胸骨旁 "盐水窗" 辅助下纵隔 6 区肿大淋巴结穿刺活检	78
病例 43 男性,53 岁,经椎旁 "盐水窗" 辅助后纵隔 8 区肿物穿刺活检	80
病例 44 女性,67 岁,经胸椎旁后纵隔 8~9 区肿物穿刺活检	82
病例 45 女性,50 岁,经胸椎旁后纵隔 2L~3P 区病变穿刺活检	83
病例 46 男性,62 岁,经胸骨入路纵隔 2R 区肿大淋巴结穿刺活检	85
病例 47 男性,53 岁,经胸骨纵隔 3A 区病灶穿刺活检	86
病例 48 男性,72 岁,经胸骨纵隔 5 区淋巴结穿刺活检	88
病例 49 男性,51 岁,经胸椎入路后纵隔 8 区肿大淋巴结穿刺活检	91
病例 50 女性,62 岁,人工气胸辅助纵隔 2R 区肿大淋巴结穿刺活检	93
病例 51 男性,52 岁,人工气胸辅助纵隔 4R 区肿大淋巴结穿刺活检	95
病例 52 女性,30 岁,人工气胸辅助中纵隔 5 区淋巴结穿刺活检	97
病例 53 女性,56 岁,人工气胸辅助纵隔 7 区淋巴结穿刺活检	98
病例 54 男性,30 岁,右侧心膈角区心包旁肿大淋巴结穿刺活检	100
病例 55 女性,67 岁,右侧胸膜弥漫性病变穿刺活检	103
病例 56 男性,72 岁,左侧胸膜病变穿刺活检	104
病例 57 女性,69 岁,胸骨混合型病变穿刺活检	106
病例 58 女性,44 岁,胸骨成骨性病变穿刺活检	107
病例 59 女性,47 岁,胸骨溶骨性病变穿刺活检	109
病例 60 女性,52 岁,胸骨溶骨性病变穿刺活检	110
病例 61 男性,54 岁,T_8 椎体病变穿刺活检	111
病例 62 男性,67 岁,T_{10} 椎体病变穿刺活检	113
病例 63 女性,55 岁,左锁骨溶骨性病变穿刺活检	115
病例 64 女性,55 岁,右侧锁骨成骨性病变穿刺活检	115
病例 65 男性,66 岁,左侧第 8 后肋溶骨性病变活检	117
病例 66 女性,53 岁,左侧肩胛骨成骨性病变穿刺活检	118
病例 67 男性,65 岁,左肺上叶肿物穿刺活检	121
病例 68 男性,49 岁,左肺下叶肿物穿刺活检	122
病例 69 男性,67 岁,左肺上叶纵隔旁肿物穿刺活检	124